우리 몸은 거짓말하지 않는다

우리 몸은 거짓말하지 는다

저자_ 이승원

1판 1쇄 발행_ 2006. 7. 10
1판 14쇄 발행_ 2025. 1. 27

발행처_ 김영사
발행인_ 박강휘

등록번호_ 제406-2003-036호
등록일자_ 1979. 5. 17

경기도 파주시 문발로 197(문발동) 우편번호 10881
마케팅부 031)955-3100, 편집부 031)955-3250, 팩스 031)955-3111

값은 뒤표지에 있습니다.
ISBN 978-89-349-2248-3 03510

홈페이지_ http://www.gimmyoung.com 블로그_ blog.naver.com/gybook
인스타그램_ instagram.com/gimmyoung 이메일_ bestbook@gimmyoung.com

좋은 독자가 좋은 책을 만듭니다.
김영사는 독자 여러분의 의견에 항상 귀 기울이고 있습니다.

우리 몸은 거짓말하지 않는다

'근육반응'으로 진단하고 약물과 수술 없이
질병의 뿌리를 치료하는 AK의학의 모든것!

Applied Kinesiology

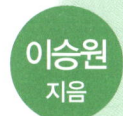
이승원
지음

김영사

| 들어가면서 |

내게 의술의 새 지평을 열어준 AK의학!

필자는 1989년 정형외과 전문의가 되고 나서 종합병원에서 정형외과 과장을 거쳐 개인의원을 개원하였다. 정형외과의 전공의 수련 과정은 대부분이 수술적 치료에 대한 지식과 기술을 습득하는 기간이었고 종합병원에서 근무를 하면서도 역시 수술적 치료를 주로 했다. 그런데 개인의원을 열고 난 후 허리가 아프거나 목이 아파서 찾아오는 사람들이 생각보다 많다는 사실에 놀랐다.

"선생님 제 허리는 왜 이렇게 아픈가요? 제 목과 팔은 왜 저리고 아픈가요?"

"허리가 약해서 그래요. 퇴행성 변화 때문이에요. 디스크입니다."

그럴 듯하게 설명을 하긴 했지만 솔직히 말해 그 당시는 그 환자들이 왜 그렇게 아픈지를 확실하게 알 수 없는 경우가 많았다.

대부분의 사람들은 의사들이 환자가 아픈 원인을 정확히 알고 치료하리라고 믿고 있다. 그러나 필자의 예로 보자면 병의 원인과는 크게 상관없이 소염 진통제, 근육 이완제, 물리 치료 등으로 아픈 사람의 고통이 해결되기를 기대하는 경우가 많았다. 또 척추의 이상으로 고생하는 사람들에게 물리 치료, 운동 치료, 약물 치료의 처방을 내리는 것 이외에 의사로서 환자에게 해 주는 것이 별로 없었다. 물리 치료, 운동 치료는 물리 치료사가, 약은 약국에서 약사가, 그리고 주사는 간호사가 놓기 때문이다.

　이런 두 가지 문제를 고민하던 중 우연히 카이로프랙틱(Chiropractic)이라는 것을 접하게 되었다. 이 치료법이 필자가 고민하던 '원인을 모르는 경우가 많다'와 '내가 직접 환자에게 해주는 것이 없다'는 문제를 해결해 주면서 점차 여기에 빠져들어 결국은 미국으로 건너 가 댈러스의 파커 카이로프랙틱 대학을 졸업하고 카이로프랙틱 신경과 전문의(Diplomate of American Chiropractic Neurology Board)를 취득하게 되었다.

　카이로프랙틱 신경학은 기존의 방식으로 잘 치료되지 않던 신경학적 이상을 수술이나 약물에 의하지 않고 감각 수용체를 자극하여 고치는 자연적인 치료다. 필자는 이 방법으로 좋은 결과를 얻는 경우가 많아 치료 전후를 비디오로 촬영하여 여러 의학 세미나에서 발표해 왔다. 그러면서 일본과 한국에서는 의사들을 대상으로 카이로프랙틱 신경학 전문의 과정을 4년간 강의했다.

　필자가 응용근신경학(Applied Kinesiology)을 만난 것은 미국 유학중이었다. 미국에 있는 동안 누구보다 열심히 강의를 쫓아다녔고 1997년 서울에 개원한 이후로는 한 달 혹은 두 달에 한번씩 미국과 캐나다로 직접 가서 세미나에 참석했다. 응용근신경학 전문의 과정을 마친 2002년 9월에는 응용근신경학 전문의(Diplomate of International Board of Applied Kinesiology)를 취득하였고 그 해 11월부터 댈러스에 있던 윤승일 선생(지금은 필자와 같이 AK 양한방 협진 클리닉에서 진료 중)과 같이 의사, 한의사, 치과의사를 대상으로 한 달에 한번씩 응용근신경학 세미나를 개최하고 있다. 이 세미나에는 매달 약 100~150명의 의사들이 참여하며 여기에서 배운 응용근신경학을 환자 치료에 유용하게 활용하고 있다.

　물론 카이로프랙틱 신경학을 통해서도 신경학적 기능 이상이나 척추의 이상 등을 효과적으로 치료할 수 있었지만, 검사 방법이 복잡하고 치료 기간이 많이 걸리는 게 흠이다. 필자의 클리닉에서 환자들 불평의 대부분은 많이 기다려야 하는 것이었다. 한 사람을 진료하는 데 걸리는 시간이 너무 많아서 그런 것이었다. 그런데 응용근신경학을 이용하기 시작하면서 내장 이상, 영양, 정신적인 문제, 족부 기능 이상 등의 전인적인 치료에 도움이 되었고 신경계의 이상에 대한 치료 기간도 단축되었다. 또한 환자 한 사람을 진료하는 데 걸리는 시간도 많이 단축되었다.

AK의학은 미국의 굿하트 박사에 의해 1964년 만들어진 치료 학문으로 근육의 반응을 이용해서 신경계 이상, 통증, 근골격계 문제, 외상, 내장 문제, 영양학적 문제, 정서적 문제, 알레르기와 같은 자가 면역 질환, 호르몬 대사 장애, 두개골 기능 이상 등을 치료하는 의술이다. 한마디로 의학의 모든 장르를 아우를 수 있는 의학의 종합 예술인 셈이다.

굿하트 박사는 "우리 몸은 거짓말하지 않는다"라는 말을 자주 한다.

슬프면 눈물이 난다. 긴장이 되면 가슴이 두근거린다. 이런 현상은 모두 우리 몸이 표현하는 신체 언어다. 이 같은 정상적인 신체의 반응뿐만 아니라 몸에 이상이 생겨도 우리 몸은 어떤 식으로든지 말을 한다. 통증, 자세의 이상, 자율 신경의 이상, 혈액 검사의 이상 등 다양한 방식으로 표현하는 것이다. 진단이란 바로 우리 몸이 표현하는 것을 첨단 장비나 의사들이 정확히 찾아내는 것이다.

의료 장비가 발달할수록 의사들과 환자들은 우리 몸이 하는 말보다 MRI와 같은 진단 기구에서 보여주는 결과를 더 신뢰하는 경향이 있다. 그러나 우리 몸이 하는 말을 가장 정확하게 시시각각 대변할 수 있는 것은 근육의 반응이다. 근육은 신경을 통해서 뇌의 지배를 받기 때문에 그 반응을 정확하게 살펴볼 수 있다면 인체의 기능적인 이상, 병적인 이상을 정확하게 알 수 있다. 이렇게 알아낸 인체의 이상을 어떻게 치료하는 것이 좋을 지도 역시 우리 몸에 물어 보면 된다. 치료 약이 몸에 맞는지, 음식이 몸에 맞는지, 영양제나 보약이 몸에 맞는지도 근육의 반응을 통해 우리 몸에 물어 보는 것이다. 말기 암과 같은 불치의 질환을 제외하고, 잘 치료되지 않는 질환이나 기능 이상에 대해서도 마찬가지로 우리 몸은 거짓말하지 않는다. 단지 치료하는 의사가 모를 뿐이다.

근육 검사가 진단적인 가치가 있는가에 대한 논란은 분명히 있다. 어떤 논문에서는 근육 검사가 정확하지 않다거나, 같은 조건에서 근육 검사의 결과가 일치하지 않는다라는 점을 지적하기도 한다. 그렇지만 숙련된 AK 의사들은 근육 검사를 통해 인체의 기능적이고 병적인 이상을 정확하게 진단하고 그것을 통해서 치료 방법을 선택하며 치료 후의 결과를 평가하는 기준으로 삼는다. 물론 근육 검사가 진단 자료의 전부는 아니다. AK의학에서도 병력이나 방사선 사진, MRI, 혈액 검사 소견 등을 종합해서 인체의 상태를 정확하게 평가하고 치료함은 물론이다.

AK치료를 하면서 환자들에게 설명하기 위하여 자료를 모았다. 이 치료법을 배경으로 한 건강 상식을 책으로 내면 국민들의 건강 증진과 질병 예방에 도움이 될 것이고, 의료의 새로운 분야를 소개하는 의미도 될 것 같았다. 되도록 객관적으로 기술하려고 노력했지만, 아직 근육 검사의 모든 것을 학술적으로 검증할 수 없는 이유로 주관적 오류도 다소 있을 것이라고 생각한다. 그럼에도 불구하고 근육 검사를 인정하는 의료인들은 인체에 대한 다양한 평가를 할 수 있을 것이고, 이는 객관적으로 검증할 수 없는 현상들을 평가할 수 있는 수단이 될 수 있다. 예를 들면 지금까지 실체를 파악할 수 없었던 정신적인 스트레스, 기(氣)의 흐름, 자기장 등이 인체에 미치는 영향 등을 근육 검사로 알 수 있다.

AK의학을 이용하면 인체에 대한 이해의 폭이 넓어진다. 인체의 이상에 대한 근본적인 원인을 찾을 수 있을 뿐만 아니라 병적인 상태로 가기 전 기능적인 이상 또는 숨겨진 문제를 찾아 해결하는 예방적인 치료가 용이해진다. AK의학을 통해서 많은 분들이 건강하고 행복하게 인생을 즐길 수 있으리라 확신한다.

2006. 7. 이승원

| 차 례 |

들어가면서 · 4

CHAPTER 01 우리 몸은 거짓말하지 않는다

AK의학의 탄생 – '마법의 손' 굿하트 · 16
근육의 반응으로 몸의 이상을 안다 · 20
우리 몸은 거짓말하지 않는다 · 23
전인적 치료를 구사하는 의학의 종합예술 · 33
인체에 대한 접근 방식이 유사한 한의학과 AK의학 · 39
누구든지 빨간색, 녹색, 파란색 중 한 색깔에 약하다 · 43
AK의학을 이용한 새로운 경락 마사지 · 47
우리 몸의 자연 치유력을 이용하는 7가지 방법 · 52

CHAPTER 02 아프다는 것은 몸에 문제가 있다는 신체 언어

외상에 대한 기억이 통증을 일으킨다 · 66
아프다는 것은 증상이지 원인이 아니다 · 70
통증은 몸의 이상을 알려주는 경보 장치 · 72
두드려라, 그러면 나을 것이다! · 76
현대 신경학과 한방 경락의 만남 · 81
통증을 일으키는 음식, 통증을 없애는 음식 · 85
신경학적으로 설명 가능한 이침의 신비 · 89

Applied Kinesiology

CHAPTER 03 스트레스를 이기지 못 하면 건강도 인생도 잃는다

스트레스에도 불쾌한 것과 유쾌한 것이 있다 · 94
21세기형 스트레스, 부신 스트레스 증후군 · 100
무의식 속의 욕망이 정신적 스트레스를 악화시킨다 · 105
정신적인 스트레스를 해소할 수 있는 간단한 방법 · 111
인생에서 성공하려면 심리적 역전이 없어야 한다 · 114
다른 부위는 쉬어도 뇌는 잠들지 않는다 · 121

CHAPTER 04 자세만 바르게 해도 건강의 반은 얻고 들어간다

척추는 몸의 중심이자 건강의 중심 · 130
척추의 미세한 비뚤어짐과 카이로프랙틱 · 135
척추를 잘못 만지면 뇌 기능이 떨어진다 · 139
곁이 비뚤어지면 속도 문제가 된다 · 142
전신에 총체적 문제를 일으키는 교통사고 · 145
교통사고로 인한 채찍질 손상 · 155
올바른 들어올리기가 허리를 보호한다 · 161
디스크는 생각보다 쉽게 나을 수 있는 병 · 165
전신의 골격에 변형을 가져오는 척추 측만증 · 178
바지의 엉덩이 주름이 다르면 골반이 비뚤어진 것 · 182
올바른 척추 건강을 위하여 지켜야 할 습관들 · 186

CHAPTER 05 뇌는 몸 전체의 건강을 조절하는 관제탑

인간의 뇌가 동물보다 더 발달한 이유 • 192
마음대로 놀게 해야 아기 머리가 좋아진다 • 196
뇌를 발달시키는 팔다리의 교차 운동 • 200
수험생의 뇌를 총명하게 만드는 비법 • 204
운동을 하면 머리가 좋아진다 • 209
약물이 듣지 않는 간질 발작의 치료법 • 215
건망증과 치매에는 생선·잣·호두를 먹어라 • 221
복잡한 패턴으로 움직이는 사람의 머리뼈 • 224
머리뼈가 움직이지 않으면 병이 난다 • 227
여러 원인으로 생긴 두통, 반드시 낫는다 • 232
횡격막의 기능이 전신 건강을 좌우한다 • 240

CHAPTER 06 섭생과 영양이 만병을 예방하는 첫 수단

건강하려면 무엇을 어떻게 먹어야 할까 • 252
과학적으로 체중을 줄이는 방법 베스트 11 • 257
부엌에 두지 말아야 할 식품들 • 263
화학조미료의 글루탐산이 몸을 해친다 • 269
식품첨가물, 안전치 이하라도 축적되면 위험 • 272
우유는 정말로 완전 식품일까 • 275

Applied Kinesiology

인체를 움직이는 연료 혈당, 그러나…… · 280
비만, 당뇨, 고혈압의 복합체 대사 증후군 · 285
서서히 심장을 조여 오는 공포, 중성 지방 · 293
나쁜 콜레스테롤, 좋은 콜레스테롤 · 301

CHAPTER 07 체내의 독을 없애야 몸과 마음이 편해진다

중금속에 대책 없이 노출된 현대인 · 308
점점 더 바빠져 가는 현대인의 간 · 312
21세기는 해독에 관심을 가져야 할 시대 · 317
간의 해독 능력 키우려면 영양 공급을 잘 해야 · 321
술, 그 메커니즘을 알고 마시면 더 즐겁다 · 326
알레르기 치료, 잘 알면 쉽고 잘못 알면 어렵다 · 334
사람에 따라 다른 전자파의 유해성 · 344
좋은 보석은 대체로 몸에 이롭다 · 348

CHAPTER 08 근육의 반응으로 내장의 문제까지 알아낸다

근육에 나타나는 내장의 반사점 · 352
단순한 소화 장애가 합병증의 시작 · 362
소장에서 대장으로 가는 '원웨이 티켓' 돌막창자 판막 · 366
설사, 변비, 악취 나는 대변은 대장의 이상 · 370

CHAPTER 09 피가 잘 돌아야 건강도, 인생도 잘 돌아가는 법

화를 내면 혈관이 좁아져 '혈압 오른다' · 376
뇌로 가는 동맥이 막혔다 – 호모시스테인 · 382
림프 순환은 혈액의 순환만큼이나 중요하다 · 387

CHAPTER 10 턱 관절 이상이 온몸의 균형을 무너뜨린다

의외로 많은 사람들이 턱 관절 이상에 시달리고 있다 · 396
몸의 균형을 무너뜨리는 턱 관절 이상 · 404

CHAPTER 11 발은 몸 전체의 건강 상태를 보여 주는 바로미터

내 발은 땅에게 얻어맞고 다니는 건 아닐까 · 408
모든 발 이상의 근원인 과도함 엎침 · 413
발이 삔 것을 우습게 여기지 마라 · 417
발까지 망가뜨리는 과도한 스트레스 · 421
어릴 때의 발 건강이 평생 건강 · 424
좋은 신발은 수백만 원짜리 보약보다 낫다 · 429
발바닥이 아프거나 저리다 – 발목굴 증후군 · 433
반복되는 발의 이상은 재활 운동과 교정용 깔창으로 · 438
걷는 것도 제대로 해야 좋은 운동이 된다 · 444
신경계의 조화가 깨져 오는 보행 기전 이상 · 447

Applied Kinesiology

CHAPTER 12 손재주가 좋은 사람은 머리도 좋다
손을 쓰면 소뇌의 외측부가 자극받는다 · **450**
손이 붓고 손끝이 저리다 – 손목굴 증후군 · **452**
어깨 관절, 운동 범위가 커 문제도 많다 · **454**

CHAPTER 13 오래 살려면 자잘한 만성 질환을 우습게보지 말라
만성 질환 치료의 9가지 예 · **462**
오래 사는 것도 건강해야 즐거운 일이다 · **469**

일러두기

❶ 의학용어는 최근의 의학교육 추세에 따라 되도록 한글로 표기하였습니다.

간상세포 … 막대 세포	소흉근 … 작은가슴근	전거근 … 앞톱니근
거골 … 복사뼈	송과선 … 솔방울샘	점액낭염 … 주머니염
경골 … 정강이뼈	쇄골 … 빗장뼈	접형골 … 나비뼈
경추 … 목뼈	쇄골지 … 빗장뼈 분지	족근관 … 발목굴
고관절 … 엉덩 관절	수근관 … 손목굴	족저근막염 … 발바닥 근막염
골극 … 돌기	슬와근 … 오금근	천골 … 엉치뼈
광배근 … 넓은등근	신경근 … 신경 뿌리	천장관절 … 엉치엉덩 관절
내회전 … 안쪽 돌림	신경총 … 신경 얼기	측두골 … 관자뼈
담낭 … 쓸개	아킬레스 건 … 발꿈치 힘줄	편타성 손상 … 채찍질 손상
대퇴사두근 … 넙다리 네갈래근	악 관절 … 턱 관절	하악골 … 아래턱뼈
대흉근 … 큰가슴근	원추세포 … 원뿔 세포	회맹판 … 돌막창자 판막
두개골 … 머리뼈	월상골 … 반달뼈	후경골근 … 뒤정강근
박근 … 두덩 정강근	이상근 … 궁둥 구멍근	흉골 … 복장뼈
봉공근 … 넙다리 빗근	장골 … 엉덩뼈	흉골지 … 복장뼈 분지
부신수질 … 부신 속질	장요근 … 엉덩 허리근	
부신피질 … 부신 겉질	전각세포 … 앞뿔 세포	

❷ 굳어진 복합 용어 안에 쓰여 한글 용어가 더 어색한 경우는 그대로 두었습니다.

〈경추 … 목뼈〉
경추의 이상(X) 목뼈의 이상(O)   경추 염좌(O) 목뼈 염좌(X)
경추 가속 증후군(O) 목뼈 가속 증후군(X)

❸ 아직 두루 쓰이지 않아 한글 용어의 이해가 오히려 어려운 경우는 그대로 두었습니다.

〈가로막 … 횡격막〉 횡격막(O) 가로막(X)   〈방패샘 … 갑상선〉 갑상선(O) 방패샘(X)
〈옆굽음증 … 측만증〉 측만증(O) 옆굽음증(X)

Applied Kinesiology

우리 몸은 거짓말하지 않는다

CHAPTER 01

AK의학에서는 인체의 반응을 객관적으로 바라본다. 근육의 반응을 검사해서 우리 몸이 말하고자 하는 것을 알아내는 것이다. 근육의 반응을 검사하는 법을 오랫동안 숙련한 의료인들은 우리 몸에 어떤 기능적인 문제가 있는지 또는 어떤 병적인 문제가 있는지를 쉽게 찾아낼 수 있다.

AK의학의 탄생
— '마법의 손' 굿하트

굿하트(Goodheart) 박사는 1939년 미국 시카고에 있는 내셔널 카이로프랙틱 대학(National College of Chiropractic)을 졸업하였다. 부친 또한 유명한 카이로프랙틱〔카이로프랙틱은 1895년 미국의 파머(Palmer)에 의해서 만들어진 치료 학문으로, '카이로'라는 말은 손을 의미하고 '프랙틱'은 치료한다는 뜻이다. 즉 손으로 척추와 신경의 이상을 치료하는 학문이다〕의사였으므로, 그는 1960년대 초 부친이 작고할 때까지 같은 클리닉에서 근무하면서 부친에게서 환자 치료에 대한 많은 것을 배웠다. 이 클리닉은 미국 전역에서 많은 환자들이 모여드는 곳이었다.

부친이 작고한 후 얼마 안 되었을 때, 24세의 청년이 갑자기 심해진 탈모 때문에 굿하트 박사를 찾아왔다. 검사 결과 탈모의 원인은 갑상선(방패샘) 기능 항진증 때문이었다. 그래서 천연 비타민A와 흉선 추출물을 주고, 척추에 대한 일반적인 카이로프랙틱 치료를 했다. 2주가 지나자 환자는 놀랄 만큼 좋아졌고 더 이상 탈모가 진행되지 않았다. 이 청년은 매우 기뻐하고 감사하면서 자신이 가진 또 한 가지 문제에 대해서 의논했다. 공장에 취직 시험을 봤는데, 체력 검사에서 손을 앞으로 미는 힘이 약해서 시험에 떨어졌다는 것이었다. 청년의 어깨를 검사해 보니 오른쪽 견갑골(어깨뼈)이 왼쪽보다 뒤쪽으로 튀어나와 있었다. 엑스레이 사진을 찍어 보았지만 특별한 이상을 찾을 수 없었다. 굿하트 박사는 문제의 원인이 무엇인지 알 수 없었다.

얼마 후 굿하트 박사는 이 청년을 자기 클리닉과 같은 건물에 있는 영양제 회사에 배달원으로 일할 수 있도록 알선해 주었다. 영양제를 배달하기 위해 굿하트 박사의 클리닉에 자주 들르던 그 청년은 이따금 환자들이 많은 로비에서 큰 소리로 "박사님, 제 어깨는 언제 고쳐줄 겁니까?"라고 묻곤 했다. 그의 이런 행동은 굿하트 박사를 좀 당황하게 했다.

그러던 어느 날 굿하트 박사는 친구로부터 켄달(Kendall & Kendall)이 지은 《근육 검사》라는 책을 선물로 받았다. 이 책을 통해서 어깨뼈를 등에 고정시키는 근육은 앞톱니근(전거근 前鉅筋 ; 가슴의 옆에 있는 톱날 모양의 넓은 근육. serratus anterior)이라는 것을 알게 되었다. 이 책에서 말하는 대로 그 환자를 검사해 보니 앞톱니근이 약했다. 이 근육이 약해진 원인을 찾기 위해서 이 근육의 시작 부위와 끝 부위 그리고 근육의 중간을 조심스럽게 만져 나갔다. 환자의 이야기로는 이런 문제가 생긴 지 약 15년에서 20년 정도 된다고 했다. 그러나 근육이 위축되었다는 증거는 없었다. 대개는 팔에 1주일만 깁스를 해도 근육의 반이 소실된다. 그런데 이 청년은 근육이 줄어들지 않았는데도 약해진 것이다. 계속 만져보니 가슴과 어깨뼈에 걸쳐 있는 그 근육에 조그만 멍울들이 많이 있었다. 반대쪽에는 그런 멍울이 없었다. 그 멍울들을 압력을 가해 누르니 약간의 압통이 있었으나 심한 통증은 없었다. 그런데 멍울을 계속 눌렀더니 멍울이 없어졌다. 알고 보니 이 멍울은 근육의 가는 섬유들이 미세한 손상을 입어서 생긴 것이었다. 멍울이 없어진 후 근육 검사를 해보니 이 근육은 다시 강해졌고, 뒤로 튀어 나왔던 어깨뼈도 정상 위치로 회복되었다. 손을 뻗어서 벽을 밀어도 더 이상 어깨뼈가 뒤로 나오지 않았다. 청년은 굿하트 박사에게 왜 진작 이런 치료를 해주지 않았느냐고 '즐거운 투정'을 부렸다. 다음날 다시 근육 검사를 했을 때 역시 정상이었고, 그 후 여러 번 검사를 해도 이상은 발견되지 않았다. 1964년 그 청년에게 한 치료법이 응용근신경학(Applied Kinesiology, 이하 AK의학)의 시작이었고, 지금도 '기시(起始)-종지(終止) 치료'라는 치료법으로 이용되고 있다.

그는 의학사상 처음으로 병리학적 문제나 선천성 질환이 없이도 자세의 이상이 특정 근육의 약화와 깊은 관계가 있음을 관찰했다. 그는 촉진을 통해 약해진 근육이 시작하는 부위와 끝나는 부위에서 통증을 유발하는 결절(nodule)이 있음을 찾아냈는데, 수기 치료(手技治療 ; 약이나 의료 기구를 사용하지 않고 손으로만 각종 질병을 치료하는 대체 의학의 한 가지. 도수徒手 치료라고도 한다)를 통해 이런 부위를 치료한 후 약했던 근력이 정상으로 회복되면 자세 이상도 정상으로 돌아오는 것을 관찰했다. 그 후 여러 임상 전문가들이 근력 테스트를 통해서 환자에게 사용된 치료들이 신경 기능을 향상시킨다는 것을 알게 되었다.

이러한 치료 방법들은 AK의

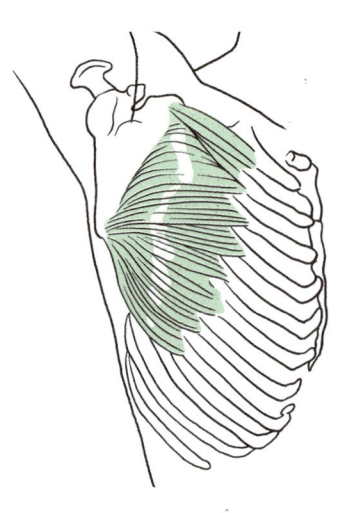

● **앞톱니근** 갈비뼈의 앞쪽에서 시작해서 어깨뼈의 앞쪽에 이르는 근육으로 어깨뼈를 몸통 즉 갈비뼈의 뒤쪽에 붙도록 한다.

학의 밑바탕이 되었고, 현재의 학문으로 발전하게 되었다. 1974년에는 AK의학을 이용하여 치료하는 의료인들이 국제응용근신경학협회(International College of Applied Kinesiology)라는 단체를 결성했다. 현재 미국을 비롯하여 유럽, 오스트레일리아 등 전 세계적으로 약 15개국에 그 지부가 있으며 점차 그 수가 증가하는 추세이다.

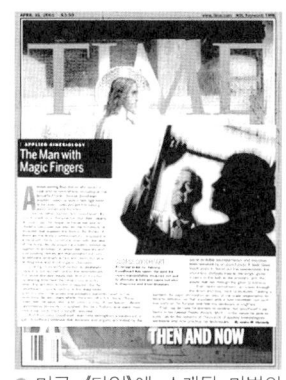
● 미국 《타임》에 소개된 마법의 손을 가진 사람, 굿하트 박사

AK의학은 광범위한 치료법을 구사한다. 수기 치료를 통한 척추 및 관절 조작, 머리뼈(두개골) 치료법, 기능 의학, 임상 영양학, 자연 치료법, 족부의학, 경락 치료, 반사점 치료 등을 수용하여 통합적인 방법으로 전인적인 치료를 하는 것이다. 이러한 치료법은 자신의 몸이 좋아지는 것을 환자 스스로 느낄 수 있기 때문에, 만성 질환으로 오랫동안 고통을 받았던 사람들이 지속적으로 치료할 수 있는 동기를 부여해 준다. 그리고 다양한 의학 분야를 수용하기 때문에 그 가운데 환자에게 가장 적합한 최선의 치료 방법을 선택할 수 있다. 약과 수술에 의하지 않는 이러한 자연 치료법은 2002년 《타임》에 '마법의 손을 가진 사람'이라는 제목으로 굿하트 박사가 소개되면서 대중들에게 많이 알려지게 되었다.

근육의 반응으로
몸의 이상을 안다

AK의학이란 근육의 반응을 통해서 우리 몸의 건강 상태를 정확히 파악하여 질병을 예방하고 치료하는 학문이다. 이것은 질병의 유무를 정확하게 진단할 뿐만 아니라 겉으로 건강하게 보이는 사람들에 대해서도 기능적인 평가를 통하여 질병의 상태는 아니지만 기능적으로 약화된 장기나 신경, 근골격계의 기능 이상을 진단하여 질병을 예방할 수 있도록 해준다.

현대 의학은 인체의 구조를 상세하게 설명한 해부학을 기초로 하여 질병에 대한 원인에서 진행까지를 다루는 병리학에 근거를 두고 있다. 그러므로 여기에는 병이 '있다, 없다' 라는 이분법적 구분이 있을 뿐이다. 이렇게 되면 질병을 없애는 것에만 치중하여 인체의 자연치유력이나 인체를 하나의 유기적 시스템으로 보고 치료하는 접근이 부족해진다.

대부분의 사람들은 어떤 특정한 질병이 생기기 전 단계, 즉 기능적인 이상으로 인한 여러 가지 증상이 있을 때 병원을 찾는다. 그러한 기능적인 이상을 질병으로만 설명하려 하기 때문에 실제 환자가 호소하는 문제보다는 다른 질병으로 진단하는 경우가 많다. 예를 들면 골반의 엉치엉덩 관절의 기능적인 이상으로 허리가 아플 경우, 엑스레이 사진에 척추 분리증이 발견되면 대부분의 의사들은 척추 분리증으로 진단하는 식이다. AK의학에서는 그런 경우 엉치엉덩 관절의 기능적인 이상을 치료하여 허리의 통증이 가시게 한다. 물론 방사선 사진에는 척추 분리증은 여전히 남아 있으나 더 이상 그것이 허리의 통증을 일으키는 주원인은 아니다. 이 경우 당연히 엉치엉덩 관절의 기능적인 이상으로 진단되어야 하지만 의사들은 방사선 사진이나 MRI(자기공명영상), 근전도 등의 진단 장비에 나타나는 것으로만 진단하여 환자들에게 설명하는 것이다.

2002년 4월 《타임》에서 AK의학의 치료 효과와 굿하트 박사의 50년간의 연구와 임상 경험을 소개한 이후 미국, 캐나다, 유럽 등에서 이 치료법을 적용하는 의사들이 점차 늘어나고 있다. 우리나라에서도 1000여 명의 의사와 한의사들이 이 치료법을 적용하고 있다.

AK의학 검사를 받은 환자들은 "놀랍습니다!", "신기하군요!"라고 말한다. 근육은 신경에 의해서 조절되기 때문에 근육의 미세한 반응을 검사하면 병적 또는 기능적인 이상을 진단할 수 있고, 어느 부위를 치료해야 하는지 알 수 있다. 그리고 어떤 특정 근육이 어떤 장기와 상관관계가 있는지도 알 수 있다. 예를 들면 간의 기능이 떨어지면 큰가슴근(앞가슴을 덮고 있는 삼각형 근육) 복장뼈 분지라는 근육이 약해지고, 위의 기능이 떨어지면 큰가슴근 빗장뼈 분지라는 근육이 약해진다. 기능이 떨어진 장기에 도움이 되는 영양제나 약물을 입에 넣고 다시 근육 검사를 하면 약해졌던 근육이 강해지는 것을 볼 수 있다. 이와 같이 근육의 반응을 통해 병적 또는 기능적 이상을 진단하는 동안 환자들은 자신들이 힘을 주어도 어떤 반사점에 손을 대면 근육이 약해지고, 약해졌던 근육이 특정한 자극을 주면 바로 강해지는 것을 보고 신기하게 여긴다.

AK의학의 특징은 우리 몸 전체를 평가하여 진단하고 치료하는 것이다. 허리가 아플 때 허리의 국소적인 문제뿐만 아니라 허리에 영향을 줄 수 있는 발, 골반, 척추 전반, 자세의 이상, 그리고 스트레스로 인하여 인대에 영향을 줄 수 있는 부신의 기능적인 평가를 통해서 치료하는 전인적인 치료법이다.

건강을 평가하는 세 가지 요소는 구조적, 화학적, 정신적인 요소이다. 구조적인 요소는 요통, 디스크의 신경 압박, 관절염 등을 들 수 있다. 화학적인 요소는 술, 담배, 커피, 정제된 설탕 등 화학 물질에 의한 인체의 증상 등이다. 정신적인 요소는 우리가 일반적으로 얘기하는 정신적인 스트레스이다. 이러한 건강의 세 가지 요소는 서로 밀접한 상관관계를 가지고 있다. 화학적, 정신적인 스트레스로 인해서 부신의 기능이 떨어지면 관절을 고정하는 인대가 약해질 수 있다. 특히 엉치엉덩 관절을 고정하는 인대가 약해지면 요통이나 하지(下肢) 방사통이 올 수 있다. 이러한 구조적인 문제는 화학적, 정신적인 요소를 검사하고 치료해야 좋아질 수 있다. 이 세 요소를 정확히 파악하면 단순히 증상에 관한 치료가 아닌 전인적인 치료가 가능해져 보다 활기찬 인생을 누릴 수 있다.

기 억 하 세 요

병 때문에 병원을 가는 게 아니다?

대부분의 사람들은 어떤 특정한 질병이 생기기 전 단계, 즉 기능적인 이상으로 인한 여러 가지 증상으로 병원을 찾는다. 이런 기능적인 이상을 많은 의사들은 단순히 질병으로만 설명하려 하기 때문에 실제 환자가 호소하는 문제보다는 다른 질병으로 진단하는 경우가 많다. 그러나 실제로는 기능적인 이상 때문에 증상이 생긴 것이다.

우리 몸은
거짓말하지 않는다

굿하트 박사는 "우리 몸은 거짓말하지 않는다"라는 말을 자주 강조한다. AK의학에서는 인체의 반응을 객관적으로 바라본다. 근육의 반응을 검사해서 우리 몸이 말하고자 하는 것을 알아내는 것이다. 근육의 반응을 검사하는 법을 오랫동안 숙련한 의료인들은 우리 몸에 어떤 기능적인 문제가 있는지 또는 어떤 병적인 문제가 있는지를 쉽게 찾아낼 수 있다.

가슴에 있는 근육 중 큰가슴근의 예를 들어보자. 큰가슴근은 보디빌딩을 하는 사람들이 가슴에 힘을 주면 불룩 튀어 오르는 근육이다. 이 근육 중에서 가슴뼈(복장뼈)에 붙어 있는 근육을 큰가슴근 복장뼈 분지라고 하는데, 이 근육은 간의 기능과 관계가 있다. 간의 기능이 떨어진 사람은 처음부터 이 근육이 약하거나, 간의 반사점에 손을 대면 이 근육이 약해진다. 간의 기능에 도움이 되는 영양제나 약을 입에 넣고 검사를 하면 이 근육은 즉시 강해진다. 반대로 간에 나쁜 영향을 주는 물질을 입에 넣으면 이 근육은 약해진다.

현대의 치료약들은 질병을 없애는 데 초점을 두고 개발되었기 때문에 두 가지 면에서 문제가 있다. 첫째 인체라는 하나의 복잡한 시스템을 전체로서 고려하지 않고, 균을 죽이거나 어떤 특정 부위의 기능을 향상시키는 효능에 중점을 두기 때문에 인체의 다른 곳에 부작용을 일으킬 수 있다. 어떤 의미에서 그것들은 질병을 치료하는 것이지 인체를 치료하는 것이 아니다. AK의학에서는 이런 물질들이 환자에게 도움이 되는지, 또는 나쁜 영향을 주는지 등에 대해 명쾌한 해답을 준다. 둘째 같은 질병에 걸렸어도 사람에 따라 치료약이나 치료법이 달라야 한다는 점을 간과하고 있다. 똑같은 약을 투여했을 때 어떤 사람에게는 효과가 있지만, 어떤 사람에게는 오히려 부작용이 생기는 것을 볼 수 있다. 그 이유는 사람들 개개인의 유전자와 식생활, 습관 등이 모두 다르기 때문이다. 그렇다면 약을 먹기 전에 미리 검사를 해서 부작용의 가능성을 줄이는 방법은 없을까. AK의학에서는 약을 입에 넣고 특정 근육의 반응을 보아 그 약이 그 사람의 몸에 도움이 될지, 해가 될지 금방 알 수 있다. 이것이 신체 언어다. 우리 몸은 어떤 식으로든 반응을 하는데, 그중에서 훈련된 의사들이 쉽게 알아 볼 수 있는 것이 근육의 반응이다.

즐거움, 기쁨, 슬픔 등 정신적인 것부터 스포츠나 육체적인 일을 할 때의 구조적인 것, 음식을 먹고 난 후의 화학적인 것 등 여러 가지 면에서 인체는 다양한 반응을 나타낸다. 예를 들면 슬플 때 눈물이 나거나, 신경을 쓰면 속이 쓰리고, 어두운 극장에서 나오면 눈이 부시는 등 인체는 외적인 자극과 내적인 자극에 대해서 반응한다. 의사들은 환자를 검진할 때 특정 부위를 보거나, 만지거나, 두드려서 신체가 반응하는 것을 보고 그 환자에게 어떤 문제가 있는지를 알아본다. 이는 의사가 환자의 신체 언어를 읽고 진단하는 것이다. 환자의 많은 신체 언어 가운데 시시각각 다양하게 가장 많은 변화를 보여 주는 것이 바로 근육의 반응이다.

근육의 반응은 인체의 여러 기능을 어떻게 대변하는 것일까. 근육은 척수 앞뿔 세포(척수의 앞 쪽에 있는 세포로서 뇌의 명령에 따라 근육에 신경 자극을 주어서 근육을 움직이게 한다. 전각세포 前角細胞)의 지배를 받는다. 척수에서 뻗어 나온 신경은 근육을 움직인다. 척수는 뇌에서부터 신경이 내려와 만들어진 것이다. 따라서 근육은 뇌의 기능에 따라 시시각각 변한다.

정말 중요한 것은 근육의 반응을 어떻게 적절하게 검사하는가이다. 대체로 많은 의료인들은 근육 검사의 신뢰도에 의문을 갖는다. 근육 검사가 믿을 만하다는 논문뿐만 아니라 믿을 수 없다는 논문들도 많이 있다. 누가 옳은 것일까. 근육은 검사를 하는 의료인의 수준에 따라 그 결과가 완전히 다르게 나타날 수 있다. 의사나 한의사들이 제대로 근육 검사를 하려면 AK의학을 공부해야 한다. 잘 훈련된 의사들이 읽어내는 근육의 반응은 90% 이상 신뢰할 수 있다. 너무 짧은 기간 수련하면 신뢰할 만한 근육 검사를 할 수 없는 것이다. 이것은 피아노나 바이올린을 몇 개월 배웠다고 제대로 된 연주를 할 수 없는 것과 같다.

최근에는 웰빙 바람을 타고 건강 기능 보조 식품이나 영양제를 많이 먹는다. 종합 비타민 정도는 기본으로 먹어야 한다고 생각하는 사람들도 많고, 심지어는 10가지 이상의 영양제를 먹기도 한다. 그러나 무작정 영양제를 먹는 것은 매우 위험하다. 영양제가 모든 사람에게 좋은 것은 아니기 때문이다. 그래서 영양제도 처방의 개념으로 환자에게 권하는 것이 필요하다.

AK의학에서는 환자들이 먹고 있는 양약, 한약, 영양제들을 먼저 살펴본다. 그러한 약제들 가운데 근육 검사를 했을 때 환자에게 나쁜 반응이 나타나는 경우가 많기 때문이다. 같은 영양제라도 어떤 사람에게는 도움이 되지만, 어떤 사람에게는 간이나 내부 장기에 나쁜 영향을 주는 반사가 나타난다. 이렇게 나타나는 인체 반응이 바로 신체 언어이다. 우리 몸은 거짓말하지 않는다. 좋은 것을 섭취하면 약한 근육이 강해지고, 나쁜 것을 섭취하면 강했던 근육도 약해진다.

우리나라에서는 2002년부터 의사와 한의사를 대상으로 한 달에 한 번씩 AK의학 세미나가 개최되고 있는데, 여기에 참석한 여러 의사와 한의사들은 근육 검사를 하고 나서 한약이나 영양제를 처방하면 부작용이 거의 없다고 말한다. 이처럼 근육 검사로 한 번 더 검증하는 절차를 거치면 처방약에 의한 부작용을 최소화할 수 있다. 의사는 완벽하지 않다. 의학이 급속도로 발전하고 있지만 아직 해결하지 못한 문제들은 여전히 많다. 그러나 적어도 몸의 반응을 정확하게 검사한다면 환자에게 적절한 처방을 할 수 있다. 우리 몸은 거짓말을 하지 않기 때문이다.

건강은 우리가 무엇을 먹는가에 따라서도 결정된다. 미국에는 비만한 사람들이 매우 많다. 식당에서 나오는 음식의 양을 봐도 한국에 비해 훨씬 많다. 미국에 있는 한국 식당도 국내 식당보다 음식의 양이 훨씬 많다. 그러므로 미국인들이 살찌는 것은 당연한 결과다. 그 뿐만 아니라 미국의 일반 음식을 살펴보면 고칼로리, 고지방, 고당분 식품으로 되어 있다. 이런 음식은 영어로 Standard American Diet라고 부른다. 약자로는 SAD다. 바로 '우리를 슬프게 하는 음식'인 'SAD FOOD'가 되는 것이다. 이런 음식을 오래 먹으면 고혈압, 당뇨, 심장 질환, 중풍 등 대사성 질환이 발생할 확률이 높아진다.

최근 우리나라도 서양 음식의 영향을 받다보니 이런 질환들이 많이 생기고 있다. 우리 민족은 오랫동안 채식과 곡류를 위주로 한 저칼로리 식사를 해왔기 때문에 유전자가 서양인보다 고칼로리, 고지방, 고당분의 음식에 매우 약하다. 그래서 미국으로 이민을 간 사람들이 5년 정도 지나면 알레르기와 같은 자가 면역 질환이 생기고, 노년기에는 대부분 당뇨로 고생하게 된다. 서양인의 식사가 우리 유전자에 맞지 않기 때문이다. 우리에게는 채식을 위주로 한 우리 고유의 담백한 저칼로리 음식이 유전적으로 맞다. 설탕을 입에 넣고 췌장이나 부신과 관련된 근육을 검사해 보면 강했던 근육이 대체로 약해지는 것을 볼 수 있다. 나쁜 지방, 예를 들어 식물성 마가린을 입에 넣고 검사를 하면 쓸개나 간에 관련된 근육이 약해진다.

사람의 체형이나 유전적 소인(素因)에 따라 특정 음식이 맞지 않는 경우도 있다. 모든 음식을 골고루 먹어야 건강을 유지할 수 있으나 사람에 따라 특정 음식을 먹으면 잘 체하거나, 피부에 발진이 생기거나, 변비가 생기고, 몸이 피곤해지는 증상을 보이기도 한다.

한방에서는 사상 체질, 즉 사람의 체질을 네 가지로 분류하여 그에 따라 어떤 음식은 몸에 좋고 어떤 음식은 몸에 해롭다고 말한다. 그런데 과연 태양인, 태음인, 소양인, 소음인의 구분을 정확하게 할 수 있는가 하는 문제가 있다.

어떤 환자의 경우, 몇 년 전부터 얼굴에 발진이 생겨 여러 가지 치료를 해보았으나 별로 효과가 없었다. 체질을 검사한 결과 그 환자는 소양인이었다. 그런데 그 환자는 지금까지 자신의 체질을 소음인으로 알고 음식을 가려 먹었다고 한다. 100가지 음식에 대한 항원을 가지고 근육 검사를 해보니 오렌지에 나쁜 반응이 나왔다. 오렌지는 소양인에게 좋지 않은 과일인데, 그 환자는 물보다 오렌지 주스를 더 많이 마셨다고 한다. 한 달 정도 오렌지 주스를 마시지 않자, 피부 발진도 줄어들고 몸의 피로감도 덜 느끼게 되었다.

AK의학으로 근육 검사를 하면 체질에 대한 지식이 깊지 않아도 쉽게 감별할 수 있다. 어떤 사람의 몸에 특정 음식이 나쁜 영향을 미치는 경우, 느낄 수도 있지만 특별히 이상을 느끼지 못하는 경우도 많다. 알레르기, 특히 아토피 질환이 있는 경우에는 단백질에 의해 면역 반응이 생겨 피부 발진이나 비염, 천식 같은 것이 생기기도 하고,

장의 면역 기능을 떨어뜨려 인체에 해가 되는 장내 세균을 많이 번식시키거나 장의 투과성을 증가시켜서 원인을 찾기 힘든 만성 질환을 일으키기도 한다. 이런 사람의 근육 반응을 통해서 음식의 적합성 여부를 검사해 보면, 피를 뽑아 검사한 40여 가지 음식에 대한 면역 글로불린 수치의 정도와 일치하는 것을 볼 수 있다. 특정 음식에 대한 면역 글로불린(임파구에서 나오는 물질로 인체의 이물질에 대한 항체로 작용한다)의 수치가 높을 경우, 그 음식을 입에 넣고 근육의 반응을 보면 강한 근육이 약해진다. 여러 가지 음식에 대한 항원적 특성을 뽑은 것들을 인체의 특정 피부에 대고 근육의 반응을 보면 몸에 맞지 않는 음식의 항원에 대해서는 강한 근육이 약해지는 것을 알 수 있다. 이러한 반응 검사로 100여 가지의 음식에 대한 인체의 적합성 여부를 짧은 시간에 쉽게 검사할 수 있다. 이러한 검사는 알레르기 치료에서 몸에 알레르기를 일으키는 음식을 일정 기간 먹지 않는 회피 요법에 도움이 된다.

통증에 대한 치료를 하다 보면, 많은 환자들이 통증을 호소하는데도 불구하고 혈액 검사나 엑스레이 검사 결과 이상이 발견되지 않는 경우가 있다. 예를 들어 허리가 아픈 환자의 경우 여러 가지 검사를 해도 의사들이 객관적으로 진단을 내릴 수 있는 것은 별로 없다. 일반인들은 보통 엑스레이 검사를 하면 병의 원인을 상세히 알 수 있을 것이라고 기대하거나, 통증이 있어도 엑스레이 검사에서 이상이 없으면 병에 대해 안심을 하는 경향이 있다. 의사들은 엑스레이 검사를 한 후 척추 분리증이나 퇴행성 변화, 또는 허리가 앞으로 볼록한 정상적인 커브가 없다거나, 디스크 간격이 줄었다는 등의 진단을 내리지만, 이런 진단은 환자가 느끼는 통증과는 관계 없는 경우가 거의 대부분이다.

통증은 인체가 말을 하는 것이다. 인체가 말하고자 하는 의미를 정확히 찾아내야 하는데, 현대의학은 좋은 의료 장비를 가지고도 인체가 호소하는 의미를 제대로 알지 못한다. 그것은 기능적인 이상에 대한 개념이 부족하기 때문이다. 아마 약 중에서 가장 많이 팔리는 것 중 하나가 진통제일 것이다. 통증으로 클리닉에 가는 사람들은 대부분 통증을 완화시키는 주사나 진통제 처방을 받는다. 이는 단순히 통증을 일으키는 프로스타글란딘(prostaglandin)이라는 물질을 억제하거나 통증이 있는 부위에 진통제나 스테로이드제 주사를 놓아 일시적으로 통증을 줄이는 것이다. 이런 치료도 효과가 있지만, 통증을 일으키는 기능적인 문제를 찾아 해결하면 오랫동안 반복된 만성 통증을 근본적으로 없앨 수 있다. 기능적인 문제란 통증을 일으키는 부위의 기능 이상일 수도 있고, 그 부위에 영향을 주는 다른 곳의 이상으로 인한 2차적인 경우도 있다.

허리 통증은 허리 자체에 문제가 있는 경우와 다른 부위의 이상으로 생긴 2차적인 경우가 있다. 허리 자체가 문제인 경우는 요추나 골반 관절의 미세한 이상, 요추나 골반을 고정하는 근육의 약화, 인대

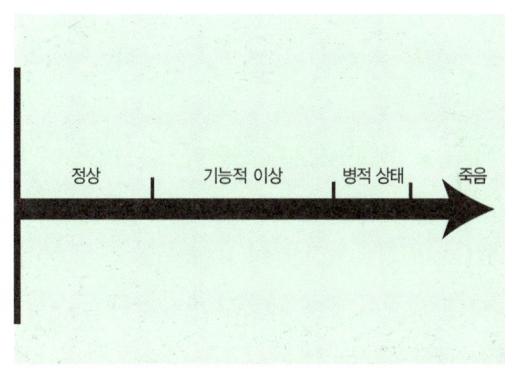

● 최적의 상태, 일반적인 상태(최적과 기능 이상의 사이), 기능 이상, 병적인 상태를 나타낸 그래프. 수 많은 환자들이 기능 이상으로 인해서 병원을 찾지만 통증에 대한 치료만 하고 기능 이상의 원인을 찾지 못 하는 경우가 많다.

의 약화로 인한 불안정성 등을 들 수 있다. 이때 척추나 골반을 적절히 밀고 당기는 유발 검사를 하면서 근육의 반응을 검사하면 정확한 원인을 알 수 있다. 허리에 통증을 일으키는 2차적 원인으로는 발의 이상, 다리 길이의 차이, 내장의 이상, 부신 스트레스 신드롬, 머리뼈의 기능 이상, 턱 관절의 이상 등을 들 수 있다. 이러한 원인들은 근육 반응 검사를 통해 어렵지 않게 찾을 수 있다.

> **알아두면 좋은 것**
>
> **21세기 스트레스 신드롬, 부신 스트레스 신드롬**
> 정신적 스트레스뿐만 아니라 과도한 육체노동과 운동, 그리고 술, 담배, 커피와 같은 몸에 해로운 화학적 요인에 의한 스트레스에 오랫동안 노출되어 부신의 기능이 떨어져 생기는 전신 통증이나 기능 이상.

1930년대 접골요법 의사인 프랑크 채프먼(Frank Chapman)은 간이나 위와 같은 장기에 이상이 있을 경우 피부의 특정 부위에 반사점(reflex point)이 나타나고, 이 부위를 문지르면 통증을 유발하며, 지속적으로 문지르면 그 해당 반사점과 관계되는 내장의 기능이 좋아지는 것을 관찰했다. 굿하트 박사는 이를 좀더 발전시켜 각 장기와 관련된 근육을 찾아냈다. 예를 들면 간은 큰가슴근 복장뼈 분지, 소장은 넙다리 네갈래근(대퇴사두근 大腿四頭筋), 대장은 넙다리 근막긴장근(대퇴막장근 大腿筋膜張筋)과 관련이 있다는 것이다. 모든 장기와 내분비선은 작은 이상만 있어도 그와 관련된 근육의 약화를 비롯한 이상을 보인다. 이것이 우리 몸이 보여 주는 신체 언어다.

한 환자는 몇 년 전부터 항상 피곤하고 식곤증이 유난히 심하다고 호소했다. 혈액 검사나 초음파 검사에서는 이상이 발견되지 않았지만, 혀에 하얀 백태가 두껍게 끼어 있었다. 근육의 반응을 검사해 보니 오른쪽 큰가슴근 복장뼈 분지의 약화가 뚜렷했고, 간의 반사점에

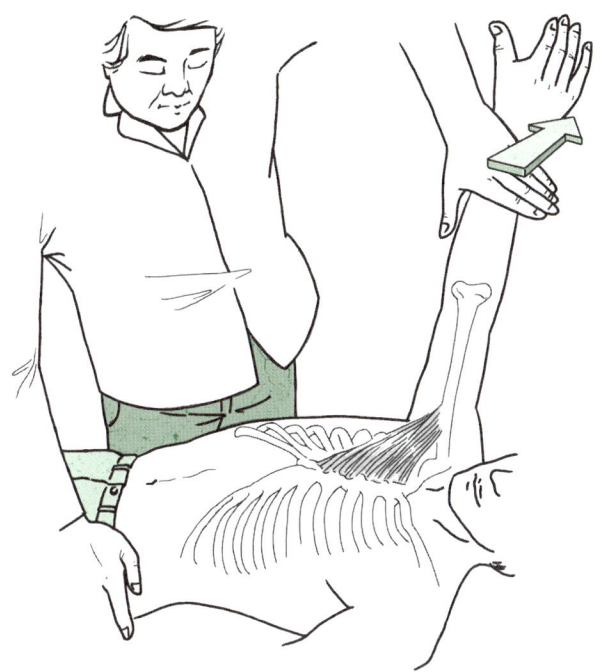

● 큰가슴근을 검사하는 방법. 간과 관련 있는 근육이다.

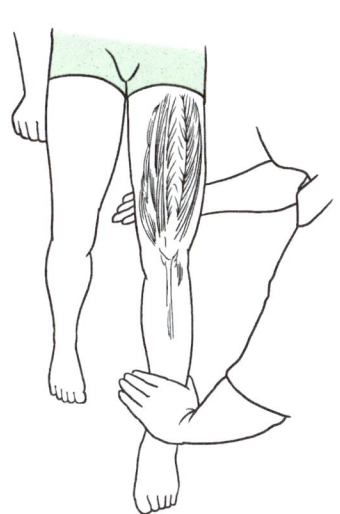 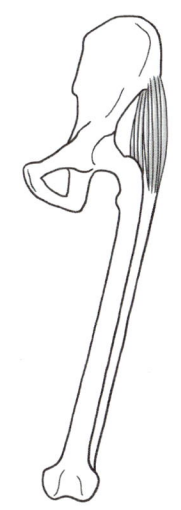

● 넙다리 네갈래근을 검사하는 방법 소장과 관련 있는 근육이다.

● 넙다리 근막 긴장근은 넙다리의 외측에 있다. 대장의 기능과 관련이 있다.

반응이 나타났다. 간의 해독 작용에 문제가 있다고 생각하고 간의 해독 1단계와 2단계를 촉진시키는 영양제를 처방한 후 한 달 정도 지나자 혀의 백태도 없어지고, 피곤이나 식곤증 역시 좋아졌다.

우리 몸은 다양한 방식으로 말을 하고 있다. 몸이 말하고자 하는 것을 의사들이 정확히 알아내는 것은 매우 중요하다. 훌륭한 의료 장비와 더불어 의사들이 성실한 진료로 몸의 언어를 제대로 읽는다면 환자들은 최상의 상태로 회복될 수 있다. 우리 몸은 거짓말을 하지 않기 때문이다.

전인적 치료를 구사하는
의학의 종합예술

우리나라에서는 아직 생소하지만, AK의학은 의사·한의사를 포함한 의료인들에게 전인적인 치료의 길을 활짝 열어 주었다. 2002년부터 필자와 미국 달라스에서 개업하고 있는 윤승일 선생이 의사, 한의사를 대상으로 세미나를 열면서 우리나라 의료인들에게도 이 학문이 소개되었다.

이 치료 학문은 인체의 모든 기능 이상과 질병의 진단 및 치료 그리고 예방에 이르기까지 모든 분야를 근육 반응을 이용하여 통합한 종합 예술이라고 할 수 있다. 이 세미나는 기존의 정통 의학을 공부한 의료인이나 한의학을 전공한 의료인에게 새로운 충격을 주었으며, 점차 진료의 대상을 넓히고 치료 효과를 증가시키는 결과를 가져왔다.

AK의학의 창시자인 굿하트 박사는 근육의 반응을 평가하여 중추 신경의 활동 상태를 알 수 있는 방법을 처음으로 개발하였다. 어떤 자극을 몸에 가하거나 특정 약, 영양제, 음식, 화학 물질을 입에 넣었을 때 강한 근육이 약해지면 그 자극이나 약, 영양제, 음식, 화학 물질 등이 몸에 나쁜 영향을 주고, 반대로 약한 근육에 같은 자극을 주었을 때 근육이 강해지면 몸에 도움이 될 가능성이 높다는 것이었다. 그러한 검사법은 사람들에게 많이 알려진 오링 테스트와 비슷하다. 오링 테스트는 1970년대 초 오무라 요시아키 박사가 AK의학을 배워서 만든 것이다. AK의학에서는 환자의 몸 상태에 따라 다양한 근육을 검사하는데 각 부위별 근육은 인체의 장기와 연관되어 있다. 즉, 간의 기능이 떨어지면 큰가슴근 복장뼈 분지가 약해지고, 위장에 문제가 있으면 큰가슴근 빗장뼈 분지가, 쓸개(담낭)에 문제가 있으면 무릎 뒤에 있는 오금근(슬와근 膝窩筋)이 약해진다.

AK의학과 같은 자연 치료법을 이용하는 의료인들은 건강과 관련하여 3가지 요소 즉, 구조적인 면, 화학적인 면, 정신적인 면에 주목한다. 이 3요소는 서로 정삼각형의 한 면을 이루고 있으며, 어느 한 면이 약해지면 건강에 문제가 생긴다. 이 3요소를 정확히 평가하여 적절히 대처하면 전인적인 치료가 가능하다.

구조적인 면

정형외과와 재활의학과 의사들은 구조적인 문제에 중점을 둔다. 구조적인 문제란 무엇인가. 발목 염좌를 단순히 발목이 삐는 것으로만 보는 것이 아니라 척추의 이상으로 인하여 신경에 압박을 주거나 감각 수용체(sensory receptor)의 기능을 떨어뜨려 건강에 문제를 일으키는 것으로 보는 식이다.

척추의 구조적인 문제로 신경 활동이 둔해지면 그 신경과 관련된 내부 장기의 기능이 떨어지고, 내부 장기의 기능이 떨어지면 그 장기와 관련된 근육이 약해진다. 근육이 약해지면 그 근육이 받치고 있는 척추와 같은 인체 구조가 허물어지게 되고, 그러면 신경의 압박이 더 심해지는 악순환이 되풀이 된다. 이는 미국의 경제학자 R. 넉시가 주장한 '빈곤의 악순환'과 같은 원리로 악순환이 계속되면 건강은 점

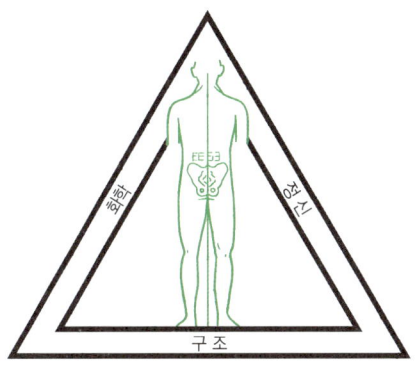

● **건강의 3요소** 구조적인 면, 화학적인 면, 정신적인 면의 상관관계

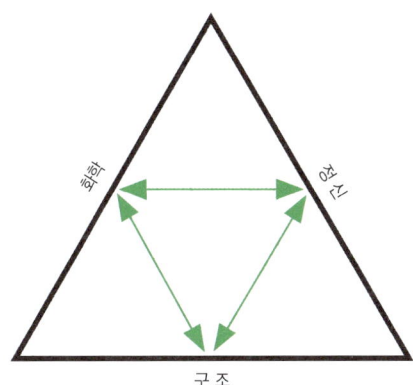

● **건강의 3가지 요소는 서로 영향을 준다** 구조적인 면은 화학적인 면과 정신적인 면에 영향을 주고, 화학적인 면은 구조적인 면과 정신적인 면에 영향을 주며, 정신적인 면은 구조적인 면과 화학적인 면에 영향을 준다.

점 더 나빠지게 된다.

화학적인 면

의사들이 처방하는 약이나 영양제는 건강의 3가지 요소 가운데 화학적인 면에 해당된다. 화학적인 문제는 여러 가지로 인체에 나쁜 영향을 준다. 최근 관심이 집중되고 있는 새집증후군에서 알 수 있듯이 새 집에서 나오는 화학 독성 물질은 인체에 해를 끼친다. 불행히도 독성 물질에 의한 나쁜 영향을 바로 알게 되는 경우는 드물다. 독성 물질은 자동차나 공장의 매연, 농약, 식품첨가물, 약, 음식 등을 통해 조금씩 우리 몸에 쌓이게 된다.

영양 결핍도 건강의 3가지 요소 가운데 화학적인 면에 속한다. 과거보다 경제적으로 더 풍요로워졌음에도 불구하고, 최근 들어 영양 결핍으로 인한 문제가 증가되고 있다. 그 이유는 백설탕이나 흰 밀가루 같은 정제된 식품, 조미료, 색소와 같은 식품 첨가물, 술, 담배, 커피 등에 의한 화학적 스트레스, 그리고 화학 비료의 사용으로 토양이 척박해지면서 농산물에 무기질과 같은 영양소가 결핍되는 것 등이 그 요인이다. 이런 경우에는 AK의학 검사를 통해 처방된 적절한 영양제를 복용하고, 독소가 있다면 해독 치료를 해야 한다. 그리고 평소에 화학적 스트레스를 주는 음식은 피하고, 신선한 유기농 야채, 과일, 생선, 잡곡, 발효 음식을 먹는 것이 좋다.

정신적인 면

정신적인 면이 건강에 영향을 미친다는 것은 누구나 아는 사실이다. 머리가 아프다가도 즐거운 일이 생기면 자신도 모르게 두통이 사라지게 되는 경우를 경험했을 것이다.

연구에 의하면 생리적인 문제가 여러 가지 정신적인 문제를 일으킬 수 있다고 한다. 예를 들어 저혈당증 때문에 우울증이 생길 수 있고, 아이들의 과다 행동 장애는 신경계의 부조화나 티라민, 아스파탐과 같은 식품 첨가물의 과다 섭취 때문에 생길 수 있다.

자세에 따라 감정에 변화가 생긴다는 것은 알렉산더의 연구에 의해 밝혀졌다. 신경계에 영향을 주는 감정의 문제는 AK의학적 방법으로 진단되고 치료될 수 있다.

건강의 3요소를 구성하는 정삼각형의 각 면은 서로 밀접하게 연관되어 있다. 예를 들어 구조적인 긴장이 지속되면 정서에 나쁜 영향을 미칠 수 있다. 그러면 좋은 음식을 먹어도 소화가 잘 안되므로 영양 결핍이 생기게 된다. 단백질, 비타민, 무기질이 적절히 흡수되지 않으면 근육이 약해지고, 이 약해진 근육은 구조적인 긴장을 더 유발하는 악순환이 반복된다.

현대 의학에는 두 가지의 문제가 있다.

첫째, 의료가 너무 전문화·세분화되어 있다는 점이다. 질병을 다루는 분야에 따라 전문 과목이 내과, 일반외과, 신경외과, 정형외과 등으로 나뉘어져 있고, 내과는 다시 심장내과, 내분비내과, 신장내과 등으로 세분된다. 이런 제도는 특정 질환을 치료하는 데는 바람직하지만 인체 전체를 보면서 치료하는 전인적인 치료가 어렵다. 특히 준임상적(subclinical) 문제나 기능적인 이상의 진단과 치료에는 적합하지 않아 질병의 근본적인 원인을 찾기가 어렵고, 치료 효과를 볼 수 없는 경우가 많다.

둘째, 건강의 3요소 중 2요소 이상에 문제가 있을 때, 그 1차적인 원인을 찾지 않는다는 점이다. 발바닥의 근막에 긴장이 지속되어 발뒤꿈치에 통증이 생기고 잘 걷지 못하는 발바닥 근막염(족저근막염 plantar fascitis)은 진통제나 근육 이완제 그리고 물리 치료만으로는 증상이 나아지지 않는다. 이 경우는 구조적으로 발바닥 근막이 긴장되어 있으므로 교정용 깔창을 받쳐 주고 물리 치료나 약물치료를 하게 되는데, 그 전에 먼저 1차적인 원인을 찾아야 한다. 발바닥의 안정성을 유지해 주는 근육은 장딴지 뒤에 있는 뒤정강근(tibialis posterior ; 장딴지 안쪽에서 시작하여 발바닥에 이르는 근육으로 발의 아치를 유지하는 중요한 근육)이라는 근육이다. 이 근육은 부신의 기능에 따라 영향을 받는다. 부신의 기능이 떨어지면 뒤정강근이 약해진다. 이 근육이 약해지면 발바닥의 오목한 아치를 형성하는 힘이 떨어지고, 발바닥 근막이 늘어나는 힘을 받게 되어 뒤꿈치가 아프게 되는 것이다.

부신의 기능에 영향을 미치는 요인들로는 정신적·화학적·육체적 스트레스 등이 있다. 예를 들어 발바닥 근막염이 있는 사람이 지속적으로 정신적인 스트레스를 받거나 술, 담배, 커피, 공해, 식품첨가물 등의 화학적인 스트레스에 노출되고, 잠을 못 자고 과로하면 부신의 기능이 떨어진다. 이것을 부신 스트레스 신드롬이라고 한다. 이런 상태가 되면 뼈와 뼈를 연결해 주는 인대가 약해지고, 부신과 관련된 뒤정강근, 발꿈치 힘줄 등이 약해져 발뒤꿈치의 근막이 과도하게 늘어나 통증이 생기게 된다. 이때 발에만 국소적인 치료를 하고 진통제를 처방하는 것은 근본적인 치료가 아니다. 이런 경우 정신적인 스트레스를 치료하고, 화학적인 스트레스를 줄이는 환경을 만들어주면서 해독을 시키는 것이 근본적인 치료이다. 단순히 발바닥의 문제로만 보는 것이 아니라 발바닥과 관련된 모든 사항을 파악하고 그 원인을 찾아내는 전인적 치료를 해야 하는 것이다.

가장 중요한 점은 근본적이면서도 잘 드러나지 않는 질병의 원인을 정확하게 찾아 치료해야 한다는 것이다. 그래야만 인체를 건강한 상태로 회복시킬 수 있다.

> 기 | 억 | 하 | 세 | 요
>
> **AK의학은 의학의 종합예술**
> AK의학은 건강의 이상에 대한 근본적인 문제점을 찾는 데 유용한 학문이다. 근육 반응을 통해, 인체의 모든 기능 이상과 질병의 진단 및 치료 그리고 예방에 이르기까지 모든 분야를 통합한 의학의 종합예술이라고 할 수 있다.

인체에 대한 접근 방식이 유사한 한의학과 AK의학

한방에서는 생명, 즉 에너지를 주는 힘을 기(氣)라고 한다. 이 힘은 경락(經絡)이라는 길을 따라 신체 구석구석을 주행한다. 사람의 몸 양쪽으로는 12경락이 있다. 에너지는 12경락을 통해 한 경락에서 다음 경락으로 연속적으로 전신을 돌다가 다시 원래의 경락으로 돌아온다.

각 경락은 인체 장기의 기능과 연관된다. 건강하려면 각 장기와 관련된 경락의 에너지가 정상이어야 한다. 경락의 에너지 수준, 즉 기가 실(實)한지 또는 허(虛)한지를 판단하여 혈위점(血位點)을 치료하고 침, 지압, 뜸, 전기 자극, 레이저 등으로 경락을 자극하거나 안정시킨다.

AK의학을 비롯한 서양의 자연 요법과 한의학 사이에는 많은 유사점이 있다. 첫째, AK의학으로 치료하는 의사는 주로 신경계를 통하여 장기와 분비선을 조절하는 데 관심을 가진다. 장기에 영향을 미치는 약을 환자에게 처방하기 보다는 장기가 왜 제대로 기능을 못하는지 그 근본적인 원인을 찾아서 해결하려고 한다. 이는 한의사들이 신체의 장부(臟腑)에 기의 균형을 유지시키려는 것과 비슷하다.

둘째, AK의학으로 치료하는 의사는 인체의 구조적인 균형을 유지시키고, 인체의 정상적인 기능을 방해하는 화학 물질을 배제한 오염되지 않은 식사와 영양에 관심을 가진다. 무엇을 어떻게 먹고 먹지 말아야 할 것인가에 대한 두 집단의 접근 방법도 비슷하다.

셋째, AK의학으로 치료하는 의사는 환자의 심리적·정신적인 상태를 평가하는 데 경락을 이용한다. AK의학을 공부한 미국의 유명한 심리치료사인 칼라한은 한방의 경혈점(經穴點)을 두드려서 정신적인 문제를 성공적으로 해결하고 있다. 그는 《Tapping the Healer Within》(우리나라에서는 《몸을 두드려서 마음을 치료하는 TFT 5분 요법》으로 번역되어 출간됨)에서 AK의학이 이용하는 경락의 응용을 도입한 치료법을 소개하였다.

AK의학의 대가인 미국의 슈미트 박사와 영국의 스미스 박사는 안면의 경혈점과 신경 전달 물질과의 상관관계를 규명했다. 더 나아가 잠재의식과 무의식의 문제를 근육 반사를 이용해 안면의 경혈점을 검사함으로써 정신과적인 복잡한 접근을 하지 않고도 정신적·정서적인 문제를 진단하고 치료하고 있다.

서양의 자연 요법 의사가 사용하는 방법 중 하나가 AK의학이다. AK의학은 근육의 힘의 변화를 평가하여 장기의 기능, 신경, 영양, 정서적인 상태 등 여러 요소들의 이상을 진단한다.

동양과 서양의 의학은 AK의학을 통해서 경락의 응용으로 만났다. AK의학적 방법으로 경락이 실한지 허한지 알 수 있다. 경락이 허하면 그 경락과 연관된 근육은 약해지고, 경락이 실하면 그 경락과 연관된 근육은 지나치게 긴장된다. 적절한 혈위점을 치료하면 즉시 에너지의 균형이 회복되고, 근육의 힘은 강해진다. 한의학에서는 침이나 뜸을 이용하지만 AK의학에서는 두드려 자극을 준다. 이러한 방법으로 경락의 불균형을 진단하고 치료한다.

많은 연구가 진행되면서 경락 체계와 실제 존재하는 에너지 형태가 과학적으로 검증되었지만, 아직 기에 대해 온전히 파악된 것은 아니다. 최근에는 기가 전기적 자극으로 변화할 수 있는 전자기적 성질을 갖는다는 연구 결과가 나왔다.

자연 건강 요법에 관심 있던 서양의사들은 흥미롭게도 서양에 경락이나 침술이 알려지기 오래 전부터 경락을 이용한 치료를 해왔다. 전통 침술에서는 척추를 따라 양측의 방광경에 14개의 배수혈(背兪穴:12경락에 1개씩, 임맥과 독맥에 각각 1개씩 있으므로 모두 14개의 배수혈이 있다)이 존재한다. 배수혈의 각 지점은 특정 경락과 연결되며, 에너지가 불균형한 경락을 찾을 때 한의사들은 이 혈 자리를 치료한다. 이런 지점은 경락을 잘 모르는 카이로프랙틱 의사가 척추의 미세한 삐뚤어짐을 도수 치료(수기 치료)하는 장소와 비슷하다. 예를 들면 폐경의 배수혈은 폐질환 시에 치료하는 척추와 비슷한 위치의 방광경락(배수혈)에 있다.

영양 치료도 경락의 에너지 균형에 영향을 미친다. 독이나 불충분한 영양의 원인을 제거하여 경락의 균형을 잡을 수도 있다.

경락 치료는 인체의 전체적인 에너지 패턴과 조절 기능을 평가하는 데 중요한 수단이 된다. AK의학을 비롯하여 자연 치료를 하는 서양 의사들은 한방과는 다른 다양한 방법으로 경락을 응용해서 치료에 이용하고 있다.

> 기 억 하 세 요
>
> ### 동서양 의학의 통합점 AK의학
>
> AK의학은 경락의 이상을 쉽게 진단할 수 있고, 경락을 통해 심리적인 상태와 신경 전달 물질의 과소를 평가하고 치료할 수 있다. 동양과 서양의 의학은 AK의학을 통해 경락의 응용 치료법으로 서로 만났다.

예를 들어 AK의학의 근육 검사를 이용하면 맥진을 통한 장부의 허와 실을 훨씬 명쾌하게 알 수 있다. AK의학을 하는 한의사들 중에는 맥진이 맞았는지 근육 검사를 통해서 검증할 수 있다고 한다. AK의학은 이처럼 동서양을 막론하여 통합적이고 전인적인 치료의 토양을 제공한다.

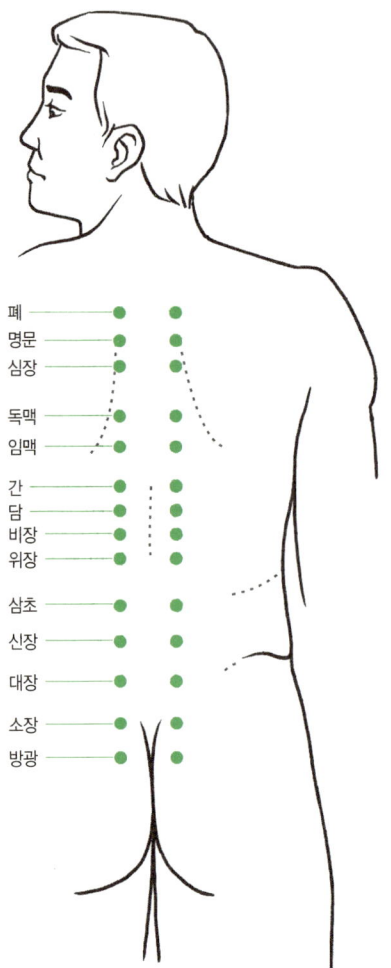

● **배수혈** 위에서부터 폐, 명문(命門), 심장, 독맥(督脈), 임맥(任脈), 간, 담, 비장, 위장, 삼초(三焦), 신장, 대장, 소장, 방광 경락과 관련이 있는 배수혈

누구든지 빨간색, 녹색, 파란색 중 한 색깔에 약하다

인체의 활동과 색깔에는 어떤 관계가 있을까. 사람마다 좋아하고 싫어하는 색깔이 있는데, 각 색깔은 제각기 다양한 의미를 갖는다. 빨강은 정열과 사랑의 의미를 담고 있다. 사랑하는 사람에게 바치는 빨간 장미꽃이나 투우사들이 흔드는 빨간 천이 여기에 속한다. 소는 움직이는 천에 흥분하고, 사람은 빨간색의 천에 흥분한다. 지역에 따라 악귀를 몰아내는 신통력이 있다고 여겨 빨간색을 신성시하기도 한다. 빨간 부적이나 동짓날 먹는 팥죽도 그와 관련이 있다.

빨간색, 녹색, 파란색의 셀로판을 각각 눈 위에 올려놓고 근육 검사를 해보면, 신기하게도 어느 한 색깔에 근육의 힘이 빠진다. 그 차이는 미미하지만, 근육 검사 훈련을 받은 의사들은 쉽게 알 수 있다. 왜 힘이 빠질까. 그 의미는 무엇일까.

먼저, 인간은 어떻게 색깔을 구분하는지 알아보자. 인간의 눈으로 볼 수 있는 색깔은 가시광선 380~775nm의 범위에 있다. 380nm 이하가 자외선이고, 775nm 이상이 적외선이다. 박쥐는 인간이 볼 수 있는 가시광선을 넘어 적외선까지 감지할 수 있다고 한다.

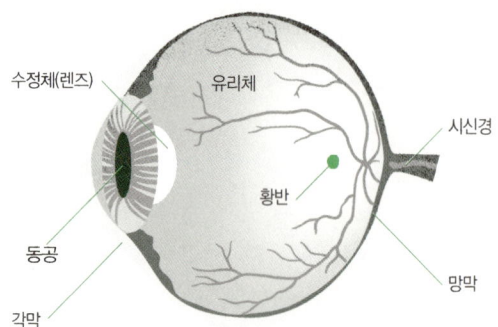

● **안구의 구조** 앞쪽에는 동공과 수정체가 있고, 망막에 시신경 세포가 있으며, 시신경으로 이어진다.

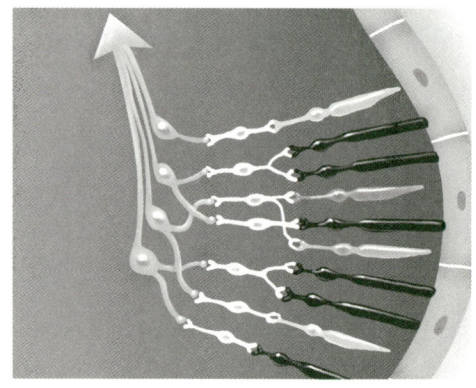

● **망막의 구조** 원뿔 세포는 색깔을 구분하는 시신경으로 원뿔 모양이며 빨간색, 녹색, 파란색의 세 가지로 구성되어 있고, 막대 모양의 막대 세포는 명암을 구분한다.

인간을 포함한 영장류는 색깔을 구분하는 시신경 세포인 원뿔 세포(cone cell, 원추세포)가 빨간색, 녹색, 파란색의 세 가지로 구성되어 있지만, 다른 동물들은 대부분 2개이다. 이것을 낮에만 활동하는 인간의 진화론적인 관점에서 설명하기도 한다.

특정 색깔의 파장이 눈의 수정체를 거쳐서 망막의 시신경 세포인 원뿔 세포를 자극하면 빨간색, 녹색, 파란색을 감지하는 세포들의 자극 정도에 따라 수백 가지의 다양한 색상을 구분하게 된다. 원뿔 세포를 자극하면 그 자극은 시신경을 따라 뇌로 들어가서 어떤 색깔인지 인식하게 되는 것이다.

AK의학자인 영국의 스미스 박사는 2003년에 색깔을 이용한 진단법에 관한 세미나를 개최했다. 그는 누구나 빨강, 녹색, 파랑 중 한 가지 색깔에 약하다고 주장한다. 눈의 망막에 있는 색깔을 구별하는 시신경 세포인 원뿔 세포는 빨간색, 녹색, 파란색을 느끼게 하는 세 가지가 있는데, 이 세 가지 세포 중 하나는 선천적으로 다른 두 가지에 비해 약하며, 이것을 이용해서 여러 가지 건강 문제를 예측할 수 있다는 것이다.

> **알아두면 좋은 것**
>
> **시 신경 세포는 하나가 아닌 2가지!**
> 시신경 세포 중 색깔을 감지하는 세포는 원뿔 세포이고, 명암을 감지하는 세포는 막대 세포(rod cell, 간상세포)다.

인간의 망막에는 약 600만 개의 원뿔 세포가 있는데, 619nm의 빨간색을 담당하는 세포가 64%, 550nm의 녹색을 담당하는 세포가 32%, 440nm의 파란색을 담당하는 세포가 2%를 차지한다. 파란색의 파장은 빨간색의 파장보다 짧기 때문에 뇌에 더 센 자극을 줄 수 있다. 따라서 시각 자극 치료를 할 때 강한 자극을 줄 때는 파란색을 사용하고, 약한 자극에는 빨간색을 이용한다. 어떤 사람이 세 가지 색깔 중 어느 한 색깔에 약한 것은 선천적인 것으로 평생 바뀌지 않으며 다음 세대에 유전된다.

특정 색깔에 약하다는 것은 어떤 의미가 있을까. 빨간색에 약한 사람들은 밀가루의 렉틴(lectin) 성분에 과민 반응을 일으키는 경우가 많아 빵을 먹으면 자주 탈이 난다. 또한 혈액 내의 호모시스테인(Homocysteine)이라는 아미노산의 양이 많아 심혈관계 질환이나 뇌혈관계 질환이 잘 생긴다.

파란색에 약한 사람은 우유의 유당 분해 효소가 없는 경우가 많으며, 암이 발생할 가능성이 높다. 녹색에 약한 사람은 파란색과 빨간색의 중간으로 이런 문제가 적은 편이다.

빨간색에 약한 사람은 알루미늄 중독이 잘 되고, 녹색에 약한 사람은 니켈 중독이 잘 되며, 파란색에 약한 사람은 수은 중독이 잘 된다. 파란 색에 약한 사람이 충치 때문에 아말감 치료를 받으면 수은 중독 증상이 생길 가능성이 있다. 검은색에 약한 사람은 병균에 잘 감염되고, 몸에 독소가 많으며, 정신적 스트레스가 많은 편이다.

이와 같이 색깔에 대한 인체의 반응을 이용하면 실생활에서도 유용하게 적용할 수 있다. 예를 들어 선글라스를 고를 때 자신에게 약한 색깔의 보색 선글라스를 선택하는 것이 좋다. 빨간색의 보색은 남색이고, 파란색의 보색은 연녹색이며, 녹색의 보색은 파란색이다.

학습 장애가 있는 아이들에게 약한 색깔의 보색으로 된 셀로판을 책 위에 얹어 글을 읽게 하면 학습 장애가 호전된다고 한다. 뇌에 좀 더 좋은 자극이 가기 때문이다. 이와 같이 색깔을 이용한 근육의 진단을 통해서도 유용한 건강 정보를 얻을 수 있다. 뇌에 좋은 파장이 미칠 수 있는 색깔을 선택하여 주변 환경을 바꾸면 뇌신경 활동에 도움이 된다.

> 기 억 하 세 요
>
> **망막의 원뿔 세포는 빨간색, 녹색, 파란색**
>
> 색깔을 구분하는 망막의 원뿔 세포는 빨간색, 녹색, 파란색 세 가지이다. 이 세 가지 색깔 중 누구나 선천적으로 약한 색이 있다. 자신에게 약한 색의 선글라스를 쓰거나 주변을 장식하면 뇌의 기능을 떨어뜨린다. 약한 색의 보색 셀로판을 책 위에 얹고 글을 읽으면 학습 장애가 호전될 수 있다.

AK의학을 이용한
새로운 경락 마사지

AK치료를 하면서 환자들에게 경락 마사지를 적용하면 효과적이다.

AK의 창시자 굿하트 박사는 경락의 주행 방향으로 피부를 문지르면 근육이 강해지고, 경락의 주행 방향과 반대로 문지르면 강했던 근육이 약해지는 것을 관찰했다. 또한 경락의 주행 부위에 납을 놓으면 그 경락과 관련된 근육이 약해지는 것을 보고 경락이 전자기적인 성질을 띠고 있다고 가정했다.

환자들에게 경락의 주행 방향을 따라 의식을 이동시켜서 근육 검사를 한 결과, 특정 경락이 약한 사람에게 경락의 주행 방향으로 의식을 이동시키면 약한 근육이 강해지고, 경락의 주행 방향과 반대 방향으로 의식을 이동시키면 강한 근육이 약해졌다.

경락 마사지를 하기 전에는 먼저 경락의 불균형이 있는지 검사를 해보는 것이 좋다. 만일 허증(虛症)이나 실증(實症)과 같이 경락의 불균형이 있다면, 불균형을 먼저 교정한 후에 경락 마사지를 하는 것이 효과적이다. 허증이나 실증을 교정하는 방향으로 먼저 경락 마사지를 하고 나서 전신의 12경과 임맥(任脈 ; 아랫입술에서 복부의 중앙을 거쳐 회음에 이르는 경락으로 내장의 기능, 감정뇌와 관련이 있다)과 독맥(督脈 ; 회음부에서 시작하여 척추의 중심을 따라 올라가 머리의 중심을 거쳐 입술 바로 위까지 이르는 경락으로 신경계의 작용과 관련이 있다) 경락 마사지를 한다.

경락의 주행을 따라 마사지하는 방법은 다음과 같다. 먼저 독맥은 회음부(會陰部)에서 시작하여 골반의 중앙을 거쳐서 척추의 중심을

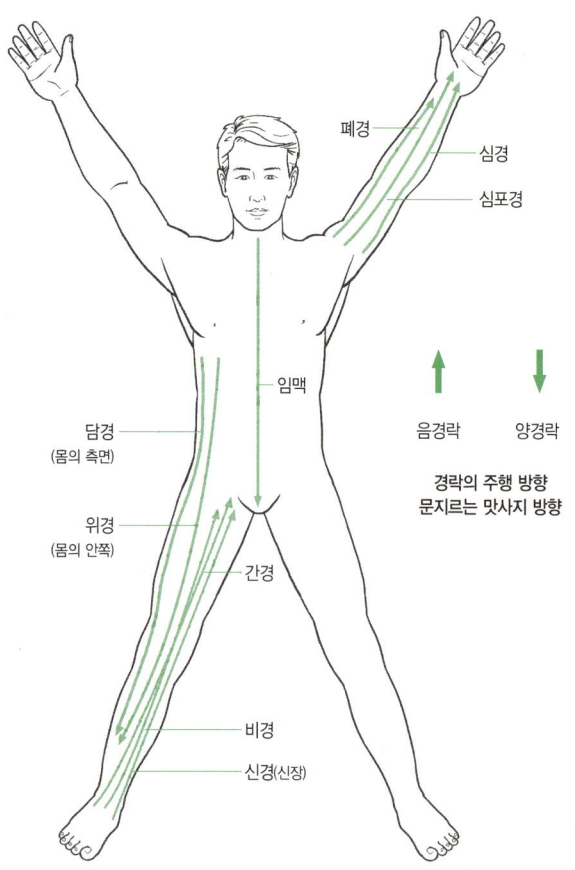

● **경락 마사지 몸의 앞쪽** 일어서서 양 팔을 올린 자세에서 다리의 안쪽과 복부, 팔의 앞쪽은 아래에서 위로 문지른다(음 경락 ; 땅에서 하늘로 향한다). 몸의 측면은 양 경락이 흐르므로 위에서 아래로 문지른다. 몸의 중심부는 임맥으로 위에서 아래로 문지른다.

따라 머리 쪽으로 문지른다. 머리의 중심을 거쳐 윗입술에서 끝난다. 임맥은 아랫입술에서 시작하여 복부의 중심을 따라 내려와서 회음부에서 끝난다. 원래 임맥의 주행은 회음부에서 시작하여 입술로 향하지만, 임맥만 이 방향과 반대로 문지른다. 유일하게 경락의 원래 방향과 반대 방향으로 문지르는 것이다. 근육 검사로 임맥의 정확한 주행 방향이 확인되었으며, 국선도의 임독맥 기 회전도 이와 같다.

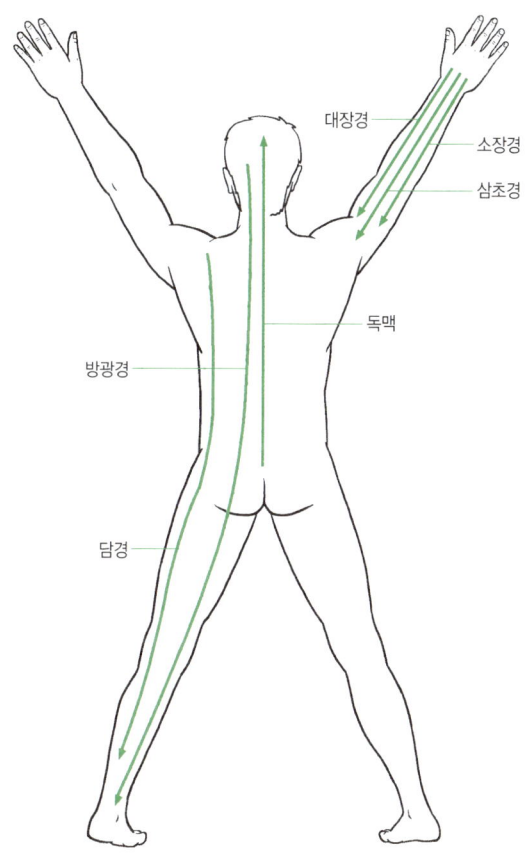

● **경락 마사지 몸의 뒤쪽** 몸의 중심부는 독맥으로 아래에서 위로 문지른다. 나머지는 모두 양 경락이 흐르므로 위에서 아래로 문지른다.

방광경(膀胱經)은 눈에서 머리 위를 거쳐 척추의 양 옆을 지나 골반, 대퇴, 하퇴를 거쳐 5번째 발가락으로 진행된다. 다리의 안쪽은 간경(肝經), 비경(脾經), 신경(腎經) 등의 음 경락이므로 발에서 사타구니 쪽으로 문지르고, 다리의 바깥쪽과 뒤쪽은 위경(胃經), 담경(膽經), 방광경 등의 양 경락이므로 위에서 아래로 문지른다.

이렇게 경락의 주행 방향으로 문지르면 몸 전체의 기 흐름이 원활해지고 몸이 가벼워진다. 특히 침대에 오래 누워 있는 환자들이나 신경 조직 계통의 기능이 떨어진 사람들에게 도움이 된다. 냉수마찰을 할 때도 경락의 주행 방향으로 문지르면 더 좋은 효과를 얻을 수 있다.

일어서서 양 팔을 올린 자세에서 살펴보면 12경락과 임맥, 독맥의 주행 방향은 다음과 같다(48, 49 페이지 그림 참조). 팔의 안쪽에는 폐경(肺經), 심포경(心包經), 심경(心經) 등 음 경락 3개가 있고, 팔의 바깥쪽에는 대장경(大腸經), 삼초경(三焦經), 소장경 등 양경락 3개가 있다. 이들 각 경락의 주행에 상관없이 전체적으로 방향을 따라 문지르면 각각 3개의 경락의 활동이 증가된다.

다리에는 안쪽에 간경, 비경, 신경 등 3개의 음 경락이 흐르므로 발에서 안쪽 방향으로 사타구니로 향해서 문지른다. 다리의 전외측과 뒤쪽은 위경, 담경, 방광경이 흐르므로 위에서 아래로 문지른다. 몸의 중심부는 회음부에서 척추를 돌아서 입으로 향하는 독맥 방향으로, 그리고 입에서 복부를 거쳐서 회음부로 내려오는 임맥을 문지른다. 몸통은 음 경락과 양 경락이 섞이기 때문에 복잡하다. 등과 몸통의 측면은 양 경락이므로 위에서 아래로 문지른다. 그리고 복부의 중심은 임맥이므로 위에서 아래로, 그리고 복부에서 임맥을 제외한 부분은 대부분 음 경락이므로 아래에서 위로 문지른다.

이렇게 경락의 주행 방향으로 문지르면 몸 전체의 기혈 유통이 잘 되며 몸이 가벼워진다. 특히 침대에서 장기간 누워 있는 환자들이나 뇌신경 기능이 떨어진 사람들에게 도움이 된다. 냉수마찰을 하는 사람들은 이 경락의 주행 방향을 잘 이해하여 그에 맞게 문지르면 더 좋은 효과를 거둘 수 있을 것이다. 이제부터는 마사지를 할 때 경락의 주행 방향으로 하자.

우리 몸의 자연 치유력을 이용하는 7가지 방법

"의사는 환자를 치료하는 것이 아니라 치료가 잘 되도록 도와주는 것이다."

이 말은 유명한 외과학 교재의 첫 장에 있는 말이다. 의사는 넘어져서 팔뼈가 부러진 환자에게 뼈가 붙을 수 있도록 부러진 부위를 정확하게 맞추어 깁스를 해준다. 그러면 부러진 부위에서 뼈를 형성하는 세포가 생겨 뼈가 붙게 된다. 즉 의사는 정확한 위치에 뼈가 붙도록 도와주는 것일 뿐, 실제로 뼈가 붙게 하는 것은 우리 몸이 가지고 있는 자연 치유력이다. 대부분의 사람들은 약이나 수술로 병이 낫는다고 생각하지만, 사실은 병을 낫게 하고 건강을 회복시키는 것은 우리 몸의 자연 치유력이 가장 중요한 역할을 하는 것이다.

감기에 자주 걸리는 사람도 몸 관리를 잘 하면 약 없이도 감기를 이길 수 있다. 그러나 사람들은 대부분 날씨나 기온 등 외부 환경 때문에 감기에 걸리고 약을 먹어야 낫는다고 생각한다. 술과 담배를 끊고, 좋은 음식을 먹고, 규칙적인 운동을 하고, 충분히 수면을 취하면 면역이 생겨 쉽게 감기에 걸리지 않는다.

정통 의학은 인체의 구조와 병리학에 근거를 두고 발전했다. 따라서 몸의 균을 죽이기 위해 항생제가 개발되었고, 병이 있는 부위를 제거하는 수술이 발전되어 왔다. 반면에 AK의학은 인체를 중심으로 몸이 균을 이길 수 있게 저항력을 기르고, 병이 생기기 전에 기능적인 이상이 생길 때부터 그 기능을 최적의 상태로 회복시키는 것을 목표로 한다. 인체의 자연 치유력이 충분히 힘을 발휘할 수 있도록 하는 것이다. 그렇다면 자연 치유력을 높이기 위해서는 어떻게 해야 할까.

정신적으로 편안한 상태를 유지한다

정신적인 스트레스가 오래 지속되면 우리 몸의 면역력이 떨어진다. 면역을 담당하는 최전방의 신체 기관은 부신이라는 내분비선이다. 부신은 스트레스를 이기게 하는 기관이지만 장기적으로 스트레스를 받으면 부신이 지쳐서 기능이 떨어지고, 기능이 떨어지면 면역력이 약해져서 몸에 피로 증상이 나타나고, 알레르기와 같은 면역 질환이 생기게 된다.

무한 경쟁 시대에 살고 있는 현대인들은 어떤 형태로든 정신적인 스트레스를 받고 있다. 따라서 스트레스를 적절하게 해소하는 것이 무엇보다 중요하다. 비교적 간단한 방법을 한 가지 소개하면 스트레스를 받을 때 지금까지 살아오면서 감사하게 생각했던 기억들을 떠올린다. 감사의 기억으로 스트레스를 둘러싼 다음 그것을 머리에서 몸으로 다리를 거쳐서 발바닥으로 그리고 몸 밖으로 흘러가게 한다.

알아두면 좋은 것

부신이란?

좌우의 콩팥 위에 있는 내분비샘. 겉질(피질)과 속질(수질)로 나뉘어 있다. 겉질에서는 부신 겉질 호르몬을 분비하고 속질에서는 부신 속질 호르몬을 분비한다. 부신 겉질 호르몬의 대표적인 것은 코르티졸이며 부신 속질 호르몬은 아드레날린이다.

그 다음 감사한 기억을 머릿속에 다시 떠올려서 온몸에 충만하게 한다. 이렇게 하루에 20회 정도 하면 마음이 편해지고 정신적인 스트레스로 인해서 나빠진 건강을 회복할 수 있다.

좋은 음식을 먹고 나쁜 음식은 삼간다

굿하트 박사는 "신이 만든 것은 어떤 것이든 먹어도 되고, 인간이 만든 것은 항상 조심해야 한다"고 말한다. 소시지보다는 스테이크를, 오렌지 주스보다는 오렌지를 먹는 것이 좋다. 백설탕, 조미료, 인스턴트 커피, 트랜스 지방, 포화 지방산, 산패된 식용유, 콜라, 술, 초콜릿, 튀기거나 인공 버터가 함유된 과자, 당분이 많은 과자, 트랜스 지방이 들어있는 빵, 튀김, 여러 가지 패스트푸드와 정크 푸드(junk food)는 먹지 않는다. 식용유보다는 올리브유가 좋고, 마가린보다는 버터가 좋다. 술과 담배도 인체에 해롭다. 신선한 야채, 생선, 발효 음식을 많이 먹는 것이 좋다.

규칙적인 운동을 한다

규칙적인 운동을 하루에 1시간 정도, 1주일에 5회 한다. 운동은 심폐 기능을 좋게 하고 근력을 길러 주며 관절의 유연성을 키워 준다. 또한 근육과 관절에 있는 감각 수용체의 활동을 증가시켜 뇌에 적절한 자극을 주어 건강한 뇌의 활동에 도움을 줌으로써 머리를 맑게 해 준다. 지치지 않는 활력을 유지하려면 반드시 운동을 해야 한다.

잠을 충분히 잔다

우리 몸은 잠을 통해서 휴식을 취하고 재충전을 한다. 잠을 조절하는 중추로서 인체의 시계(biological clock) 작용을 하는 솔방울샘(송과선 松果腺)은 뇌의 중심부에 있다. 솔방울샘에 이상이 있어 잠을 못

자는 환자들을 검사해 보면 인체의 여러 곳에 기능적인 이상이 있음을 알 수 있다. 내분비선의 이상, 소화기의 이상, 기억력의 감퇴, 통증의 증가, 면역의 약화 등 많은 기능 이상과 그에 따른 증상을 보인다. 따라서 규칙적으로 충분히 잠을 자야 인체의 자연 치유력을 유지할 수 있다.

척추의 기능적인 이상을 교정한다

척추의 미세한 이상을 주로 치료하는 학문을 카이로프랙틱이라고 한다. 우리나라에서는 아직 잘 알려지지 않았지만 미국이나 유럽에서는 많은 의사들이 이 치료법으로 환자를 치료한다. 미국에서는 교통사고가 나면 정형외과나 신경외과보다는 카이로프랙틱 의사의 진료를 받는 경우가 더 많다. 물론 자동차 보험이나 의료 보험도 적용된다.

척추에 미세한 이상이 있으면 척추에서 뇌를 포함한 중추 신경으로 전달되는 신경의 흐름이 나빠지고 점차 뇌의 활동도 떨어지게 된다. 뇌는 자율 신경을 조절하기 때문에 뇌의 활동이 떨어지면 자율 신경의 활동도 저하되어 인체의 자연 치유력도 감소한다. 뇌 손상이 심한 사람들이 침대에 한 자세로 누워 있으면 욕창이 더 잘 생기는 것도 이 같은 이유 때문이다.

자율 신경은 에너지를 쓰는 교감 신경과 에너지를 흡수, 저장하는 부교감 신경으로 나뉜다. 이 중에서 교감 신경은 흉추의 추간공(椎間孔, intervertebral foramen)을 통해 나오고, 부교감 신경의 일부는 골반의 엉치뼈(천골 薦骨, sacrum) 구멍을 통해서 내장으로 나온다. 따라서 척추나 골반의 미세한 이상은 이들 자율 신경의 흐름을 방해하여 내장의 기능까지 떨어뜨리게 된다. 간, 위, 장, 부신, 비장, 폐, 심장 등에 가는 자율 신경의 흐름이 떨어지면 자연히 인체의 자연 치유력이 감소된다.

다리와 발이 저린 증상을 호소하는 70세 여자 환자의 경우, 척추나 골반의 미세한 이상이 여러 곳에서 발견되었다. 이 환자는 간에 양성 종양이 있어서 1년에 한두 번씩 색전술(塞栓術 ; 대퇴동맥을 통해 관을 넣은 다음, 환부의 종양에 혈액을 공급하는 동맥에 특정 물질을 넣어 그 동맥을 막는 시술)을 받고 있는데, 이 시술을 받고 나면 한 달 동안 몸이 약해져 바깥출입을 할 수 없었다. 그러나 척추의 미세한 이상을 치료받은 후에는 색전술 치료를 받은 뒤 며칠 안에 일상생활을 할 수 있을 만큼 빨리 회복되었다. 이처럼 척추의 미세한 이상을 치료하는 것은 기능적인 이상을 치료하는 것일 뿐만 아니라 자연 치유력을 높이는 좋은 방법이기도 하다.

호흡을 통해서 기를 충전한다

심장이 뛰고 숨을 쉬며, 물과 음식을 먹고 배설하는 것은 생명을 유지하기 위한 필수 조건이다. 그러므로 병원 응급실에서는 심장과 폐의 이상을 가장 위급한 상황으로 치며 심장과 폐에 문제가 생기면 응급 치료로서 즉시 심폐 소생술을 실시한다.

건강하고 활기찬 삶을 위해서는 평소 호흡을 잘 살필 필요가 있다. 건강한 사람은 일분에 12~14회 숨을 쉰다. 건강이 나쁜 사람일수록 숨을 얕고 빠르게 쉰다. 심장과 폐에 특별한 질병이 없는 사람이 1분에 20회 이상 숨을 쉰다면 횡격막(橫膈膜, 가로막, diaphragm)이나 뇌의 기능적인 이상을 의심해야 하고 적절한 호흡 운동을 하는 것이 좋다.

호흡에 대한 신경학적인 경로를 살펴보자. 호흡은 들이 마시는 흡기(吸氣)와 내쉬는 호기(呼氣)로 나뉜다. 호흡 중추는 다리뇌(교뇌 橋腦, pons)와 연수(延髓)에 있다. 혈중 이산화탄소의 분압이 높아지면 흡기 중추가 작용하여 횡격막이 긴장되고 아래로 내려가 가슴 안이 음압(陰壓)이 되어 숨을 들이마시게 된다. 숨을 충분히 들이 마시면 호기 중추가 작용하여 복근이 긴장하고 횡격막이 이완되어 숨을 내쉬게 된다. 뇌의 기능이 떨어지면 뇌에서는 더 많은 산소를 필요로 하기 때문에 다리뇌의 흡기 중추를 자극하여 호흡이 빨라진다. 호흡이 빠르면 횡격막이 아래위로 수축 이완을 할 시간이 모자라 산소와 이산화탄소의 교환율이 오히려 떨어지는 악순환이 되풀이 된다. 따라서 평소의 적절한 호흡 운동으로 호흡 중추를 재활하는 훈련을 해야 뇌의 기능이 좋게 유지된다.

호흡은 산소를 들이마시고 이산화탄소를 내뱉는 것이 필수지만 그 외에도 매우 중요한 기능이 있다. 바로 기에 영향을 준다는 점이다. 호흡에 이상이 있는 사람들을 검사해 보면 대부분 기가 약하다.

기란 무엇인가. 기는 경락의 흐름이라고 할 수 있다. 굿하트 박사는 기가 전자기적인 성질이 있다고 하였다. 그는 경혈을 자극하거나 경혈에 침을 놓을 때, 그 경락에 납을 놓으면 경혈의 자극으로 인한 효과가 없어지는 것을 관찰하고 기의 흐름은 전자기적인 성격을 띤다고 추정했다. 횡격막에 기능적인 이상이 있는 환자의 입술 위에 납판을 놓으면 근육이 약해지는 것을 관찰할 수 있다. 납판으로 인해 임맥과 독맥의 흐름이 끊어지기 때문이다. 이때 독맥의 시작인 꼬리뼈에서부터 척추, 머리의 중심부, 입술을 거쳐서 가슴과 복부의 중심을 따라 배꼽으로 그리고 회음부까지 내려오게 하는 임독맥 기 회전을 몇 번 반복한 후에, 다시 납판을 입술 위에 놓고 근육 검사를 하면 처음에 약해졌던 근육이 다시 강해지는 것을 발견할 수 있다. 이것은 호흡이 임맥과 독맥의 기 흐름과 관련 있다는 것을 의미한다. 호흡을 잘 하면 임독맥을 통한 기의 흐름이 강해지고 몸이 건강해진다. 또 임독맥을 통한 기 회전을 적절히 하면 역시 호흡이 좋아진다.

호흡은 어떻게 해야 하나. 숨을 항문이나 회음 쪽으로 들이마시는

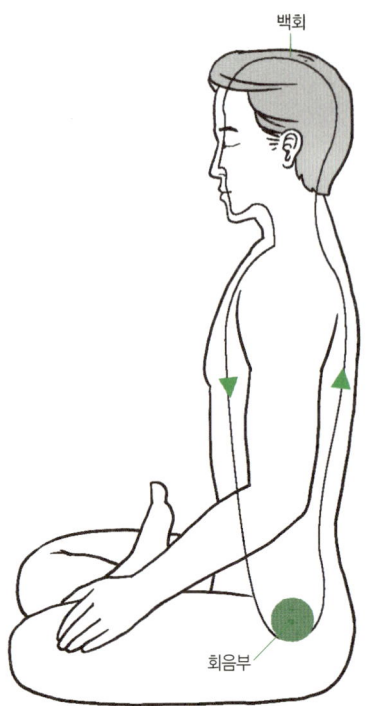

- **독맥** 꼬리뼈에서 시작하여 척추의 중심을 따라 올라가는 경락으로 머리의 중심을 통과해서 윗입술에서 끝난다. 신경계의 활동과 관련 있는 경락이다.
- **임맥** 회음부에서 시작하여 복부의 중심을 따라 올라와 아랫입술에서 끝난다. 내장의 활동과 관련 있는 경락이다.

 복식 호흡을 하고, 배꼽 아래가 불룩 나오도록 호흡을 한다. 폐나 심장에 이상이 없는 사람은 먼저 5초간 들이쉬고, 그 다음 5초간 내쉬는 호흡을 한다. 호흡을 하면서 의식은 단전에 둔다. 단전이란 배꼽·회음·항문·배꼽의 맞은편, 이 네 지점이 연결되는 곳의 중간이다.
 왜 의식을 단전에 두면 기가 좋아질까. 전자기장에 약한 사람은 간단한 안마기 같은 것을 코 가까이 가져가도 강한 근육이 약해진다. 안마기에서 전자기장이 나오기 때문이다. 이렇게 전자기장에 약한 사람도 의식을 단전에 두면, 전자기장이 나오는 기구를 윗입술 가까이 갖다 대어도 강한 근육이 약해지지 않는다. 전통적인 기 수련법에서는 의식의 흐름이 바로 기의 흐름이라고 설명한다. AK의학에서는 근육 검사를 통해서 이것을 증명했으며, 이로써 의식의 흐름과 기의 흐름과의 관계가 명쾌하게 정립되었다.

의식을 단전에 두고 숨을 회음 쪽으로 깊이 들이마시면 기가 세지고 건강해진다. 명상을 할 때 의식을 단전에 두는 것도 좋은 방법이다.

단전호흡, 명상, 스트레칭을 한다

웰빙 붐이 일어난 요즈음 많은 사람들이 단전호흡, 요가, 명상, 필라테스(pilates), 태극권, {단월드(Dahn World)} 등에 관심을 가지고 있다. 호흡, 명상, 스트레칭은 확실히 인체에 긍정적인 영향을 미친다. 국선도는 단전호흡으로 잘 알려져 있다. 국선도는 한국 고유의 전통 심신 수련법으로 스트레칭, 단전호흡, 기 회전, 명상, 외공법으로 이루어져 있다. 요가·단월드와 비슷한 면도 많고, 스트레칭을 하는 동작은 필라테스와 유사하며, 태극권과 유사한 동작도 많다.

호흡은 에너지를 만드는 과정에서 생긴 이산화탄소를 배출하고 연료를 산화시켜 에너지를 만들도록 산소를 공급하는 것이다. 단전호흡은 기본적인 호흡 기능을 좋게 하여 뇌에 충분한 산소를 공급하는 것뿐만 아니라 기를 충전하고 회전시키며 단전에 의식을 집중하여 명상의 효과를 극대화한다.

단전호흡 초보자는 먼저 의식을 단전에 집중하면서 5초 들이쉬고 5초 내뱉는 방법으로 호흡을 한다. 심폐 기능과 뇌에 이상이 있는 사람은 호흡 시간을 좀더 짧게 한다. 평상 시 호흡을 1분에 20회 이상 하던 사람도 이 호흡법으로 숨을 쉬면 1분에 6회 호흡을 하는 것이 된다. 그러면 이러한 호흡이 인체에는 어떤 효과가 있을까. 신경학적인 관점에서 살펴보면 호흡의 횟수는 다리뇌와 연수에 있는 호흡 중추에서 조절을 하는데, 단전호흡을 계속하게 되면 호흡의 횟수가 느려지고 호흡이 깊어진다. 산소를 공급하는 공장의 생산력이 증가되는 효과가 있는 것이다. 이것을 호흡 중추의 재활 훈련이라고 한다.

호흡 중추는 혈액 속의 이산화탄소 양이 많아지면 호흡을 빠르게 하고, 그 양이 적어지면 천천히 하도록 조절하는데, 대뇌에 의해서도 조절된다. 대뇌는 기능이 떨어지면 산소를 많이 확보하기 위해 호흡을 빨리 하도록 호흡 중추에 명령한다. 호흡을 빨리 하면 호흡의 깊이가 얕아져 피 속의 산소량이 감소되므로, 더 빨리 호흡하라고 뇌가 명령하는 악순환이 되풀이 된다. 카이로프랙틱 신경학 의사인 캐릭 박사의 주장에 의하면 이런 악순환의 고리를 끊는 것이 바로 호흡법, 즉 호흡 중추의 재활 훈련이다.

또한 스트레칭을 하면 관절과 근육의 감각 수용체에서 뇌로 적절한 자극이 많이 가고, 호흡을 통해서 충분한 산소가 공급되며 뇌의 기능이 좋아지고 머리가 맑아지는 것도 이런 원리이다.

단전호흡은 글자 그대로 단전에 의식을 집중시키고 단전으로 충분히 공기를 들이마시는 것이다. 왜 단전에 의식을 집중하는가. 단전은 기해(氣海 ; 기가 모여 있는 바다)라고 하여 우리 몸에서 기가 가장 많이 충전된 곳이다. 전자기장에 약한 사람에게 단전에 의식을 집중하게 한 후 근육 검사를 하면 약했던 근육이 강해진다. 우리 선조들의 오랜 경험에 의해 전해내려 오던 호흡법이 AK의학에 의해 과학적인 방법으로 증명된 것이다.

명상을 할 때 의식을 단전에 두면 기가 충전되고 뇌의 기능이 좋아진다. 정보의 홍수 속에서 사는 현대인들은 생각이 복잡하고, 무한 경쟁으로 인해 정신적인 스트레스가 많다. 따라서 하루에 몇 분이라도 명상을 통해 정신적인 안정을 취하고, 자기 내면의 세계를 관찰하는 것이 필요하다. 편한 자세로 눈을 감고, 의식을 단전에 붙들고 숨을 깊이 들이쉬고 내쉬는 것을 반복하면 마음이 편안해지고 정신이 맑아진다.

기의 회전은 우리 몸의 특정 부위를 따라 의식을 이동시키는 것을 말한다. 의식이 가는 곳에 기가 간다. 우리는 몸의 어떤 부위가 아프면 그 아픈 부위를 계속 의식하게 된다. 그러면 그쪽으로 기가 쏠리게 되어 아픈 부위를 낫게 하려는 자연 치유력이 증가하게 된다.

단전호흡에서는 회음부에서 시작해서 항문을 지나 허리띠 매는 부위에서 배꼽으로 이동하여 아래로 내려와 회음부로 되돌아가는 기 회전을 하여 기를 축적시킨다. 단전에 기를 축적하는 기 회전을 하고 나서 일정 기간이 지나면 임맥과 독맥으로 기 회전을 하고, 12경락을 따라 기 회전을 한다. 단전에 축적된 기를 경락을 따라 인체의 여러

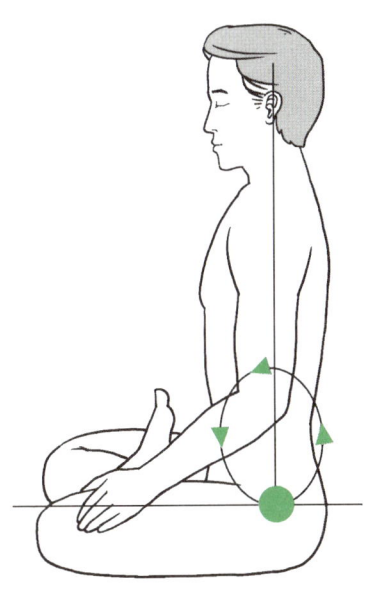

● 올바른 호흡 자세(좋은 자세)

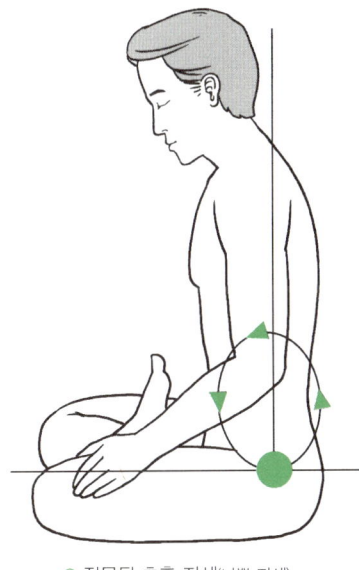

● 잘못된 호흡 자세(나쁜 자세)

곳에 보내 우리 몸을 건강하고 활력이 넘치게 하는 것이다.

단전호흡은 전문가의 지도를 받는 것이 좋다. 호흡이나 기 수련을 잘못하여 몸을 망치는 사람들을 흔히 볼 수 있다. 48세의 한 남성 환자는 3년 전부터 항상 피곤하고 두통이 심하며, 피부에 다발성 염증이 생기고 몸 전체가 아프고 의욕이 없어졌다. 회사도 그만두고 여러 곳에서 치료를 받았지만 호전되지 않았다고 한다. 병력을 물어보던 중에 단전호흡을 했다는 사실을 알게 되었다. 알고 보니 그의 증상은 단전호흡을 할 때 구부정하게 나쁜 자세로 몇 시간씩 앉아 있어서 생긴 것들이었다. 가부좌나 반가부좌를 할 때는 두정부의 중심인 백회(百會)와 회음부를 연결한 선이 지면과 수직선을 이루어야 하고 척추를 반듯하게 유지해야 한다.

잘못된 자세로 호흡을 하면 산소 공급이 충분히 되지 않을 뿐 아니라 척추의 관절과 근육의 감각 수용체에서 뇌로 가는 신경의 흐름이 저하되어 뇌의 기능이 떨어진다. 기 회전을 거꾸로 하는 경우에도 부작용이 나타날 수 있다. 회음부에서 앞쪽으로 단전에서 기 회전을 하고 나서 임독맥 그리고 12경락을 따라 기 회전을 한다.

그 환자의 경우 검사 결과 혀에 노란 백태가 끼어 있었고, 안색이 누렇고, 간의 효소치가 약간 높아 간의 해독 기능에 문제가 있음을 알 수 있었다. 호흡 회수도 1분에 28회 이상이었고, 호흡이 얕았다. 좌뇌의 기능적인 이상으로 두통, 어지러움, 기억력 감퇴 등의 증상을 호소했다. 척추는 여러 곳에 미세한 이상이 있었고, 늑골도 삐뚤어져 있었다.

먼저 간을 해독시키고, 정확한 호흡법을 가르쳐줬다. 좌뇌를 자극하고 순환이 좋아지게 하는 치료를 하고, 삐뚤어진 척추와 늑골을 수기 치료로 교정했다. 그러자 점차 여러 증상들이 좋아졌고, 한 달쯤 후에는 거의 정상으로 회복되었다.

단전호흡이나 기 수련은 장기적으로 인체에 큰 영향을 주기 때문에 전문가의 지도를 받는 것이 중요하다. 지속적으로 수련을 하면 심신의 건강을 최적의 상태로 유지하는 데 이보다 더 좋을 수가 없다.

스트레칭은 몸의 관절을 이완시킨다. 일반 사람들은 평소 생활하면서 사용하는 몸의 관절이 매우 한정되어 있다. 20분 정도 스트레칭을 하여 모든 관절이 충분히 이완되도록 해야 한다. 단전호흡을 오래 하면 70세 이상의 고령이 된 후에도 양다리를 180도 가까이 벌린 채 가슴이 바닥에 닿을 정도로 몸이 유연해질 수 있다.

관절의 유연성과 건강과의 관계를 살펴보자. 관절이 유연하면 관절 주위의 근육도 유연하고 강해지며, 관절 쪽 혈액 순환이 좋아져 관절염에 걸릴 확률이 적다. 또한 척추를 비롯하여 관절의 운동 범위가 넓어지면 관절과 주위 근육에 많이 있는 감각 수용체의 활동이 증가되어 뇌의 자극이 많아지고, 척추나 골반의 운동 범위가 증가하면 횡격막의 활동 범위가 넓어져 호흡이 좋아진다. 뇌의 활동에 필요한 것은 크게 두 가지, 즉 적절한 자극과 산소이다. 스트레칭을 하면 뇌에 적절한 자극을 주고 산소 공급이 잘되어 뇌를 건강하게 유지해 준다.

그러나 스트레칭이 모든 사람에게 좋은 것은 아니다. 부신 스트레스 신드롬이나 부신 기능이 떨어지는 사람(100페이지 참조)은 인대가 약해져 있기 때문에 스트레칭을 하면 관절에 무리가 오거나 허리, 목의 통증이 생길 수 있다. 따라서 부신 기능의 이상을 먼저 해결해야 한다. 보통 사람들도 무리해서 스트레칭을 하는 것은 좋지 않다. 요가나 국선도 도장에서 스트레칭을 한 후 허리나 목의 통증, 디스크로 고생하는 사람들이 있는데, 단시간에 너무 과도한 스트레칭을 했기 때문이다.

일상생활에서 사용하는 관절의 운동 범위를 넘어서는 스트레칭은 수개월에서 수년에 걸쳐 조금씩 그 범위를 확대해야 한다.

　스트레칭은 운동을 본격적으로 시작하기 전과 끝낸 후에 하는 것이 좋다. 운동을 시작하기 전에 스트레칭을 하면 유연성을 증가시켜 운동 중에 입을 수 있는 손상을 미리 방지할 수 있다. 운동을 끝내고 난 후의 스트레칭은 운동할 때 생긴 젖산 같은 노폐물을 제거하고, 관절과 근육의 피로를 풀어준다.

Applied Kinesiology

아프다는 것은 몸에 문제가 있다는 신체 언어

CHAPTER 02

통증은 인체에 어떤 이상이 있다는 것을 알려 주는 중요한 정보다. 따라서 통증이 있을 때는 어떤 문제로 인해서 그 통증이 생겼는지 근본적인 원인을 잘 살펴보아야 한다. 아픈 원인을 찾지 않고 통증을 느끼는 부위의 감각을 무디게 하거나 통증이 전달되는 경로를 차단하는 것은 좋은 치료 방법이 아니다.

외상에 대한 기억이
통증을 일으킨다

미국에서 대학에 다니던 한 학생이 6년 동안 계속된 두통을 치료하기 위해 여름방학을 이용하여 필자의 병원을 찾은 일이 있었다. 진료 상담을 해보니 그 학생은 중학교 3학년 때 같은 학교 아이들에게 집단 구타를 당하면서 몽둥이로 왼쪽 후두부를 맞아 머리가 찢어져 병원에서 치료를 받았던 적이 있었다. 외상도 문제였지만 정신적인 충격이 너무 커서 결국 부모는 학생을 미국으로 유학을 보내야 했다. 그런데 유학 간 후에도 왼쪽 뒷머리의 통증과 목으로 내려오는 통증은 계속되었다. 미국과 한국의 여러 병원을 찾아다니며 치료했지만 전혀 효과가 없어 거의 포기한 상태였다.

교통사고 환자를 비롯한 외상 환자들은 보통 정형외과를 많이 찾는다. 그들은 "10년 전에 목을 다친 적이 있는데, 그 이후로 계속 머리가 아프고 팔이 저립니다.", "6년 전에 농구를 하다가 넘어지면서 무릎을 바닥에 찧은 뒤로 계속 무릎 앞쪽이 아픈데, 병원에 가면 특별한 이상이 없다고 합니다.", "3년 전 차를 타고 가다 신호 대기선에서 기다리고 있는데, 신호를 무시한 차가 제 뒤를 받는 사고가 있었습니다. 그 사고로 한 달 정도 두통, 목과 허리의 통증을 앓다가 좋아진 적이 있는데, 얼마 전부터 다시 그 부위가 아프기 시작합니다. 3년 전 그 교통사고와 관련이 있나요" 등의 질문을 많이 한다.

오래 전에 입은 외상이 시간이 흐른 뒤에도 계속 남거나 다시 증상을 보이는 경우가 많다. 필자도 AK의학이나 카이로프랙틱을 공부하기 전에는 "오래 전에 있었던 외상은 현재의 증상과는 관련이 없다"라거나, "외상은 골절이 아니면 한 달 이내에 곧 좋아지기 때문에 그 때의 외상은 현재의 증상에 영향을 주지 않는다"라고 말했다. 환자들이 오래 전에 받았던 외상 때문에 신경을 써서 생기는 신경증(노이로제)이라고 생각했는데, 그것은 완전히 잘못된 생각이었다.

AK의학에서는 환자들의 외상 병력을 철저하게 경청하고 치료의 기준으로 받아들인다. 미국의 슈미트 박사는 '외상은 기억된다'고 주장한다. 슈미트 박사에 의하면 환자의 병력에서 외상이 가장 중요한 인자이며, 대부분의 외상은 중추 신경계에 기억되어 통증으로 남아 있거나 기능적인 이상을 유발한다. 외상의 기억은 수십 년이 지나도 계속 남아 있을 수 있다. 그리고 수술도 일종의 외상이기 때문에 수술에 의한 기능적인 이상도 많이 발견된다. 특히 제왕절개나 자궁 제거술 같은 복부 수술 후에 요통이나 하지 방사통 같은 증상이 있거나, 증상이 없이 외상의 기억에 대한 반사가 남아 있는 경우도 있다. 증상이 없이 외상의 기억에 대한 반사가 남아 있는 경우에도 인체에 반드시 나쁜 영향을 미친다.

슈미트 박사가 외상의 기억에 대해 관심을 갖게 된 것은 족부 의사(足部醫師, podiatrist)인 브론스톤(Bronston) 박사를 만난 이후였다. 슈미트 박사는 환자들로부터 '발을 치료하는 의사 중에 발목을 슬쩍슬쩍 만지기만 해도 신기하게 통증이 없어지게 하는 의사가 있다'는 이야기를 들은 적이 있었다. 어느 날 슈미트 박사는 발을 삐게 되어 그 의사를 찾아갔는데, 그가 바로 브론스톤 박사였다. 그 의사는 발목을 아주 가볍게 움직여 주는 단순한 치료를 했다. 의학적으로 설명하면 발목의 정강이뼈(경골 脛骨)과 복사뼈(거골 距骨) 사이를 약간 떼어놓는 것이다. 외상이 생길 때 그 부위가 과도하게 붙는다고 가정하고 행한 치료였다. 이때 슈미트 박사는 브론스톤 박사에게서 '외상의 기억'에 대한 이론을 듣게 되었다.

> **알|아|두|면|좋|은|것**
>
> **족부 의학과 족부 의사**
>
> 족부 의학(podiatry)은 발의 이상으로 인한 인체의 여러 가지 기능 이상이나 질병을 치료하는 학문이다. 이 학문을 공부한 전문 의사를 족부 의사(podiatrist)라고 한다. 미국, 영국, 호주 등에 족부 의학을 전문적으로 교육하는 대학이 있다.

슈미트 박사는 외상을 입으면 반사적으로 발목 관절의 정강이뼈와 복사뼈가 서로 붙게 되고, 목의 후두골과 목뼈(경추) 1번이 지나치게 뒤로 젖혀진다는 것을 발견하였다. 예를 들어 목이나 머리를 다친 경험이 있는 사람에게 그 외상의 기억이 중추 신경계에 계속 남아 있어 통증이나 기능 이상을 유발시킨다고 하자. 이때 다쳤던 부위를 꼬집어서 외상을 입을 당시의 자극을 유발시킨 다음 머리를 뒤로 젖혀 보아 처음에는 강했던 근육이 약해진다면, 외상을 입은 기억이 중추 신경에 남아 통증이나 기능 이상을 유발시키는 것이 증명된다. 만일 머리를 뒤로 젖혔을 때 강했던 근육이 약해지지 않으면, 그 외상은 중추 신경에 기억되지 않은 것이다.

외상이 기억되어 유발된 통증은 치료가 매우 간단하다. 다친 부위를 자극하거나 손으로 대고 목과 머리가 만나는 부위(후두골과 목뼈 1번 사이)를 부드럽게 굴곡시키면 된다.

목과 머리를 제외한 외상의 기억에 의한 통증이 있을 때 다쳤던 부위를 자극하여 통증을 유발시킨 다음, 발목의 복사뼈를 위쪽으로 약하게 밀면 강했던 근육이 약해지는데, 이 반응은 통증에 대한 기억이 있는 것으로서, 복사뼈를 아래로 밀어 주어 정강이뼈와 복사뼈 사이를 떼어 주면 된다.

이런 치료를 받은 외상 환자들은 오래 전에 있었던 외상이 통증을 유발시킨다는 것에 놀라고, 또 매우 간단한 치료로 기능 이상이 완전히 없어지는 것에 놀라게 된다. 외상에 대한 기억은 엑스레이나 근전도 같은 진단 장비를 사용하여 객관적으로 보여줄 수 있는 것은 아니지만, 근육 검사를 하면 아주 뚜렷하게 나타난다. 따라서 오래된 통증도 몇 차례의 간단한 치료로서 해결되는 것이다. 이런 치료를 경험한 환자들은 현재 기능 이상이 유발되지 않은 다른 외상에 대한 기억까지 더듬어서 검사를 의뢰하기도 한다. 심지어 기억도 못하는 어린 시절의 사고에 이르기까지 확인 검사를 받기도 한다.

특히 교통사고를 당한 후 엑스레이 검사에서 큰 이상이 발견되지 않은 환자의 경우, 물리 치료를 받아도 계속 통증이 있거나, 신경 증상을 비롯한 기능 이상이 갈수록 심해진다면 외상이 중추 신경계에 기억되어 나쁜 자극이 발생하고 있을 가능성이 많다. 누구나 외상에 대한 기억이 우리 몸에 영향을 줄 수 있다는 것을 한번쯤은 생각해 보는 것이 좋다.

> **기 억 하 세 요**
>
> **누구나 살면서 외상을 입는다**
> 외상은 뇌에 기억된다.
> 뇌에 기억된 외상이 통증이나 기능 이상을 유발할 수 있다.
> 오래된 외상이라도 숨겨진 채로 몸에 영향을 줄 수 있다.
> 외상의 기억에 의한 통증이나 기능 이상은 AK의학으로 쉽게 치료된다.

아프다는 것은
증상이지 원인이 아니다

사람은 몸이 아플 때 '아프다'는 주관적인 고통이 전부라고 생각하기 쉽다. 그래서 대부분의 사람들은 통증이 없어지면 치료가 된 것으로 생각한다. 두통이 생기면 두통약을 먹고, 생리통이 있거나 허리가 아프면 관련 진통제를 먹는다.

허리 통증으로 클리닉을 찾는 환자들은 대부분 '요통을 없애 주는 치료제'라는 모순된 처방을 요구한다. "허리 통증 약은 거의 진통소염제인데 처방해 드릴까요"라는 물음에 환자들은 다시 한 번 자신이 원하는 것은 '진통제가 아니라 치료제'임을 강조한다. "이 세상에 요통을 없애 주는 약은 진통제뿐입니다"라는 의사의 말에 환자들은 의아한 얼굴을 한다. 많은 사람들이 이런 모순된 요구를 하는 이유는 아직도 통증에 대한 근본적인 치료제가 있다고 믿고 있기 때문이다. 그러나 통증의 근본적인 원인은 다른 것에 있다. 통증 자체만을 없애 주는 약은 진통소염제뿐이다. 결국 진통소염제 처방은 이른바 땜질 처방에 불과한 것이다.

사람은 살아가면서 여러 가지 고통을 겪게 마련이다. 때로는 사랑하는 가족의 죽음 앞에서 상실의 고통을 겪기도 하고, 경제적인 문제로 고통을 겪기도 하며, 남녀 간의 애증으로 정신적인 고통을 겪기도 한다. 그러나 실제로 우리를 가장 괴롭히는 것은 질병에 의한 육체적 고통일 것이다. 매스컴의 광고로 인해 진통제가 가장 많이 팔리는 약이 되기도 했지만, 진통제는 위염이나 위출혈을 일으키는 주요 원인이 된다. 대부분의 약들은 간에서 대사되어 몸 밖으로 배출된다. 그 때문에 간에 부담을 주게 되고, 신장에도 부담을 주어 몸이 붓기도 한다.

통증은 인체에 어떤 이상이 있다는 것을 알려 주는 중요한 정보다. 따라서 통증이 있을 때는 어떤 문제로 인해서 그 통증이 생겼는지 근본적인 원인을 잘 살펴보아야 한다. 아픈 원인을 찾지 않고 통증을 느끼는 부위의 감각을 무디게 하거나 통증이 전달되는 경로를 차단하는 것은 좋은 치료 방법이 아니다.

통증의 근본적인 원인을 찾아낸다 해도 완전한 치료를 할 때까지 고통을 줄이기 위해서 또는 외상이나 수술 후의 통증을 치료하기 위해서, 그리고 치료가 불가능한 경우에 통증을 줄이는 목적으로 진통제를 처방하거나 통증 클리닉에서 하는 신경 차단술 등의 도움이 필요할 수도 있다. 그러나 대부분의 통증은 그 통증을 유발하는 근본 원인을 찾아서 치료를 하는 것이 건강을 유지하는 데 필수적이다. 그런 방법으로 기능적인 이상이나 질병이 치유되면 통증은 자연히 없어진다.

통증은 몸의 이상을
알려주는 경보 장치

누구나 일생 동안 한 번도 병을 앓지 않는 사람은 없을 것이다. 인간이 앓을 수 있는 질병이 너무나 많기 때문이다. 병에 걸린 사람은 대부분 유사한 증상을 보인다. 감기 몸살이 걸리면 온몸이 쑤시고 머리가 아프다. 무언가에 몸을 세게 부딪치면 그 부위에 멍이 들고 통증을 느낀다. 소화가 잘 안 되면 배가 더부룩하고 아프다. 심장의 혈액 순환에 이상이 생기면 가슴을 누르는 듯한 심한 통증이 온다. 허리 디스크가 생기면 허리에서 다리로 내려가는 통증이 생긴다. 말기암환자의 경우에는 극심한 통증에 시달리게 된다. 이렇듯 수없이 많은 통증이 있는 것을 생각하면 어떤 의미에서 사람은 일생 동안 통증과 함께 살아가는 존재라고도 할 수 있다. 그러나 통증이 무엇인가를 잘 이해하고 통증의 원인을 해결한다면, 우리는 보다 편안하고 활기찬 인생을 살아갈 수 있을 것이다.

그렇다면 통증은 왜 생기는 걸까. 통증은 우리 몸에 어떤 이상이 있다는 것을 알려 주는 일종의 경보 장치다. 이 경보 장치가 없다면 우리 몸속에서 병이 진행되어도 그것을 알아차리지 못하고 생명을 오랫동안 건강하게 지속할 수 없을 것이다. 화재 경보 장치가 설치된 건물에 불이 나면 경보 장치가 울려 신속하게 진화할 수 있다. 이와 마찬가지로 통증은 우리 몸에 있는 경보 시스템으로써 어떤 이상이 있을 때 더 나빠지기 전에 경고를 해주는 것이다. 경고를 받으면 즉시 통증의 근본 원인을 찾아 치료를 해야 건강한 생활을 유지할 수 있음은 두 말할 나위가 없다. 사람은 어떻게 통증을 느끼는 걸까. 우리 몸에는 통증을 받아들이는 부위가 있다. 이것을 통각(통증을 일으키는 신경 수용체의 자극으로 인한 신경 전달) 감각 수용체라고 한다. 이것은 감각 신경의 끝에 붙어 있으며, 그곳에 자극이 가해지면 그 자극이 감각 신경을 따라 척수로 전달되고 척수에서 뇌로 전달되어 몸의 어느 부위에 어떤 통증이 있는지를 느끼게 되는 것이다.

하지만 통각 감각 수용체를 자극한다고 해서 모두 통증을 느끼게 되는 것은 아니다. 통증의 전달 경로를 자세히 살펴보면 척수에서 뇌로 전달된 통각의 2/3는 그물체라는 곳으로 가고, 나머지 1/3이 시상(視床)을 거쳐 대뇌로 전달된다. 이 그물체라는 것이 통각, 통증의 억제에 중요한 역할을 한다. 그물체는 척수 바로 위에 있는 연수, 다리뇌, 중뇌에 분포되어 있는 굉장히 많은 신경 핵들의 집단이다. 이 그물체 여러 기능 중 가장 중요한 것이 통증 억제다. 그래서 통각 감각 수용체에서 통증을 느끼게 하는 통각이라는 신경 정보가 중추 신경으로 전달되어도, 그물체에서 많은 부분이 걸러지고 억제되기 때문에 신체에 큰 문제가 없는 한 기분 좋은 생활을 할 수 있는 것이다.

> 알아두면 좋은 것
>
> **그물체(reticular formation)**
> 통증, 자율 신경과 근육의 긴장도를 조절한다. 많은 신경 세포 핵들이 그물 모양으로 모여 있으며, 중뇌와 척수 사이의 뇌간에 전체적으로 그물처럼 분포되어 있다.

그렇다면 실제로 통증을 느끼는 부위는 어디일까. 그물체에 의한 통각의 억제 능력을 넘어서는 정도로 강한 통각 자극이 오면, 이것은 시상을 거쳐서 대뇌의 중심부에 있는 변연계(邊緣系)로 전달된다. 이때 우리는 통증을 고통으로 느끼게 되고, 대뇌의 바깥 부위에 있는

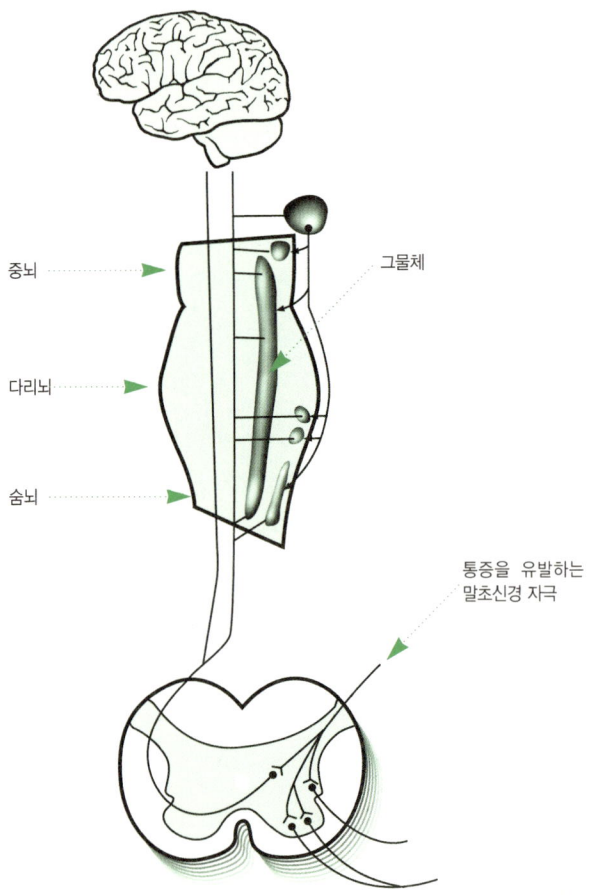

대뇌에서 통증에 대한 기억·고통·위치를 담당한다

● **통증의 경로** 통증을 유발하는 말초 신경을 자극하면, 이 자극은 척수를 통과해서 뇌간에 있는 그물체로 간다. 이 그물체에서 통증에 대한 자극을 조절한 다음 대뇌의 겉질로 전달되면 통증에 대한 고통을 느끼고, 위치를 인식하고, 기억하게 된다.

두정엽(頭頂葉)에 전달되면 어느 부위에 통증이 있는지 알 수 있게 된다. 우리는 흔히 팔이 아프다든가 허리가 아프다고 말하지만 실제로 통증에 대한 위치를 느끼는 것은 대뇌의 두정엽이고, 통증으로 인한 고통이나 불쾌한 기분은 대뇌의 안쪽에 있는 변연계에서 느낀다.

통증의 발생 부위와 경로를 응용해서 생각해 보면 통증은 단순히 국소적인 문제로 인한 것이며, 뇌간에 있는 그물체의 통증 억제 능력에 따라 통증의 정도도 달라질 수 있다. 또한 대뇌의 통증을 받아들이는 부위의 상태에 따라 통증을 느끼는 정도가 달라질 수도 있다. AK의학에서는 이런 점들을 응용해서 통증을 효과적으로 해결하는 새로운 방법을 보여 주고 있다.

통증이 있다는 것은 우리 몸의 어느 부위에서인가 문제가 생겼다는 것을 알려 주는 것인데, 그 원인을 AK의학으로 찾는 것은 어렵지 않다. 그 원인이 외상일 경우에는 통증이 완전히 없어지는 데 시간이 걸린다. AK의학에서는 집에서도 간단히 할 수 있는 방법으로 이 시간을 단축시킬 수 있다(77페이지 그림 참조). 그물체의 기능이 떨어지거나 뇌의 활동이 떨어짐으로써 통증이 생겼다면 안면부에 있는 경혈점이나 귀의 반사점을 이용해서 그물체나 뇌의 통증 조절 능력을 높일 수 있다. 다시 말하면, 통증이 생기는 원인과 그 경로를 이해하면 의사뿐만 아니라 일반인들도 통증을 약하게 하거나 치료 기간을 단축시킬 수 있다.

> 기 억 하 세 요
>
> **통증은 몸의 이상을 알려 주는 경보 장치**
> 통증은 진통제를 이용한 일시적인 진정 효과가 아닌, 통증의 근본 원인을 찾아서 치료해야 한다.

두드려라,
그러면 나을 것이다!

두드려서 통증을 낫게 한다면 아마도 대부분의 사람들은 믿지 않을 것이다. 이 방법을 효과적으로 이용하면 불과 몇 분 안에 통증을 줄일 수 있다.

슈미트 박사는 현대의 신경학적인 개념과 동양의 한방 경락을 연결시켜 통증 치료 세미나를 열어 오고 있다. 통각에 대한 중추 신경의 조절 중에서 가장 중요한 것은 뇌간에 있는 그물체이다. 이 그물체는 통각을 조절하여 대뇌로 통증에 대한 정보가 올라가는 것을 적절하게 차단하는 작용을 한다. 슈미트 박사는 이 그물체를 자극하는 방법으로 안면에 있는 한방의 경혈점(시작과 종지점)을 두드리는 방법을 개발하였다. 안면에 있는 경혈점 중에서 좌우 6쌍의 양 경락의 시작과 종지점 그리고 입술 아래위에 임맥과 독맥의 종지점이 있다. 대체로 이 각각의 경락이 흐르는 부위에 통증이 있으면 그 경락의 안면에 있는 시작과 종지점을 두드리면 된다.

통증이 재발될 때도 이 방법을 사용할 수 있다. 사라졌던 통증이 다시 생겼다면 확실히 몸에 어떤 이상이 생겼다는 것을 의미한다. 먼저 왜 통증이 재발했는지 담당 의사에게 찾아가 그 원인을 알아보는 것이 중요하다. 그런 다음에 이 방법을 이용해서 쉽게 통증을 줄일 수 있다.

움직일 때 통증이 있으면 움직여서 통증을 유발하면서 해당 안면의 경혈점을 두드린다. 만일 움직일 때 통증이 없으면 누르거나 꼬집어 통증을 유발시키면서 두드린다. 움직이거나 누르거나 꼬집거나 간에 일단 통증을 유발하면서 두드리는 것이 중요하다. 이 방법은 급성 통증에 유용하다.

두드리면 낫는 부위들

두드리는 부위는 어떻게 찾아내는가. 안면에 있는 양 경락의 시작과 종지점이 흐르는 경락 주위에 통증이 있으면, 그 해당 경락의 안면부의 시작과 종지점을 두드린다. 여러 부위를 동시에 두드려서 효과가 있는 경우도 있다.

1번: 방광경의 시작점으로 척추, 등, 엉덩이, 다리의 뒤쪽에 통증이

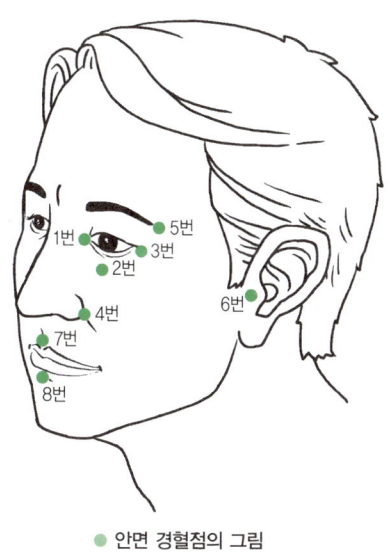

● 안면 경혈점의 그림

있을 때 두드린다.

2번: 위경의 시작점으로 몸통과 다리의 앞쪽에 통증이 있을 때 두드린다.

3번: 담경의 시작점으로 머리, 몸통, 다리의 측면에 통증이 있을 때 두드린다.

4번: 대장경의 종지점으로 팔의 바깥쪽 부위에 통증이 있을 때 두드린다.

5번: 삼초경의 종지점으로 머리의 외측과 팔 뒤쪽에 통증이 있을 때 두드린다.

6번: 소장경의 종지점으로 팔 안쪽에 통증이 있을 때, 그리고 전체적으로 몸 측면에 통증이 있을 때 두드린다.

7번: 입술 위의 정중앙으로 척추 중심을 따라 통증이 있을 때 두드린다.

8번: 입술 아래의 정중앙으로 복부의 중심을 따라 통증이 있을 때 두드린다.

두드리는 방법의 실제 사례

첫째 사례는 2개월 전에 발목을 삔 후 지금까지 다리를 저는 29세의 여자 환자의 경우다. 당시 정형외과에서 엑스레이를 찍은 결과 뼈에는 이상이 없으나 인대를 다친 것으로 진단되어 3주 동안 깁스를 하였다. 그런 다음 물리 치료를 계속했으나 통증이 지속되어 한의원에서 침을 맞기도 했다. 침을 맞은 후 통증이 완화되고 부은 부분도 가라앉았지만 걸을 때나 일상생활에서 불편을 느낄 만큼 통증이 남아 있었다. 병원의 물리 치료와 운동 치료로 별 효과를 보지 못한 경우다.

AK의학의 견지에서 볼 때 이 환자는 흔히 잘 삐는 부위인 발목의 앞쪽 바깥 부분에 있는 인대의 손상을 입은 것으로 판단되었다. 발목을 움직여 통증을 유발시키면서 눈초리에 있는 3번 부위를 약 200회 정도 아프지 않을 만큼 약하게 두드렸다. 그런 다음 걷게 했는데 통증이 거의 사라져 다리를 절지 않고 걸을 수 있게 되었다. 필자가 "신기하지 않습니까"라고 물었더니, 자기는 방송국에 근무하는데 다음에 방송에 나오게 해주겠다고 말했다. 그 뒤로 다시 내원하지 않았다. 'No news is good news'라고 생각하기로 했다.

두 번째 사례는 발목을 다친 남자 환자의 경우다. 지방에 거주하는 관계로 필자의 클리닉을 쉽게 방문할 수 없어 전화로 상담을 해온 그 환자는 발목의 바깥쪽과 뒤쪽이 붓고 아프다고 호소했다. 발목을 움직여서 통증을 계속 유발하면서 1번과 3번 부위를 두드리게 했더니 그 다음날 통증이 거의 없어지고 부은 것도 가라앉고 있다고 전화가 왔다.

세 번째 사례는 클리닉에 부모를 따라왔다가 문틈에 집게손가락이 끼어 다친 서너 살쯤 되는 남자 아이의 경우이다. 아이는 통증을 참지 못해 목청껏 소리치며 울어댔다. 엑스레이를 찍어 다행히 뼈가 다치지 않은 것을 확인하고, 집게손가락과 관련된 4번, 즉 코 옆을 두드렸더니 잠시 후 그 아이는 울음을 그쳤다. 고통이 사라진 것이다.

그 외에도 넘어지면서 무릎 앞쪽을 부딪친 환자에게는 2번을 두드리면서 무릎을 움직이게 하여 곧 통증이 완화시켰다.

통증이 사라지는 시간은 어느 곳을 다쳤는지에 따라, 그리고 사람에 따라 차이가 있다. 어떤 경우에는 1분 정도 두드리면 좋아지기도 하고, 어떤 경우에는 6~7분 동안 계속 두드려야 할 때도 있다. 통증이 줄어들지 않으면 다른 몇 군데를 더 두드린다. 발목과 같은 관절이 삐었을 때는 삔 부위를 조심스럽게 만지면서 가볍게 마사지를 하면 좀더 빨리 회복될 수 있다.

[기 억 하 세 요]

얼굴에 있는 한방 경혈점을 두드리면 통증이 없어진다

얼굴의 경혈점을 두드리면 중뇌와 척수 사이에 있는 뇌간의 그물체 신경핵을 자극하기 때문에 통증이 사라진다.

현대 신경학과
한방 경락의 만남

몸을 다쳤을 때는 상처를 입은 조직이 더 상하지 않도록 움직거리지 않아야 한다. 심각한 손상이 아닌 경우에는 대체로 시간이 지나면서 손상된 부위가 저절로 낫고 통증도 없어진다. 그런데 통증이 오랫동안 계속되어 고생하는 경우가 의외로 많다. 그러한 급성 또는 만성 통증도 두드려 주는 간단한 방법으로도 효과를 볼 수 있다.

통증이 있다는 것은 통증 부위의 신경 말단이 자극되고 있다는 것을 의미한다. 그렇다면 단지 두드리는 간단한 방법이 어떻게 통증을 없앨 수 있는 것일까.

못을 박다가 망치로 엄지손가락을 쳤을 때, 본능적으로 다른 손으로 그 손가락을 감싸 쥐거나 흔들어댄다. 또 팔꿈치를 심하게 부딪쳤을 경우에는 아픈 부위를 손으로 문지르고, 머리를 부딪친 사람은 손으로 머리를 감싸고 부딪친 부위를 문지른다. 손상을 입었을 때 보이는 이러한 반응들은 무엇을 의미하는가.

인체에 손상이 가해지면 그 손상이 신경의 말단을 자극해서 통증을 유발하게 된다. 통증을 받아들이는 신경은 속도가 매우 느린 편이다. 그런데 우리가 손으로 문지르거나 몸을 움직여서 근육이나 관절을 기계적으로 자극하면, 속도가 매우 빠른 굵은 신경을 자극하게 된다. 빠른 신경에 의한 정보는 느린 신경에 의한 통각 정보를 억제하게 된다. 즉 우리 몸은 통증을 억제하기 위해 본능적으로 굵은 신경을 자극하는 것이다. 이를 과학적으로 이용하는 것이 두드려서 통증을 낫게 하는 방법이다.

손상된 부위를 문지르거나 움직이는 자극은 손가락으로 두드리는 것과 같은 원리이므로 통증을 완화시키는 효과가 있다. 이때 안면부의 특정 부위를 두드리면 좀더 효과적으로 통증을 조절할 수 있다. 그 이유는 안면부의 자극이 중추 신경의 그물체를 효과적으로 자극하여 통증을 억제하기 때문이다.

슈미트 박사는 안면부의 한방 경혈점을 두드리면 그물체를 자극하여 각 해당 경락이 지나가는 부위의 통증 감소에 효과가 있다는 것을 밝혀냈다. 따라서 손상된 부위를 문지르거나 움직이는 본능적인 통증 해소 방법보다는 안면부의 특정 부위를 두드리는 것이 통증을 조절하는 중추 신경을 직접 자극하기 때문에 더 효과가 있고 반응이 빠르다. 침을 놓거나 전기적인 자극을 주는 것보다 손가락으로 두드리는 것이 더 효과적이다.

얼굴에 있는 통증 반사점

한 손을 아픈 부위에 대면서 다른 손으로 얼굴의 경혈점을 두드린다. 이 방법은 앞에서 다룬 '두드려서 통증을 치료한다' 보다 더 오래 지속된 통증에 적용된다. 다친 지 며칠 이후부터 수십 년이 지난 통증에까지 효과가 있다. 다치고 나서 오랜 시간이 흐른 후, 처음보다는 통증이 많이 가셨어도 불편한 증상이 지속되는 경우에도 좋다.

방법은 간단하다. 아픈 부위나 수술을 받았던 부위에 한 손을 대고, 다른 손으로는 그 부위와 관련이 있는 안면의 경혈점을 두드리면 된다. 아픈 부위를 누르거나 움직였을 때 통증이 있으면 앞의 '두드려서 통증을 치료한다.'에서 설명한 방법대로 하고, 통증이 없는 경우에는 이 방법이 좋다. 1초에 4~5회 정도의 속도로 100회 정도 두드리는 것이 적당하다.

다친 부위를 떠올리며 두드리는 법, LQM

앞에서 기술한 방법에 따라 했는데도 호전되지 않아 만성 통증으로 남아 있거나 불쾌감이 있을 때는 뇌의 작용을 이용해서 치료한다. 통증에 대한 정보, 통증의 위치, 통증의 성상(性相), 통증에 대한 기억은 각각 뇌에서 담당하는 부위가 다르다. 통증의 위치는 대뇌의 두정엽에서, 통증에 대한 고통은 대뇌의 중앙에 있는 변연계에서, 통증에 대한 기억은 측두엽에서 담당한다.

슈미트 박사는 만성 통증의 경우에 이러한 뇌의 작용을 이해하고 그에 따라 두드리는 방법으로 치료한다고 설명한다. 이십여 년 전에 축구를 하다 무릎을 다쳤는데 특별한 병명 없이 통증만 계속 남아 있는 경우라든지, 수년 전에 발목을 삐었는데 그 부위에 불쾌감이 계속 남아 있는 경우에 이 방법이 도움이 된다. 수술 후에 저리는 증상이나 통증이 지속될 때도 시도해 볼만하다.

방법은 다음과 같다. 먼저 통증이 있는 위치를 머릿속에 떠올리면서 그 부위와 연관된 안면부의 경혈점을 100회 정도 두드린다. 그런 다음 통증의 성상에 대해 생각하면서 경혈점을 또 100회 정도 두드린다. 통증의 성상이란 날카로운 통증인가, 둔한 통증인가, 맥박이 뛰는 것처럼 규칙적인 통증인가 등 말로 표현하기 힘든 통증의 양상을 말한다. 그 다음에는 통증의 기억에 대한 것으로 두 가지가 있다. 첫째는 통증이나 손상이 처음 생겼을 때의 상황을 머릿속에 떠올리면서 100회 두드린다. 둘째는 통증이 가장 악화된 상황의 기억을 머릿속에 떠올리면서 100회 두드린다. 슈미트 박사는 이것을 LQM치료법이라고 명명하였다. L(Location)은 통증이 있는 부위, Q(Quality)는 통증의 성상, M(Memory)은 통증에 대한 기억을 의미한다.

슈미트 박사의 임상 사례에는 여러 가지가 있다. 그 가운데 미국 대표 스키 팀의 한 선수가 스키를 타다 다친 후 12년 동안 무릎 통증으로 고생했는데, 이 방법으로 치료를 받고 나서 12년 동안 구부리지도 못했던 무릎을 그 자리에서 완전히 구부릴 수 있게 되었던 사례가 있다. 또 목의 문제로 인해 집게손가락에 이상 감각이 생겨 15년 동안 고생한 사람이 이 방법으로 치료된 사례도 있다.

급성 통증은 대부분 통증이 발생하는 부위의 조직 손상이나 기능 이상으로 생긴다. 그러나 만성 통증은 국소적인 곳에는 이상이 없는데도 통증이 지속되는 경우가 많다. 이런 현상은 통증을 느끼는 뇌에 잘못된 기억이 저장되어 통증을 계속 경험하도록 만들기 때문이다. 이것을 중심성 통증이라고 한다. 이때 LQM치료법이 효과가 있다.

통증을 일으키는 음식, 통증을 없애는 음식

 좋은 지방, 나쁜 지방

만성 통증이 있는 사람들은 몸에 안 좋은 지방을 많이 먹는 경향이 있다. 지방이 통증과 관련 있다는 설명을 듣고 대부분의 환자들은 자신은 지방이나 콜레스테롤이 많은 음식은 잘 안 먹는다고 말한다. '그래도 과자는 먹지 않느냐'라는 물음에는 '과자에 무슨 지방이 있느냐'고 반문한다. 그러나 우리가 아무 생각 없이 먹는 패스트푸드나 가공 식품, 과자류 등에 대체로 몸에 해로운 지방이 많이 함유되어 있다는 사실은 이제 상식이다. 물론 모든 지방이 통증이나 비만에 나쁜 것은 아니다. 몸에 좋은 지방은 통증을 억제하기도 하고 지방을 분해하기도 한다. 그러나 몸에 해로운 지방은 몸에 축적되어 통증을 유발하는 물질을 만들어 내고, 몸에 이로운 지방의 활동을 방해한다.

몸에 나쁜 지방은 몸속에서 염증을 일으킨다. 이 염증으로 인해 관절이나 힘줄이 붓고 통증이 생긴다. 염증을 동반하는 통증을 일으키는 지방에는 크게 두 가지가 있다. 하나는 경화유(硬化油, partially hydrogenated oil)이고, 다른 하나는 동물성 지방에 많이 들어 있는 아라키돈산(arachidonic acid)이다.

경화유는 트랜스 지방이라고도 하는데, 대두유와 같은 식물성 지방에 수소를 주입하여 안정화시킨 지방을 말한다. 경화유는 인공적으로 만든 것으로서 트랜스(trans)형, 즉 자연계에 존재하는 지방이 아니다. 대표적으로 마가린과 땅콩버터, 캔디, 과자 등에 들어 있다. 빵이나 과자, 아이스크림 등 여러 가공식품의 성분 표시를 자세히 살펴보면 경화유가 얼마나 많이 들어있는지 알 수 있다.

경화유는 인체의 통증을 정상적으로 조절하는 메커니즘을 차단하고 염증을 일으켜 조직을 붓게 하고 통증을 유발하는 화학 물질을 많이 생성시킨다. 그 뿐만 아니라 통증을 더 악화시키고 만성 통증과 두통을 일으키는 주요 원인이기도 하다. 경화유가 몸에 많이 축적되어 있으면 상처를 입었을 때 회복이 늦고 통증도 더 심하다. 때문에 특히 운동선수들은 열심히 훈련하는 것 못지않게 몸에 나쁜 지방은 철저히 배제하고 좋은 지방을 섭취하는데 정성을 기울여야 한다. 몸에 좋은 지방을 섭취하면 손상이 예방되고 운동 중에 손상을 입더라도 부종과 염증을 감소시켜 회복이 빨라지기 때문이다.

동물성 지방인 아라키돈산은 포화 지방(飽和脂肪)으로서 역시 통증을 악화시킨다. 자연적인 동물성 지방을 적절히 섭취하는 것은 크게 문제가 되지 않지만 그래도 너무 많이 먹는 것은 좋지 않다. 아이스크림이나 유제품에도 포화 지방이 많이 함유되어 있다. 통증을 조절하기 위해서는 경화유가 함유된 식품이나 튀긴 음식을 절대 먹으면 안 된다. 동물성 지방은 적당량 먹는 것이 좋다.

만성 통증에 아스피린이나 비(非) 스테로이드성 항염증제가 잘 듣는 사람은 자신의 지방 대사에 문제가 있음을 깨달아야 한다. 이 이런 사람은 먹는 것을 조심해야 한다. 좋은 지방을 많이 먹고 경화유나 동물성 지방, 유제품 등은 피하는 것이 좋다. 지방 대사가 균형을 이루면 아스피린을 비롯한 진통제를 먹지 않아도 자연히 통증이 호전된다.

> **기억하세요**
>
> 지방산 중에 아라키돈산은 통증을 유발시키는 주요한 물질인 프로스타글란딘-2를 만들어낸다.
> 필수 지방산은 통증을 억제하는 프로스타글란딘-1, 프로스타글란딘-3를 만들어낸다.
> 경화유와 같은 나쁜 지방은 필수 지방산의 작용을 방해한다.
> 경화유나 동물성 지방은 통증을 유발시키고, 필수 지방산은 통증을 억제한다.

숨겨진 음식 알레르기와 만성 통증

통증을 유발하거나 만성 통증을 더 악화시키는 중요한 요인 중 하나는 알레르기, 특히 증상이 드러나지 않는 음식 알레르기이다. 미국인들 6명에 1명은 밀가루에 함유된 단백질의 일종인 글루텐(gluten ; 식물의 종자 속에 들어 있는 식물성 단백질의 혼합물)에 대한 알레르기가 있다고 한다. 이 알레르기는 일반적인 알레르기 반응인 피부 발진, 천식, 두통, 소화 장애 등을 일으키지 않기 때문에 겉으로 드러나지 않으면서 서서히 우리 몸의 여러 곳에 문제를 일으킨다.

급성 알레르기는 음식을 먹은 후 곧바로 반응을 보이기 때문에 어떤 음식에 의한 것인지 쉽게 알 수 있다. 그러나 겉으로 바로 반응을 보이지 않는 만성 알레르기는 서서히 오랜 기간 진행되면서 두통, 관절염, 근막염 등의 증상을 보이며 반복하여 통증을 일으킨다. 교통사고에 의한 외상이나 기존에 어떤 증상을 가지고 있는 경우에는 그 증상이 더 악화되고, 통증이나 염증도 더 심해진다.

밀가루뿐만 아니라 대부분의 식품에는 많은 종류의 알레르기 요인이 숨겨져 있다. 우유나 유제품이 그 대표적인 식품이며, 달걀, 옥수수, 콩 등도 알레르기를 일으킬 수 있다. 이러한 알레르기 원인이 되는 음식들을 먹지 않고 탈감작 치료(脫感作 治療 ; 항원에 대해서 알레르기 반응을 일으키지 않도록 하는 치료법)를 하면 통증이 없어진다.

그렇다면 알레르기를 일으키는 음식은 어떻게 알 수 있나. AK의학적인 방법으로는 원인이 될 만한 음식을 입에 넣거나 배꼽 위에 놓고 강한 지표 근육이 약해지는 것을 보면 알 수 있다. 이 방법은 간단하지만 숙달된 의사만이 할 수 있다. 최근에는 소량의 혈액만으로도 수십 가지의 음식 항원을 검사하는 방법이 개발되어 임상에 유용하게 사용되고 있다. 유발 요법은 원인이 될 만한 음식을 먹고 나서 몸에 이상이 생기는가를 관찰하는 방법이다. 회피 요법은 원인이 될 만한 음식을 4~5일 동안 먹지 않고 증상의 변화를 알아보는 방법이다.

원인이 되는 음식이 한 가지 이상일 경우도 많다. 이때는 원인이 되는 모든 음식을 먹지 않는 회피 요법을 사용하거나 탈감작 치료를 해서 먹어도 더 이상 알레르기 반응이 일어나지 않도록 해야 한다.

만성적인 문제를 가진 사람들 중 대부분의 경우, 자신이 좋아하는 음식 중에 겉으로 드러나지 않는 알레르기 유발 요인이 있다는 사실은 눈여겨 볼만한 현상이다. 그러므로 매일 먹는 음식에 주목할 필요가 있다. 원인이 되는 음식을 가려 먹으면 만성 통증이 호전되고 몸의 활력도 생기며, 머리도 맑아지고 기억력이 좋아진다.

> **기억하세요**
>
> 만성 통증이 있을 때는 겉으로 잘 드러나지는 않지만 알레르기를 일으키는 음식이 있다는 사실을 인식해야 한다. AK의학은 근육 검사를 통해 숨겨진 음식 알레르기를 간단히 찾을 수 있다. 알레르기를 일으키는 음식을 먹지 않으면 몸의 활력도 넘치고, 머리도 맑아지고 기억력이 좋아진다.

신경학적으로 설명 가능한
이침의 신비

몇 년 전 TV에서 이침(耳鍼) 효과에 대한 이론이 소개된 적이 있었다. 또 이침에 대한 책도 더러 나와 있다. 이침은 통증이나 자율 신경 이상으로 인한 내장, 비뇨생식기의 기능 이상을 치료하는 데 효과가 좋다. 따라서 이침 효과를 신경학적으로 설명하면 통증과 자율 신경에 대한 전반적인 것을 이해하는 데 도움이 될 수 있을 것이다.

프랑스의 의사 장 폴 노지에는 귀가 자궁 속에 있는 태아의 형상과 비슷하다는 사실에 착안하여 귀에서 치료점들을 찾아내고 임상적인 효과를 기술하여 처음으로 학문적인 체계를 세웠다. 그는 귀를 자극하는 방법으로 움직이지도 못할 만큼 허리 통증이 심한 사람을 즉시 정상적으로 활동할 수 있게 하였고, 자율 신경의 지배를 받는 내장이나 비뇨생식기의 기능 이상이 있는 환자들을 치료했다.

이와 같이 이침의 원리는 귀의 감각 신경을 자극하는 것이다. 그러면 귀의 감각 신경은 뇌간에 있는 그물체를 자극하고, 이 그물체는 통증을 억제하고 조절한다. 통증을 일으키는 통각 세포가 자극을 받으면 그 신경 정보의 2/3가 그물체로 전달되는데, 이때 그물체는 통각 신경 정보를 적절하게 억제하고 조절하는 역할을 한다. 그물체의 활동이 떨어지면 평소보다 더 심한 통증을 느끼게 된다. 만일 대뇌의 기능이 떨어지면 대뇌에서 그물체로 전달되는 신경의 활동이 저하되기 때문에 그물체의 활동이 떨어지게 된다. 따라서 대뇌의 기능이 떨어지면 통증을 더 심하게 느끼게 된다. 나이 들수록 통증을 더 많이 호소하는 것도 그 때문이다.

그물체의 또 다른 기능은 자율 신경을 조절하는 것이다. 자율 신경은 교감 신경과 부교감 신경으로 나뉜다. 교감 신경은 척수에서 나오지만 부교감 신경은 대부분은 그물체와 관련되어 뇌간에서 나온다. 이침으로 그물체를 적절히 자극을 주면 귀와 관련된 해당 장기의 자율 신경이 원활해진다. 이러한 현상은 AK의학으로 증명되었다.

예를 들면, 위장의 기능이 저하된 사람은 대부분 가슴 앞에 있는 큰가슴근 빗장뼈 분지라는 근육이 약하다. 이때 이침으로 귀의 위장 반사점을 자극하면 약해졌던 그 근육이 강해진다. 그물체에서 위장과 관련된 자율 신경인 미주 신경을 자극하여 위의 기능을 좋게 해주는 것이다. 간의 기능이 떨어진 사람은 가슴의 근육 중에서 큰가슴근 복장뼈 분지가 약하다. 이 경우에도 귀의 간 반사점에 침을 놓으면 약해졌던 근육이 강해진다. 이것은 간으로 가는 자율 신경의 활동이 증가되고, 궁극적으로 간에 도움이 되는 신경 정보가 전달된다는 것을 의미한다.

이침은 스티커 침으로 일반인들도 쉽게 할 수 있다. 위생적으로 사용하면 부작용도 거의 없다. 통증과 장기의 기능 이상에 대한 이침의 효과를 이해한다면, 의료인들은 기존의 진료에 부가적으로 이것을 이용할 수 있을 것이다.

기 억 하 세 요

귀에 자극을 가하면 뇌간에 있는 그물체 신경핵에 전달된다. 이침을 맞고 즉시 통증이 없어지는 것은 그물체 신경핵에 작용하기 때문이다. 그물체 신경핵은 자율 신경의 조절에도 관여하기 때문에, 이침으로 특정 내장과 관련된 귀의 반사점을 자극하면 그 내장의 자율 신경이 원활해진다.

Applied Kinesiology

스트레스를 이기지 못 하면 건강도 인생도 잃는다

CHAPTER 03

"스트레스 안 받고 사는 사람도 있습니까"라고들 말한다. 맞는 말이다. 많은 사람들 속에서 경쟁하며 사는 우리들은 날마다 스트레스에 노출되어 있다. 그렇다면 스트레스란 무엇이며, 스트레스를 떨쳐버리고 유쾌하고 활기차게 생활을 영위할 수 있는 방법은 무엇일까.

스트레스에도
불쾌한 것과 유쾌한 것이 있다

스트레스가 심각한 질병의 요인이 될 수 있다는 것은 잘 알려진 사실이다. 그런데 AK의학의 반사점을 이용하면 스트레스가 있는지 없는지를 쉽게 알 수 있다. 보통 환자들에게 "스트레스가 있군요. 신경 쓰는 일이 있나요"라고 물으면 "스트레스 안 받고 사는 사람도 있습니까"라고 대답한다. 맞는 말이다. 많은 사람들 속에서 경쟁하며 사는 우리들은 날마다 스트레스에 노출되어 있다. 그렇다면 스트레스란 무엇이며, 스트레스를 떨쳐버리고 유쾌하고 활기차게 생활을 영위할 수 있는 방법은 무엇일까.

의사들은 흔히 건강을 증진시키기 위해서 스트레스를 피하라고 한다. 그러나 스트레스에 대한 전반적인 지식이 없는 사람들에게는 막연한 조언이기도 하다. 대부분의 사람들은 스트레스를 조절하는 데 익숙하지 않을 뿐만 아니라, 스트레스라는 것이 딱히 어떤 것인지도 모른다. 스트레스라고 하면 무조건 정신적인 것으로만 생각할 뿐이다.

어떻게 스트레스를 피해야 하는가. 그리고 스트레스는 모두 나쁘기만 한가.

스트레스에는 두 종류, 즉 디스트레스(distress, 불쾌한 스트레스)와 유스트레스(eustress, 힘차게 살기 위한 원동력, 최적의 목표를 향한 노력 등 상쾌한 스트레스)가 있다. 말할 것도 없이 디스트레스는 인체에 해롭고, 유스트레스는 인체에 이로운 즐겁고 유익한 스트레스이다. 따라서 문제가 되는 것은 불쾌한 스트레스, 즉 디스트레스이다. 이것은 완전히 피할 수는 없지만 적절히 조절할 수는 있다. 여기서는 주로 불쾌한 스트레스의 조절에 대해 언급하고자 한다.

스트레스에 의한 인체의 직접적인 반응은 '싸움과 도망(fight or flight)'이라는 이야기를 통해 설명된다. 정글에서 송곳니를 드러낸 호랑이를 만난 원시인을 연상하면 된다. 원시인은 호랑이와 싸우거나 아니면 도망쳐야 한다. 그런 상황에서는 대개가 도망을 쳐서 위험으로부터 벗어나 숨을 것이다. 그때 부신이 작용하여 '도망치는 데 필요한 곳'으로 많은 양의 피가 순환하게 된다.

부신은 싸움을 하거나 도망칠 때와 같이 급격한 스트레스를 받을 때, 그것을 극복하기 위해 작용하는 중요한 기관이다. 부신은 혈당을 증가시켜서 근육에 에너지를 보내고, 상황을 판단하는 능력을 높여 준다. 또한 심장 박동수를 증가시키고 혈압을 높여서 인체에 연료(포도당과 산소)를 공급하며, 호흡 횟수를 증가시킨다. 아무튼 원시인과 호랑이의 이야기는 인체가 스트레스에 어떻게 반응을 하고 적응하는지를 보여 준다. 이것은 유스트레스의 전형적인 예이다. 유스트레스는 호랑이로부터 탈출하는 데 필요한 추가적인 힘을 부여한다.

불이 난 집 안에 아이가 갇혀 있는데, 아이를 구하려면 100kg 정도나 되는 무거운 물건을 치워야만 한다고 가정해 보자. 이때 몸무게가 50kg 밖에 안 되는 아이의 어머니가 100kg의 물건을 들어서 치우고 아이를 구하는 일은 실제로 가능하다. 이런 힘이 생기는 것은 스트레스에 반응하는 부신의 작용 때문이다.

열대어를 잡아서 통에 넣고 원산지로부터 멀리 떨어진 곳으로 이동시켰는데, 대부분의 열대어가 옮기는 도중에 죽어 버렸다고 한다. 그래서 다음에는 그 열대어의 천적인 뱀장어 몇 마리를 통에 같이 넣어 옮겼는데, 뱀장어에 잡아먹힌 것 이외에는 대부분 팔팔하게 살아 있었다는 이야기도 있다. 열대어와 뱀장어의 관계, 호랑이와 원시인의 관계는 같은 원리에 의한 부신의 기능으로 설명할 수 있다.

부신은 신장 위에 붙어 있는 조그만 내분비선으로 인체에 매우 중요한 역할을 한다. 특히 스트레스와 면역 계통에 없어서는 안 될 기관이다. 불쾌한 스트레스가 오래 지속되면 부신에 부담을 주어 몸이 약해진다. 불쾌한 스트레스는 내분비선의 불균형을 초래하고, 나아가서는 내부 장기와 내분비선을 일차적으로 조절하는 자율 신경의 불균형을 가져온다.

1930년대에 셀리에(Hans Selye) 박사는 스트레스에 대한 연구를 진행하고 있었다. 그는 인체가 장기간의 불쾌한 스트레스를 받으면 나타나는 변화를 위궤양, 흉선의 위축, 부신의 비대 등 3가지로 분류하였다. 이 가운데 부신이 커지는 것은 스트레스를 극복하기 위한 노력에 의한 것이다.

셀리에 박사는 연구를 통해서 불쾌한 스트레스로 분류될 수 있는 많은 요인들을 밝혀냈다. 그 요인들을 3가지 기본 그룹으로 나누면 다음과 같다.

정신적인 것 '스트레스'라고 하면 대부분의 사람들은 정신적인 스트레스를 연상한다. 그러나 이것은 기본적인 요인들 가운데 하나이지 전부는 아니다. 정신적인 스트레스는 사랑하는 사람의 죽음으로 인해 받게 되는 충격에서부터 얼굴에 난 여드름 때문에 갖게 되는 짜증에 이르기까지 그 원인은 매우 다양하다. '싸움과 도망'의 이야기에서와 같이 적절하게 조절된 감정적인 스트레스는 대체로 잘 극복된다. 특별한 목적에 대한 스트레스는 그 목적이 달성된 후 유스트레스가 되어 몸에 좋은 영향을 준다. 그러나 현대인들은 지속적으로 여러 가지 정신적 스트레스에 시달리고 있으며, 그로 인해 건강상의 문제를 일으키기도 한다.

육체적인 것 잠을 못 자거나 많은 시간 힘든 일을 할 때 생기는 육체적인 스트레스는 우리 몸이 견딜 수 있는 능력을 넘어서게 되면 반드시 건강에 문제를 일으킨다. 또 인체의 구조적인 문제로서 척추의 불균형이나 변형에서 오는 스트레스나 지속적인 통증도 인체에 스트레스로 작용한다. 그밖에 전형적인 육체적인 스트레스로 골절, 창상 등의 외상이 있다.

화학적인 것 화학적인 스트레스는 현대 사회에서 급격한 증가를 보이고 있다. 그 원인은 크게 4가지이다. 첫째는 자동차 배기가스, 공장의 매연, 제초제 등 환경 공해로서 화학적 스트레스의 주요 원인이다. 둘째 오염 또는 정제된 식품이나 방부제·색소·향신료와 같은 식품 첨가물 등이다. 자연 상태가 아닌 가공된 식품을 지속적으로 섭취하면 영양 불균형을 이루게 되고, 인체는 균형을 유지하기 위해 부신과 췌장에 많은 부담을 주게 된다. 셋째 처방약이든 영양제든 약은 인체에 스트레스를 줄 수 있고, 그로 인한 건강상의 문제를 초래할 수 있다. 넷째 온도에 의한 스트레스를 들 수 있다. 너무 춥거나 더우면 스트레스 반응이 일어난다.

장기간 지속된 스트레스는 부신에 영향을 미친다. 과도한 스트레스를 받으면 부신이 영향을 받아 여러 가지 중요한 기능을 수행하지 못하게 됨으로써 결국 인체에 여러 증상을 유발하게 된다. 위궤양, 심한 피로감, 초조감, 사고를 명료하게 하지 못하는 등의 문제가 생긴다. 지속적인 스트레스는 내부 장기와 내분비선을 조절하는 자율 신경의 불균형을 초래하고, 자율 신경의 통제 아래 있는 모든 장기나 기관들에 문제를 일으켜 병이 나게 만든다.

  그렇다면 불쾌한 스트레스를 극복할 수는 없을까. 불행히도 우리는 스트레스 요인들에 둘러싸여 매일을 살고 있다. 때문에 인체에 축적되는 스트레스를 완전히 없앨 수는 없다. 단지 그 요인들을 조절하여 건강상의 문제를 일으키지 않도록 주의해야 할 뿐이다. 직장에서 자주 감정적인 충동을 느끼는 사람이 밤마다 한 시간 반 정도 잠을 줄여야 하고, 방부제와 인공 향신료와 색소가 첨가된 식사를 하며, 추운 날씨에 따뜻하게 옷을 갖추어 입지 못한 채 밖으로 다녀야 한다면 그는 정신적·육체적·화학적 스트레스 모두를 받고 있는 셈이 된다. 이런 경우 의사는 그 사람의 건강 문제가 바로 스트레스 때문이라는 것을 인지시키고 스트레스를 줄여야 한다고 권한다. 그러나 그는 자기 인생에서 스트레스를 조절할 수 있는 것이 무엇인지를 알지 못한다. 의사는 환자의 생활 리듬 속에서 스트레스 요인들을 점검해 보게 된다. 환자는 재정적인 문제로 부인과 갈등이 있다. 재정 문제를 해결하기 위해서 그는 낮에 하는 일 외에 이틀에 한 번씩 회사의 야간 경비원으로 일한다. 게다가 낮에 하는 일도 건물 안팎을 자주 들락날락해야 하기 때문에 추운 날씨에도 옷을 두툼하게 입을 수 없다. 건물 안이 너무 더웠기 때문이다. 야간에 경비를 설 때는 잠을 줄이기 위해 커피를 여러 잔 마시게 되었고, 졸음이 몰릴 때는 잠이 안 오는 약까지 먹는다. 이 환자는 위에서 언급한 3가지 스트레스를 동시에, 그것도 지속적으로 받는 생활을 하고 있는 것이다.

  스트레스로 인한 질병을 예방하려면 위의 4가지 요인들을 찾아내 우선 간단한 것부터 해결하고, 차츰 복잡하거나 어려운 문제들을 해결해 나가도록 노력해야 한다. 불쾌한 스트레스를 없앤다면, 적어도 잘 조절할 수만 있어도 누구나 건강한 생활을 누릴 수 있다.

기 억 하 세 요

스트레스는 크게 불쾌한 스트레스(distress)와 좋은 스트레스(eustress) 두 가지가 있다.

좋은 스트레스는 인체의 기능을 향상시키지만, 장기간 불쾌한 스트레스를 받으면 몸에 병이 생긴다.

스트레스 요인들은 정신적 · 육체적 · 화학적 것 등 크게 3가지 그룹으로 나뉜다.

장기간 3가지 스트레스에 노출되면 부신의 기능이 떨어져 만병의 근원이 된다.

스트레스의 원인을 찾아서 해결하면 건강해질 수 있다.

21세기형 스트레스, 부신 스트레스 증후군

부신은 인체의 여러 가지 기능에 중요한 역할을 한다. 인체의 스트레스를 조절해 주기도 하지만, 스트레스에 의해서 손상 받을 수도 있다. 지속적으로 스트레스를 받으면 부신의 기능이 떨어진다. 그것을 부신 스트레스 증후군(adrenal stress syndrome)이라고 한다.

부신 스트레스 증후군은 어떤 질병의 진행 과정이 아니고, 부신의 특정 내분비선이 그 기능을 제대로 할 수 없는 상태를 말한다. 부신은 인체의 많은 기능에 관여하기 때문에 문제가 생기면 수많은 증상들이 나타나게 된다. 피로감, 어지럼증, 감정의 기복, 불안과 초조, 관절의 통증, 알레르기, 소화 장애, 천식, 두근거림, 요통, 머리의 맑지 못함, 두통, 발기 부전, 장염, 가슴의 통증, 떨림 등 부신의 이상으로 나타날 수 있는 문제는 수없이 많다. 특히 오후 4시에서 6시 사이에 무기력할 정도로 피곤하고 힘이 빠져서 아무 일도 할 수 없거나 잠시라도 잠을 자지 않으면 다른 일을 할 수 없는 경우, 심한 부신 스트레스 증후군일 가능성이 높다.

도시에 사는 현대인들은 공해나 정제된 음식에 의한 화학적인 스트레스, 직장에서 받는 정신적인 스트레스, 짧은 시간에 많은 일을 해야 하는 육체적인 스트레스로부터 거의 피할 수 없다. 물론 정도의 차이는 있겠지만 대부분의 도시인들은 부신 스트레스 증후군을 가지고 있다고 할 수 있다.

의사들은 인체의 기능적인 문제보다는 질병 자체, 또는 그 진행 과정에만 관심을 가진다. 부신의 기능이 완전히 떨어진 애디슨(Addison) 병이 아닌 경우 대부분의 의사들은 부신의 기능 저하를 병으로 인정하지 않는다. 부신의 기능 저하를 질병으로 볼 수는 없지만 그러나 정상적인 상태도 아니므로 결코 간과해서는 안 된다. 클리닉을 찾는 환자들 대부분이 심각한 질병보다는 기능적인 이상이 있는 경우가 더 많다.

보통 임상병리학적 혈액 검사는 애디슨 병에 걸린 경우만 반응하기 때문에 부신의 기능 저하는 잘 나타나지 않는다. 먼저 환자의 병력을 자세히 살펴보고, 일반적인 진단에 AK의학적 검사를 병행하면 병적인 문제뿐만 아니라 부신의 기능 이상을 쉽게 알아낼 수 있다.

셀리에 박사는 1920~1930년대의 연구에서 부신의 기능 장애에 대한 학문적 근거를 마련했다. 그는 3단계로 구성된 부신 스트레스 장애에 대한 전반적인 적응 증후군(general adaptation syndrome)을 발견했는데, 그 첫 단계가 경보 반응(alarm reaction)이다. 이는 스트레스를 극복하기 위해 부신이 작용하는 인체의 방어 기전이다. 경보 반응은 싸움과 같은 감정적인 것이든, 손상을 입은 경우든 어떤 스트레스라도 그것이 인체에 영향을 미치는 동안 나타난다.

두 번째 단계인 저항기(resistance stage)는 경보 반응 단계가 오래 지속될 때 나타난다. 부신은 실제로 장기간 스트레스를 받으면 그에 맞추어 크기가 커진다. 세 번째 단계는 고갈기(exhaustion stage)로서 부신의 모든 기능이 고갈된 상태이다. 이것이 부신 스트레스 장애의 세 단계이다.

부신 스트레스 장애는 많은 증상들의 원인이 된다. 그러나 의사들은 이런 증상을 호소하는 환자들을 건강 염려증이나 신경증(노이로제) 등으로 분류하여 신경안정제나 우울증 치료제를 처방한다. 부신 스트레스 장애가 왜 여러 증상을 낳게 하는지 이해하기 위해 부신에 의해서 생산되는 호르몬의 종류를 살펴본다.

부신 겉질

부신 겉질(부신 피질)은 부신의 바깥에 있으며 3가지 호르몬을 생산한다. 먼저 당질 코르티코이드(glucocorticoid)는 인체에서 지방과 단백질을 당으로 변환시켜 사용할 수 있도록 하며, 저장된 당을 혈류 속으로 방출시키는 작용을 한다. 이러한 활동이 우리 몸의 저혈당을 방지해 준다. 이 것은 또한 항염증 호르몬으로서 류머티즘 관절염과 장염, 십이지장염, 위궤양, 비염, 부비동염, 기관지염, 천식, 만성 상부 호흡기 감염, 피부 발진, 기타 염증성 질환을 예방하는 데 도움을 준다.

두 번째로는 성 호르몬(sex corticoid)인 테스토스테론(testosterone, 고환에서 추출되는 남성 호르몬), 에스트로겐(estrogen, 난포 호르몬), 프로게스테론(progesterone, 황체 호르몬) 등을 들 수 있다. 난소나 고환에서 분비되는 호르몬보다는 훨씬 적은 양이지만, 폐경기의 여성에게 이 호르몬들은 중요한 역할을 한다.

세 번째로는 인체의 미량 원소의 균형을 유지하는 데 중요한 역할을 하는 무기질코르티코이드(mineralocorticoid)가 있다. 이 호르몬은 체액의 균형(세포 내외의 수액의 균형)을 유지해 준다.

부신 속질

부신의 안쪽에 있는 부신 속질(부신수질)은 2가지 호르몬을 만들어낸다. 첫째, 에피네프린(epinephrine ; 교감 신경을 자극하여 혈압을 상승시키고, 심박동 수와 심박출량을 증가시키는 신경 전달 물질)은 아드레날린이라고도 하는데, '싸움과 도망'의 기전에서 1차적으로 관여하는 호르몬으로서 스트레스와 싸워 극복할 수 있게 해준다. 부신 속질의 에피네프린과 노르에피네프린(norepinephrine)은 당을 저장되어 있는 곳으로부터 사용되는 곳으로 이동시키고, 혈관을 수축시키며, 심장 박동수를 증가시켜 인체가 필요한 부위에 더 많은 혈액을 공급한다. 당은 인체의 거의 모든 부분에서 필요하고, 자율 신경은 인체의 장기와 내분비선을 지배하는 만큼, 부신 속질은 인체에 중대한 영향을 미치는 기관이다.

또한 부신은 내분비 계통의 균형을 유지하는 데 통합적인 역할을 한다. 부신은 갑상선과 성선(고환 혹은 난소)에 영향을 준다. 또 특정 내분비선의 이상이 모든 내분비 계통의 균형을 깨는 원인이 될 수도 있다.

많은 사람들이 태어날 때부터 얼굴이나 체형이 다르듯 내분비선의 패턴도 다르며 유전된다. 유전적으로 부신이 튼튼하게 태어난 사람은 많은 스트레스로 혹사당하거나 부적절한 식사를 해도 건강에 이상을 잘 일으키지 않는다. 그러나 불행히도 약한 부신을 가지고 태어난 사람은 축적된 스트레스 요인들에 의해서 건강상의 문제가 빨리 그리고 쉽게 생긴다. 따라서 부신의 기능 이상이 진단되면 가족이나 친척들도 같은 문제가 있는지 주의 깊게 살펴보는 것이 좋다.

그렇다면 부신 스트레스 장애는 해결될 수 있을까. 다행히 부신 스트레스 장애를 교정할 수 있는 효과적인 방법들이 있다. 먼저 그 장애의 원인을 찾아내야 한다. AK의학의 평가 체계를 따르면 부신 스트레스 장애의 정확한 원인은 쉽게 찾아진다. 치료는 환자 스스로 가능하다. 예를 들면 스트레스를 풀거나, 건강한 식사를 하고 몸에 맞는 영양제를 섭취하는 것도 중요한 치료의 일환이다. AK의학을 전공한 의사들은 신경계를 평가하고, 어떤 영양제가 필요한지를 결정하며, 어떤 스트레스가 부신에 영향을 주는지를 찾아내어 그에 맞는 적절한 치료를 하고 있다.

부신 스트레스 장애가 있는 사람들은 대부분 부신을 자극하는 식품(정제된 탄수화물과 커피 등)을 많이 섭취하고 있다. 부신에 지속적인 자극을 가하면 부신의 기능이 떨어지고 그러면 에너지가 떨어져서 더 강한 부신의 자극이 필요하게 되는 악순환이 계속되어 습관성이 된다. 예를 들어 사람들은 부신의 기능이 떨어지면 피곤하게 되고, 피곤을 극복하기 위해서 커피를 마시게 되는데, 커피는 부신을 자극해서 잠시 피곤한 것을 잊게 해주지만 곧 다시 피로감을 느끼게 된다. 이것이 계속 반복되면 결국 부신이 고갈되고 만다.

부신의 건강을 회복하기 위해서는 카페인 음료를 포함한 담배, 술, 당분, 인공 조미료, 청량음료 등을 멀리해야 한다. 부신 스트레스 장애가 오랫동안 지속되었다면, 부신의 건강을 회복하기 위한 프로그램이 필요하다. 이 경우 환자는 의사들의 권유에 정확히 따라야 빨리 효과를 볼 수 있다.

무의식 속의 욕망이
정신적 스트레스를 악화시킨다

스트레스와 관련된 한 가지 임상 사례가 있다. 한 50대 남성이 골프를 치고 난 후 식사를 하려고 의자에 앉았는데, 갑자기 오른쪽 엉덩이가 뒤로 빠지는 듯한 느낌이 들면서 그 부위에 통증이 생겼다. 그는 정형외과에서 1년 정도 꾸준하게 카이로프랙틱 치료를 받았다. 그러나 통증이 호전되었다가 재발되는 일이 반복되었고, 목에까지 통증이 생겼다. 결국 다른 병원으로 옮겨 허리, 골반, 목에 최신 치료법인 인대 증식 치료를 받았으나 불편한 증상은 계속 되었고, 점차 평형감각이 떨어져 중심 잡기도 힘들어졌으며, 움직이면 통증이 더 심해져 최근에는 걷는 것조차 어려운 상태가 되었다.

신경학적인 검사와 카이로프랙틱에 의한 구조적인 검사에서는 이상 소견이 없었다. 그러나 간의 반사가 떨어지고 혀에 백태가 있었다. 그의 병력을 살펴보니 만성 B형 간염으로 치료 중이었다. 목과 엉덩이 부위의 통증, 평형감각의 이상, 근육이 계속적으로 움직이는 느낌, 가끔 얼굴에 열이 나면서 붉어지는 증상에 대한 객관적인 원인은 찾을 수 없었다.

그래서 정서적인 스트레스와 관련 있는 이마의 반사점에 손을 대고 근육 검사를 해보았더니 근육이 약해졌다. 스미스 박사가 설명하는 무의식적인 문제에 대한 분석을 적용한다면, 과도한 욕망이 잠재되어 있다고 볼 수 있었다. 또 심장의 반사점인 복장뼈(흉골) 아래쪽 끝에 손을 대고 의식을 심장에 두게 하였더니 역시 강했던 근육이 약해졌다. 결국 이 사례는 정서적인 스트레스에서 원인을 찾을 수 있었다.

위의 사례를 AK의학적 진단으로 분석해 보면, 정서적인 스트레스와 무의식적인 문제가 뇌의 고통을 담당하는 변연계를 자극하고, 여기서 나오는 신경의 흐름이 뇌간의 그물체를 자극하여 통증의 중추성 조절 능력의 저하, 근육 긴장도의 변화, 자율 신경계의 이상 등의 문제를 일으킨 것이다. 카이로프랙틱 치료나 증식 치료는 이런 증상들을 호전시키는 데 영향을 미쳤다고 볼 수 없다.

알아두면 좋은 것

변연계

대뇌의 중심부에 있으며 고피질, 구피질, 신피질 중 고피질과 구피질을 포함한 부분이다. 계통발생학적으로 볼 때 오래되었으며, 기본적인 생명 활동에 필요한 본능 행동을 담당한다. 생명을 유지하기 위한 식욕, 종족 보존을 위한 성욕, 기분이 좋고 나쁨과 같은 정서적인 상태, 자율 신경의 조절 등과 관련이 있다.

이 환자에게는 감정과 관련 있는 눈 2cm 아래의 반사점을 하루에 100번 두드리고, 스트레스가 있을 때마다 이마의 감정 반사점에 손을 자주 대주는 등 정신적인 스트레스를 해소하는 간단한 방법(112페이지 그림 참조)을 알려 주었다. 또한 무의식적인 과도한 욕망이 문제라고 판단되어 '나는 지금 그리고 앞으로도 영원히 나의 무의식 속에 있는 과도한 욕망을 완전히 해소하기를 진실로 원한다' 라는 말을 잠들기 전에 20회, 4주 동안 되뇌도록 했다. 환자는 처음 치료한 후 증상이 많이 호전되었으며, 같은 방법으로 3회 치료한 이후에는 일을 할 수 있을 정도로 좋아졌다.

AK의학에서 언급하는 건강의 세 요소, 즉 구조적인 면, 화학적인 면, 정서적인 면 가운데 정서적인 면에 대한 연구와 치료는 많은 진전을 보여 왔다. 현재 미국에서 AK의학을 이용하여 정서적인 치료에 대해 연구하고 있는 오스트레일리아 출신의 정신과 의사 존 다이아몬드 박사는 그의 저서 《생명 에너지 Life Energy》에서 감정적인 문제의 치료에 경락을 이용하는 것에 대한 연구를 소개하였다.

미국의 정신과 의사인 데이비드 호킨스 박사는 그의 저서 《의식 혁명 Power vs Force》에서 AK의학이 영적인 성장을 이룩하고 의식을 고양하는 데 도움이 되며, 나아가서는 깨달음에 이를 수 있도록 바람직한 길잡이가 될 수 있다고 하였다. 또한 AK의학은 엄청난 잠재력을 가진 분야로서 물질세계와 정신세계를 연결해 주는 '웜홀(worm hole)'이며, AK의학이야말로 정신과 현실과의 연관을 찾게 해주고, 그러한 것을 보여 주는 도구라고 주장하였다. 그는 AK의학을 이용하여 인간의 영적 의식의 수준을 1에서부터 1000으로 나누었다. 수치심은 30 이하, 죄의식은 30~50, 무기력은 50~75이며, 700에서 1000 사이는 깨달음의 상태라고 보았다.

영국의 스미스 박사는 AK의학의 근육 검사를 통해 의식과 잠재의식 그리고 무의식에서 건강 상태를 평가하는 방법을 창안하였다. 그는 무의식의 문제를 정신 분석을 통하지 않고, AK의학의 근육 검사와 연결하여 신경 전달 물질과 경락과의 상관관계를 분석했는데, 이 연구에 의한 분석표는 AK의학에서 유용하게 적용되고 있다.

스미스 박사는 안면의 경혈점 중 시작과 종지점, 복모혈(腹募穴), 신경 전달 물질의 과다와 부족에 대해 밝혀냈다. 그는 이 이론을 바탕으로 신경 전달 물질의 과다 및 부족과 연결하여 무의식의 문제를

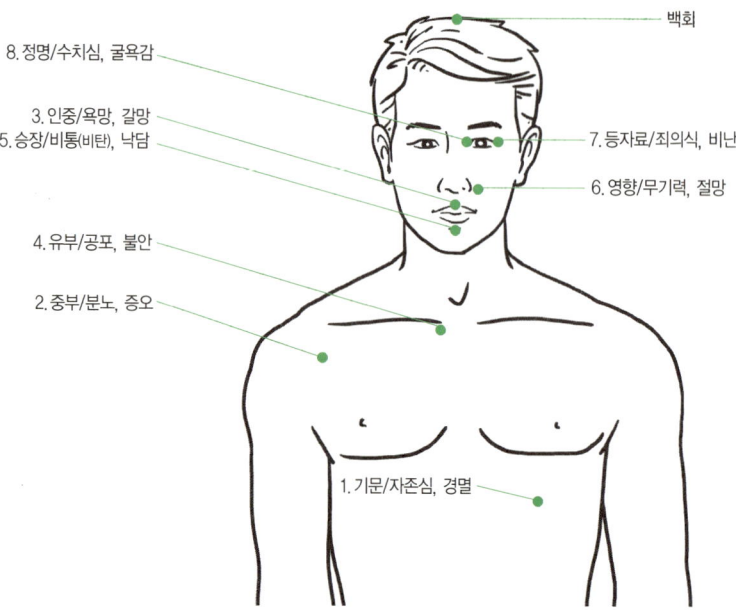

● **무의식과 관련이 있는 경혈점과 신경 전달 물질의 과다 및 부족** 환자가 위의 경혈점들에 손가락을 대고 근육 검사를 해서 약해지면, 구체적인 무의식의 문제와 신경 전달 물질의 과다 및 부족에 대해 알 수 있다. 이 그림의 번호에 대한 설명이 도표에 나와 있다.

	1에서1000까지 나눈 의식 수준	무의식 수준	감정 수준	신경 전달 물질
1.	175~200	자존심	경멸	아세틸콜린 과다
2.	150~175	분노	증오	GABA 과다
3.	125~150	욕망	갈망	도파민 과다
4.	100~125	공포	불안	세로토닌 과다
5.	75~100	비통(비탄)	낙담	도파민 부족
6.	50~75	무기력	절망	GABA 부족
7.	30~50	죄의식	비난	아세틸콜린 부족
8.	30 이하	수치심	굴욕감	세로토닌 부족

분석하는 방법을 발표하였다. 검은색 종이로 눈을 가리게 한 후 근육 검사를 하여 강한 근육이 약해지면, 몸에 염증이 심하거나 독소가 있거나 무의식에 문제가 있는 것으로 보았다. 그리고 위의 근육 검사

과정에서, 이마의 감정 반사점에 손을 댔을 때도 근육이 약해지면 무의식에 대한 검사를 할 필요가 있다고 보았다.

눈 안쪽에 손가락을 댔을 때 강한 근육이 약해지면 무의식적인 수치심과 굴욕감이 잠재되어 있다고 볼 수 있다. 이런 경우 환자에게 '나는 지금 그리고 앞으로 영원히 나의 무의식 속에 있는 수치심과 굴욕감을 완전히 해소하기를 진실로 원한다'라는 말을 잠자기 전에 20회 정도 4주 동안 반복하게 한다. 대개는 3, 4일이 지나면 근육의 약해지는 반응이 없어지고, 증상도 좋아지기 시작한다. 또한 감정 반사점의 반응도 좋아지고, 검은색 종이를 눈에 가려도 근육이 약해지지 않는다.

위의 치료법을 정신적인 스트레스를 해소할 수 있는 간단한 방법(111페이지 참조)과 병행하면 정서적인 문제나 노이로제 등에 도움이 된다. 여기에 스트레스를 머리에 떠올리고 이마의 감정 반사점에 손을 대거나 눈 2cm 아래의 부위를 가볍게 두드리면 좋다.

오늘날 사람들은 치열한 경쟁 속에서 살아가면서 자동차 배기가스와 공장 매연 등 각종 환경오염과 영양소가 부족한 정크 푸드, 고열량, 유해 첨가물이 들어간 다양한 식품 등 여러 가지 공해에 노출되어 있으며, 운동 부족에 밤늦게까지 일을 하고, 잦은 술자리에 담배를 피우고, 갖가지 정신적인 스트레스에 시달리며 살고 있다. 사람에 따라서는 작은 정신적 스트레스도 몸에 나쁜 영향을 미칠 수 있다. 특히 무의식에 문제가 있는 경우에는 그 정도가 심하다.

정서적인 문제나 노이로제에 걸리지 않고 건강한 정신으로 활기찬 생활을 하기 위해서는 먼저 규칙적인 생활과 충분한 수면을 해야 한다. 특히 밤 11시부터 1시까지는 인체의 에너지가 가장 약해지므로 이 시간대에는 잠을 자는 것이 좋다. 1주일에 5회 정도 꾸준히 자신에 알맞은 운동을 하고, 영양소를 골고루 섭취하고, 음식을 먹을 때는 천천히 20회 이상 잘 씹어서 먹어야 한다. 가능하면 설탕, 인공 조미료, 유해 첨가물이 들어간 음식과 패스트푸드는 먹지 않는 것이 좋다. 술과 담배는 끊거나 줄인다. 스트레스가 있을 때는 빨리 앞이마의 감정 반사점에 손을 대고 2, 3분 정도 가만히 있는다. 눈 2cm 아래를 100회 정도 두드리는 것도 좋다. 배꼽 10cm 아래와 뒤쪽 골반과의 사이, 즉 단전에 의식을 두고 복식 호흡을 한다. 그래도 마음이 편해지지 않으면 무의식에 대한 AK의학적인 분석을 통해 어떤 문제가 잠복되어 있는지 알아보는 것이 좋다.

알아두면 좋은 것

의식(consciousness)이란?
사람은 누구나 깨어 있을 때는 무엇인가를 항상 생각하거나 느끼고 있다. 즉 직접적인 주관적 체험들을 가지고 있는데, 그것들을 총칭하여 의식이라 한다.

무의식(unconsciousness)이란?
의식할 수 있는 영역 아래의 전반적인 심적 현상을 말한다. 프로이트는 평소에는 인식하지 못하는 마음의 부분, 즉 무의식이 실은 우리 마음의 대부분을 차지하고 있다고 설명하였다. 의식과 무의식을 빙산에 비유하면, 수면 아래 잠겨 있는 부분이 무의식으로서 빙산의 대부분을 차지하고, 수면 위의 작은 부분이 의식에 해당된다.

기억하세요

정신분석을 통하지 않고 무의식의 영역을 알아볼 수 있다.
안면의 경혈점과 신경 전달 물질과의 상관관계를 이용하여 근육 검사를 하면 무의식의 문제를 찾아낼 수 있다.

정신적인 스트레스를 해소할 수 있는 간단한 방법

대부분의 환자들은 의사가 진단중에 "스트레스가 있군요. 무슨 고민이 있나요"라고 물으면 "그걸 어떻게 아세요"라고 반문한다. 근육 검사를 하면 정신적인 스트레스가 있는지, 그리고 그 스트레스가 얼마나 심각하게 영향을 미치고 있는지를 쉽게 알 수 있다. 특정 스트레스를 머리에 떠올리면 강한 근육이 약해진다. 또한 스트레스와 관련 있는 반사점, 즉 눈 위 이마의 튀어나온 두 지점을 통해서도 알 수 있다.

정신적인 스트레스와 관련된 근육은 큰가슴근 빗장뼈 분지다. 이 근육은 위장의 상태를 대변한다. 누구나 심한 스트레스를 받을 때 소화가 안 되고 속이 쓰리는 것을 경험해 보았을 것이다. 이것은 스트레스가 위에 영향을 미치는 것을 의미한다. 한방에서는 위장과 관련된 경락을 위경이라고 한다. 위경은 눈 바로 아래 승읍(承泣 ; 눈동자 바로 밑의 부위)이라는 지점에서 시작된다. 이 지점에 환자의 손을 대고 근육 검사를 했을 때 근육이 약해지면 위장에 문제가 있다는 것이다. 이런 환자는 대부분 스트레스를 심하게 받고 있는 상태이다.

심한 정신적인 스트레스는 인체의 여러 장기에 영향을 미치는데,

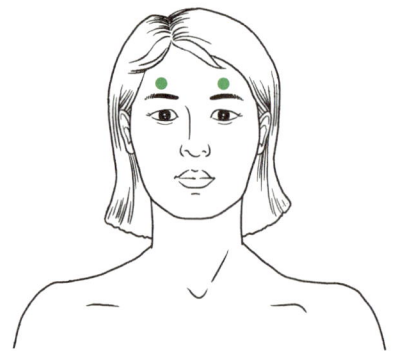

● **감정 반사점** 눈의 동공과 수직으로 같은 선상에 있는 이마의 튀어나온 부위로서 미국의 베넷에 의해서 발견된 점이다. 이 부위에 손을 대고 근육 검사를 했을 때 강한 근육이 약해지면 정신적인 스트레스를 받고 있는 것이다.

그 중에서 부신은 바로 직접적인 영향을 받는다. 검사상 부신의 기능이 떨어져 있고 동시에 정신적인 스트레스가 있다면, 이는 거의 대부분 정신적인 스트레스가 1차적인 원인이다.

정신적인 스트레스를 해결하는 간단한 방법은 다음과 같다. 먼저 편안한 자세로 특정한 스트레스를 머릿속에 떠올린다. 이때 근육 검사를 해보면 대체로 근육이 약해진다. 그 다음 가장 감사하게 생각되는 기억을 머릿속에 떠올려 스트레스를 둘러싼 후, 둘러 싼 스트레스를 머리에서 몸통을 지나 다리와 발을 거쳐 몸 밖으로 내보낸다. 그런 후 감사하는 기억을 다시 떠올려 머릿속에, 몸속에 그리고 세포 속에까지 충만하게 한다. 이렇게 하루에 20회 정도 한다.

오랫동안 허리가 아팠던 40세 여자의 경우는 이에 관한 좋은 임상 사례다. 이 환자는 수년 동안 여러 병원을 전전하면서 치료를 받았으나 그때마다 조금 나았다가 다시 악화되는 일이 반복되었다. 때문에 성격도 매우 예민해져 있었고, 의사에 대해서도 신뢰감을 잃은 듯했다. 그러다가 불면증이 겹치면서 허리의 증상이 더 심해졌다. 스트레스와 관련 있는 반사점에 손을 대고 강한 근육 검사를 해보니 즉시 약해졌다. 의사가 "스트레스가 있군요"라고 묻자 그 환자는 "요즘 스트레스를 안 받고 사는 사람이 있나요"라고 반문했다.

스트레스가 정신적·육체적으로 심각한 영향을 미치는 정도가 되면 근육 검사에서 즉시 반응을 보인다. 심한 정신적인 스트레스에 술, 담배, 커피, 설탕, 인공 조미료 등의 화학적인 스트레스에 둘러싸여 있고, 짧은 시간에 많은 일을 해야 하는 육체적인 스트레스까지 겹치면 인체의 중요한 내분비기관인 부신에 반드시 문제가 생긴다. 이것이 부신 스트레스 증후군이다. 부신에서 분비되는 코르티졸(cortisol ; 가장 대표적인 당질 코르티코이드)은 아침에 많이 분비되고 밤이 되면 최저점에 도달하는 것이 정상이다. 그러나 부신 스트레스 증후군이 있는 경우에는 코르티졸이 밤에 더 많이 분비되고 그로 인해 불면증이 초래된다. 여기에 인체의 시계라고 할 수 있는 솔방울샘의 기능이 떨어지면 증상은 더 악화된다.

부신의 기능이 떨어지면 호르몬의 영향을 받아 인대가 약해진다. 인대 중에서 가장 스트레스를 많이 받는 부위가 발과 허리이다. 이 환자의 경우도 발과 허리(골반 포함)의 인대가 약해져 있었다. 발의 이상이 골반이나 허리의 통증을 악화시키기 때문에 점점 증상이 심해지는 것이다.

이 환자의 증상을 유발한 1차적인 원인은 정신적인 스트레스였다. 스트레스를 해소하는 간단한 방법을 실시하고 난 후 검사를 하자 일시적이기는 했지만 부신의 반사가 좋게 나왔다. 화학적인 스트레스를 유발하지 않는 좋은 음식을 먹도록 하고, 솔방울샘의 기능을 회복시키는 치료를 한 후 점차 증상이 좋아졌으며, 마침내 활동에 지장이 없을 만큼 완전하게 치료되었다. 이 환자의 경우, 만일 스트레스에 대한 치료를 하지 않고 허리와 발에 관한 치료만 했다면 완전히 호전되지 않고 계속 재발되었을 것이다.

인생에서 성공하려면 심리적 역전이 없어야 한다

 몸까지 바꾸는 심리적 역전

AK의학 세미나에서 심리적 역전(逆傳;질병이 일반적인 경과를 거치지 아니하고 거꾸로 진행하는 것)에 대한 이론을 배우고, 그것을 처음 실습하는 의사들은 어처구니없는 결과에 웃음을 터뜨리게 된다. "나는 건강하고 즐겁게 살고 싶고, 환자를 많이 보면서 훌륭한 의사가 되고 싶다"라고 말한 후 근육 검사를 했더니 강했던 근육에 힘이 쭉 빠지는 경험을 하게 된다. 반대로 "나는 몸이 좀 아프고, 좋은 의사가 되지 않아도 된다"라고 말한 후에 근육 검사를 하면 약했던 근육이 강해지는 것이었다. 긍정적인 생각이나 말을 하면 근육의 힘이 약해지고, 부정적인 생각이나 말을 하면 근육의 힘이 강해지는 것을 '심리적 역전'이라고 한다.

이 심리적 역전에 대한 이론은 미국의 유명한 심리 치료사인 칼라한 박사가 정립했는데, 그는 AK의학을 최초로 심리 치료에 응용한 사람이다. 칼라한 박사는 《TFT(思考場 치료법, thought field therapy) 5분 요법》(원제는 tapping the healer within)이라는 저서에서 한방 경락의 경혈점을 두드려 치료하는 법을 기술하였다. 그는 텔레비전 프로그램에 출연하여 겁이 나서 롤러코스터 같은 놀이기구를 못 타는 사람들에게 경혈점 몇 군데를 두드려 주자 공포를 느끼지 않고 놀이기구를 타게 되는 것을 보여 주었다. 뱀을 보면 무서워서 소리를 지르던 사람도 그에게 치료를 받고 나서 몇 분 후에는 뱀을 만지기까지 하였다.

칼라한 박사가 심리적 역전을 처음으로 관찰하게 된 것은 수년간 다이어트를 했으나 계속 실패한 한 여성 환자에게서였다. 그는 그 여성에게 스스로가 원하는 만큼 날씬해진 자신의 모습을 상상해 보라고 한 후 근육 검사를 했는데 근육이 약해졌다. 반대로 지금보다(그 당시 그녀는 정상 체중보다 17kg 정도 더 많이 나가는 비만이었다) 15kg 정도 더 살찐 자신의 모습을 상상해보라고 하자 근육이 현저하게 강해진 것을 볼 수 있었다. 그녀에게 '나는 더 살이 찌고 싶다'라고 말하게 하자 그녀의 근육이 더 강해졌는데, 그러한 반응은 그 여성이 날씬하고 성적으로 매력적인 사람이 된다는 것에 대해 어떤 두려움을 가지고 있기 때문이라는 것을 알았다.

어떤 사람이 자신이 원하는 긍정적인 목표를 상상하거나 말할 때 강했던 근육이 약해지고, 원하는 목표를 이루지 못하고 실패하게 되는 상상을 하거나 말할 때 반대로 근육이 강해진다면 그것은 심리적 역전에 의한 것이다.

심리적 역전은 한 사람의 삶에 영향을 미치는 모든 것과 관련되어 있다. 따라서 이런 문제가 있다면 빨리 치료를 받아야 한다. 자신이 선택한 직장이나 사업에서 계속 실패하는 사람들은 심리적 역전에 대한 검사를 받는 것이 좋다. 사업이나 직장에서 실패하는 시점에 심리적 역전 상태에 놓여 있는 경우가 매우 많기 때문이다. 무의식적으로 부정적인 에너지가 강하기 때문에 하고자 하는 일이 뜻대로 되지 않는 것이다. 심리적 역전의 문제를 치료해서 인생에 위기가 닥쳤을 때 긍정적인 방향으로 헤쳐 나가는 지혜를 모을 수 있게 해야 한다.

심리적 역전이 존재하는 경우에도 그 정도는 다양하다. 좋거나 나쁜 상상이나 말들에 모두 뚜렷한 근육 반응을 보일 정도로 심각한 사람도 있다. 평소에 이런 사람들은 부정적인 측면에만 마음을 쓰는 경우가 많은데, 대개 통증이나 기능 이상과 같은 일반적인 증상들이 잘 치료되지 않는다. 특별한 이유 없이 치료가 되지 않으면 심리적 역전 검사를 하는 것이 좋다. AK치료를 하는 의사들 중에는 아예 처음부터 심리적 역전에 대한 검사를 하는 사람도 있다.

미국의 블레이크 박사는 심리적 역전과 신경계의 부조화(neurological disorganization)를 치료함으로써 독해력이 향상될 수 있다는 연구 결과를 내놓았다.

칼라한은 AK치료법으로 치료 효과를 보지 못할 때는 심리적 역전을 고려한다고 했다. 칼라한은 어느 날 식욕 부진이 있는 환자를 안면의 경혈점을 이용해 치료하는 데 실패했다. 다음 진료 때 그 환자가 심리적 역전 상태일지도 모른다는 생각이 들어 심리적 역전 검사를 하고 나서 경혈점을 두드리자 효과가 나타났고, 그 후 환자는 15년 만에 처음으로 하루 세끼 식사를 하기 시작했다고 하였다.

심리적 역전이 있을 때는 어떻게 치료해야 할까. 심리적 역전을 가진 환자가 의사의 권유대로 "나는 내 자신의 모든 문제와 단점을 철저히 마음 깊이 받아들인다"라고 말하면 근육 검사의 반응이 좋아지고, 증상도 어느 정도 호전을 보인다. 심리적 역전을 가진 환자들은 자신을 매사에 긍정적으로 받아들이지 못하고, 지나치게 자신을 비하하면서도 대부분 그 사실을 의식하지 못한다. 이 또한 무의식의 문제이다. 심리적 역전의 근본적인 원인을 정신분석학적인 방법이나 AK의학의 무의식을 찾는 방법으로 찾아내어 치료하면 증상이 좋아진다.

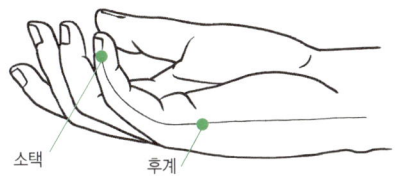

● **심리적 역전과 관련된 경혈점** 소장경은 새끼손가락 손톱 위의 바깥쪽에서 시작하여 팔을 안쪽을 따라 올라가서 귓바퀴 바로 앞까지 간다. 소장경의 시작점은 소택, 소장경의 경락을 강화시키는 강장혈위는 후계이다. 칼라한은 심리적 역전이 있는 사람에게 긍정적인 문장을 말하거나 생각하게 하면서 양 손에 있는 후계를 서로 두드리게 하면 좋아지는 것을 관찰하였다.

칼라한에 의하면 심리적 역전을 심리학적인 방법과 더불어 긍정적인 문장에 환자가 집중하는 동안 소장 경락의 후계(後谿 ; 관절 뒤쪽의 우묵한 곳)라는 경혈점을 두드리면 치료 효과를 거둘 수 있다고 한다. 또한 경락을 검사하여 소장경의 전체적인 불균형이 있으면 치료해야 한다.

슈미트 박사는 심리적 역전이 실제로 소장 이상의 원인이 되는 경우가 많다는 임상 결과를 발표하였다. 심리적 역전을 가진 환자들의 경우, 심리적인 문제 특히 무의식에 대한 접근뿐만 아니라 소장의 기능 이상에 대한 검사를 하여 이상이 있으면 소장에 대한 영양제를 먹는 것이 좋다. 이것은 AK에서 말하는 건강의 3요소, 구조적인 면, 화학적인 면, 정신적인 면이 서로 연관이 있다는 것을 보여준다. 소장의 이상은 구조적인 문제인데, 이것이 정신적인 면 즉 심리적 역전의 원인이 될 수 있으며, 화학적인 요소인 소장과 관련된 영양제로 치료가 되는 것이다.

모든 치료를 하기 전에 심리적 역전을 검사할 필요가 있다. 심리적 역전이 있다면, 이것을 치료하지 않고는 어떤 치료를 하여도 효과가 없거나 재발하기 때문이다. 인체의 의식 영역 중에서 대부분을 차지하는 무의식에서 발생하는 부정적인 요소는 인체의 정신적인 면뿐만 아니라 구조적인, 화학적인 면에 영향을 준다. 이러한 것을 신경학적으로 설명하면, 뇌의 변연계를 비롯한 대뇌피질에서 나오는 부정적인 신경의 흐름이 뇌간에 있는 신경 핵의 집합체인 그물체로 전해져서 그물체의 기능인 통증의 조절, 근육의 긴장도 조절, 자율 신경의 조절에 나쁜 영향을 주기 때문이다. 그 결과로 통증이 증가되거나, 근육의 불균형이 생겨서 구조적인 문제(건강의 3요소 중 구조적인 면)를 일으키고, 자율 신경의 문제로 인하여 내장의 기능 이상이나 흡수의 장애로 인하여 영양소의 불균형 (건강의 3요소 중 화학적인 면)이 생길 수 있다.

심리적 역전을 치료하지 않으면, 삶의 여러 활동을 제약받는 것에서부터 심각한 병리 상태에 이르기까지 전반적인 사회 활동에 악영향을 끼칠 수 있다. 성공하기를 원한다면, 먼저 심리적 역전을 검사하고 치료하자.

심리적 역전의 치료 예

30대 중반의 재활의학과 전문의가 최근 자신이 쉽게 피곤해지면서 왼쪽 골반의 통증이 자주 생긴다고 호소해 왔다. 왼쪽으로 두통도 잦아지고 눈이 아픈 경우도 있다는 것이었다. 오래 전부터 AK 세미나에 참가해 온 그는 AK로 근육 검사를 해보면 대퇴직근(넙다리곧은근이라고도 하며, 골반에서 무릎으로 내려가는 대퇴부 앞쪽의 근육으로 무릎을 펴게 하고 걸을 때 다리를 앞으로 향하게 하는 중요한 근육)이 약한 것으로 나타났다고 했다. 그는 이 근육이 소장의 기능을 나타내는 근육이기 때문에 막연하게 '소장에 기능적인 문제가 있나 보다'라고만 생각하고 평소에 크게 불편함을 느끼지 못해 그대로 방치했다고 한다. 그런데 최근 들어 왼쪽 골반이 자주 비뚤어지고, 정신적인 스트레스가 있다는 것을 보여주는 감정 반사점에 손을 대면 근육이 약해지며, 무의식에 문제가 자주 나타났다. 오후가 되면 피곤하고, 환자를 많이 보면 아무것도 할 수 없을 정도로 힘이 빠진다고 했다.

왼쪽 골반의 비뚤어짐으로 인한 통증이 있어서 원인을 단순히 술과 정신적인 스트레스로 인한 부신 스트레스 증후군이라고 생각하여 도수 치료도 여러 번 받았다. 그럼에도 불구하고 급기야는 간의 기능이 떨어지는 반사도 나타나고, 독소가 축적되는 반사도 자주 나타났다. 색깔 진단을 해보면, 검은색 종이로 눈을 가리면 강했던 근육이 약해졌다.

이 환자는 자주 재발되는 골반의 비뚤어짐, 부신 스트레스 증후군, 간 기능 저하 및 독소 반응, 그리고 소장의 기능과 관련된 대퇴직근의 약화 등을 종합해 볼 때 심리적 역전이 있을 것이라고 의심되었다. "나는 피곤하지 않고, 왼쪽 골반의 통증과 두통이 없어졌으면 좋겠다"라고 말하게 하니, 강한 근육이 약해졌다. 거꾸로 "나는 좀 피곤해도 좋고, 골반과 머리에 통증이 있어도 괜찮다"라고 말하게 했더니 강한 근육은 여전히 강했고, 약했던 대퇴직근도 강해졌다. 심리적 역전이었다.

소장과 관련된 영양제(위와 소장의 소화 효소, 위산 그리고 비타민B군이 들어 있다)를 입에 넣고 대퇴직근을 검사하니 약했던 근육이 강해졌다. 그리고 나서 "나는 피곤하지 않고, 왼쪽 골반의 통증과 두통이 없어졌으면 좋겠다"라고 말하게 했더니 비로소 근육이 약해지지 않았다. 경락 중에 소장경의 강장혈(腔腸穴)인 후계(後谿, 그림 117페이지 그림 참조)를 두드려도 같은 반응이 나타나고, 소장경의 모혈(募穴 ; 치골에서 약 4cm 위에 있다)에 손으로 접촉한 상태로 위의 검사를 해도 같은 결과가 나왔다. 소장에 대한 영양제를 처방하고 소장 경락의 강장혈과 모혈을 두드리는 치료를 하고 나니 상태가 좋아졌다. 오랫동안 약했던 대퇴직근도 강해지고, 피곤함도 줄고, 골반의 통증과 두통도 좋아졌다.

그는 치료를 하고 난 후 삶의 밝은 면을 보게 되고, 전향적이고 발전적인 사고를 하게 된 것에 놀란다고 하였다. 이제 그에게는 훌륭한 의사가 되기 위해서 노력하는 일만 남았다. 필자는 그가 그렇게 되리라는 사실을 믿어 의심치 않는다.

> **기 억 하 세 요**
>
> 인생에서 위기가 닥쳤을 때, 하는 일마다 잘 안 풀릴 때, 부부 사이가 특별한 이유 없이 나빠질 때 점이나 사주를 보러 가는 사람들의 경우, 이런 사람들은 꼭 심리적 역전을 먼저 검사해 봐야 한다.
> 심리적 역전은 무의식의 문제다. 굳이 정신 분석을 통해서 수면 아래에 잠복되어 있는 무의식을 의식이라는 수면 위로 끌어올리지 않고도 치료가 된다. 심리적 역전은 정신적인 치료보다는 소장과 관련된 치료가 효과적이다. 이런 점이 인체의 구조적인 면과 화학적인 면이 정신적인 면에 영향을 준다는 사실을 증명하는 중요한 예가 된다.

다른 부위는 쉬어도 뇌는 잠들지 않는다

아침에 일찍 일어나는 사람은 활동을 많이 하기 때문에 건강하고, 부지런하기 때문에 부자가 된다고 알려져 있다. 얼마 전에 일본인 작가 사이쇼 히로시가 지은 《아침형 인간》이라는 책이 인기를 끌면서 많은 사람들이 '아침형 인간'으로의 변화를 시도하였다. 인터넷 카페에서는 '아침형 인간 동호회'가 만들어져 꽤 많은 사람들이 동참했다고도 한다. 한편, 아침형 인간에 대한 찬반양론이 일면서 수면〔잠〕에 대한 관심이 높아졌다. 잠에 대한 것을 분석해 보면, 과연 아침형 인간만이 건강하고 부자가 되는지, 저녁형 인간에게는 좋은 점이 없는지를 알 수 있다.

동물 진화의 척도, REM수면

이론이 분분하지만 아직도 과학적으로 잠이 무엇인지는 정확하게 밝혀지지 않고 있다. 잠이 들면 우리 몸의 대부분은 활동을 줄이면서 휴식을 취하는 상태이지만, 뇌는 잠자는 동안에도 계속 활동을 하며, 혈액 공급도 상당히 증가한다. 잠은 뇌의 활동이 멈춰서 일어나는 것이 아니라 잠을 유도하는 뇌의 능동적인 활동에 의해서 일어난다는 증거다.

체내 시계(biological clock)는 뇌의 중심부에 있는 솔방울샘이라는 내분비선이다. 여기서는 멜라토닌(melatonin ; 솔방울샘에서 분비되는 호르몬)이 분비되는데 이 호르몬의 작용으로 인해서 잠이 유도된다. 빛이 밝은 낮 시간에는 솔방울샘의 활동이 떨어져서 멜라토닌의 분비가 감소되고 빛의 자극이 없으면 분비가 증가해서 자정 무렵에 멜라토닌의 분비가 최고에 달했다가 아침이 되면 다시 낮아지는 시스템이다.

AK의학으로 검사하면 불면증이 있는 사람들은 대부분 솔방울샘의 기능이 떨어져 있다는 것을 즉시 알 수 있다. 나비뼈(접형골 蝶形骨 ; 머리 외측부의 약간 앞쪽 부위)이라는 머리뼈의 외측부를 누를 때 일시적으로 근육의 힘이 떨어지면 솔방울샘의 기능에 이상이 있는 것이며, 솔방울샘의 기능을 좋게 해주면 즉시 근육 반사가 좋아진다. 불면증을 치료할 때는 기본적으로 솔방울샘의 활동 정도를 검사하는 것이 매우 중요하다.

잠을 자고 깨는 주기는 뇌간에 있는 세로토닌(serotonin ; 신경 전달물질이며 장 운동을 촉진하여 혈관 수축에도 관계하는 아민류의 물질)과 노르에피네프린의 상대적인 농도에 의해서 이루어진다. 멜라토닌도 세로토닌계 호르몬이다. 음식을 먹고 나면 졸리는 현상, 특히 점심 때 당분이 많은 음식을 먹으면 많이 졸리는 현상은 당분이 흡수되면서 장에서 세로토닌이 많이 형성되어서 잠이 오게 만들기 때문이다.

식사 후의 졸음을 없애려면 커피를 마시는 것보다는 식사의 메뉴를 바꾸어야 한다. 가능하면 탄수화물을 줄이고 탄수화물 중에서도 혈중에서 포도당으로 빨리 변환되는 정제 설탕의 섭취를 줄여야 한다. 그러면 수험생들이 저녁식사 후에 졸리지 않도록 하는 적절한 식사는 어떤 것이 좋을까. 비타민과 필수 미네랄이 풍부한 채소와 단백질과 필수 지방산이 풍부한 생선을 먹으면 영양도 충분히 공급이 되면서 장에서 세로토닌의 형성이 적어 졸리지 않는다.

　잠은 5단계로 구분된다. 졸리기 시작하는 제1수면기에서 가벼운 잠이 드는 제2단계를 거쳐 깊은 잠이 드는 제4수면기까지 나누는데 각 수면기는 뇌파검사(EEG)상의 특징에 의해 나뉜다. 이 4단계의 수면기는 뇌파가 깨어 있을 때보다 느린 파동을 보이는 데 하룻밤 7~8시간 자는 동안에 90분 간격으로 4~5회 반복하여 나타난다. 제4수면기에서 마지막 제5수면기로 넘어가면 뇌파의 활동이 갑자기 활발해지고 얼굴 근육이 움직이고 온몸의 근육은 더 풀어지는 현상이 나타난다. 맥박과 호흡이 빨라지고 눈의 움직임이 나타나는 잠을 약 20분 자게 되는데, 이 시기를 빠른 안구 운동을 한다고 해서 REM(Rapid Eyes Movement)수면이라고 한다.

　잠은 크게 Non-REM 수면기와 REM 수면기로 나누어진다. 성인의 경우 REM수면은 수면 전체의 약 20~25%를 차지한다. 유아의 경우 약 50%가 REM수면이며 만 5세가 지나야 보통 성인의 수준이 된다. 노인이 되면 전체 수면과 REM수면이 모두 감소한다. 꿈은 REM수면 때 많이 꾼다. 감정적인 스트레스나 지적 노동을 했을 때 REM수면이 증가하고 REM수면을 방해하면 정신적인 문제가 생길 수 있다. 그래서 같은 잠이라도 REM수면이 더 필수적이다. 대체로 Non-REM수면은 신체 기능의 회복에 기여하고 REM수면은 정서와 지적 기능의 회복에 기여한다고 보면 된다. 잠은 신체나 뇌의 피로 회복에 절대적인 것이다. 연구에 따르면 진화한 동물일수록 REM수면이 길다.

　불면증이 있는 환자들을 검사해 보면 단순히 불면증으로 인한 문제뿐만 아니라 내분비선의 문제, 내장의 이상, 해독 기능의 저하, 척추를 비롯한 관절의 통증 등 여러 가지 복합된 문제를 가지고 있는 경우가 흔하다. 불면증이 있으면 몸과 두뇌의 피로가 회복되지 않아서 노폐물이 쌓여서 해독 기능이 떨어지고, 화학적인 스트레스가 증가되면 부신 기능이 떨어지고 부신 기능이 떨어지면 면역 기능과 장의 기능이 떨어진다. 솔방울샘은 전체적인 내분비 계통에 영향을 주기 때문에 수면 장애는 갑상선, 부신, 성 호르몬 분비선의 기능을 떨어뜨린다. 그러므로 솔방울샘의 기능을 정상으로 회복시키고 숙면을 취하게 하는 것이 건강을 유지하는 기본이다.

잠은 어떻게 자야 할까. 사람은 유전적인 영향, 체질적인 경향, 그리고 생활 습관에 따라 저마다 잠자는 시간과 패턴이 다를 수밖에 없다. 《아침형 인간》이라는 책이 나오고 나서 많은 저녁형 인간들이 건강해지기 위해서 또 성공을 이루기 위해서 아침에 일찍 일어나려고 발버둥을 쳤다. 아마 대부분은 실패했을 것이다. 체질상 아침에 잘 못 일어나는 타입이 있다. 한의학적으로 소음인은 아침에는 피곤하고 의욕도 없지만 점차 워밍업이 되면 한밤중에는 일을 집중해서 할 수 있다. 밤에는 잠이 잘 안 오지만 아침에는 죽은 듯이 숙면을 취한다. 반면에 태양인은 저녁밥을 먹고 TV를 보다가 꾸벅꾸벅 졸지만 새벽에는 일찍 일어나서 기분 좋게 일을 시작한다. 이런 체질은 아침에 머리가 맑고 집중해서 많은 일을 할 수 있다. 같은 체질이라도 어릴 때부터 밤늦게까지 공부를 하다가 아침에 늦게 일어나는 것이 수십 년 동안 습관이 되었다면, 이런 습관을 단 시일 내에 바꾼다는 것은 불가능하다. 만일 잠자는 패턴을 바꾸려면 계획을 세워서 하루에 10분씩 단계별로 바꾸어서 신체적으로 정서적으로 무리가 따르지 않도록 조절하는 것이 중요할 것이다.

잠은 얼마나 자야 할까. 나폴레옹은 하루에 5시간 이상 자지 않았다고 한다. 선방(禪房)에서 수행을 하는 승려들 중에는 장좌불와(長坐不臥 ; 눕지 않고 앉은 채로 자면서 하는 수행)라 해서 몇 년 동안 눕지도 않는 경우가 있다고 한다. 사람에 따라서는 몇 시간 자지 않고도 충분한 수면을 취하는 사람들도 있다. 충분한 수면 시간이란 사람마다 다르지만 평균적인 수면 시간은 7~8시간이다. 일반적으로 빨리 피곤을 느끼는 사람, 건강에 문제가 있는 사람들은 7~8시간의 수면을 취하는 것이 좋다. 보통 사람들의 경우, 잠을 자고 나서 머리가 맑고 몸이 가뿐하다면 적절한 시간 동안 수면을 취했다고 볼 수 있다.

낮잠은 건강에 도움이 될까. 아침에 일어나서 8시간이 경과하면 졸린 것이 일반적인 생리 주기다. 대체로 오후 1~2시 사이 인데 이때 15분 정도 자는 것이 뇌의 피로를 회복하는데 도움이 된다.

꿈은 무엇인가. 꿈은 수면 주기 중 REM수면 상태에서 꾸게 된다. 좋은 꿈도 있고 악몽도 있고 비이성적인 꿈도 있다. 꿈에 대한 속설도 많다. 아이들이 높은 곳에서 떨어지는 꿈을 꾸면 키가 큰다든가, 원숭이나 조상에 대한 꿈은 길몽이라든가 하는 것은 오랫동안 민간에 전해지는 속설이다. 대체로 꿈은 감정의 기복이 심할 때, 골치 아픈 일이 많을 때 더 많이 꾸게 된다. 번뇌가 많으면 꿈이 많아진다. 가위눌려서 공포에 질린 채 잠을 깨는 사람들의 잠재의식 속에는 미워하는 존재가 분명히 있다. 프로이드는 '꿈의 원동력은 성욕(libido)'이라고 하였다. 욕구 불만을 해소하기 위해서, 깨어 있을 때나 이성적인 상태에서는 하지 못하는 일을 꿈속에서 비이성적으로 행동하는 꿈을 꾸기도 한다. 좋은 생각을 하고 좋은 말을 하고 바른 행동을 하면 좋은 꿈을 꾸게 된다. 특히 자주 가위눌리는 사람들은 평소에 자신의 의식 세계를 항상 아름답게 유지해야 한다. 정신적인 스트레스가 많은 사람은 이 책에서 언급한 스트레스를 해소하는 방법을 이용해서 정신적인 건강을 유지하는 것이 중요하다.

꿈은 뇌의 활동으로 인한 산물이다. REM수면 시 뇌의 활동이 활발할 때 꿈을 꾸기 때문이다. 깊은 수면을 취하면 꿈을 꾸어도 곧 잊어버리기 때문에 잘 기억을 못한다. 숙면을 취하지 못할 때의 꿈이 많이 기억된다. 꿈을 왜 꾸게 되는지는 아직 밝혀지지 않았다. 그러나 좋은 꿈을 규칙적으로 꾸면 정신적으로 건강하고 악몽을 자주 꾸면 건강에 문제가 있을 가능성이 많다. 꿈을 꾸면서 꽉 짜인 이성적 상태를 잠시나마 벗어날 수 있다는 것이 뇌를 보호한다는 이론도 있다. 어쨌든 꿈은 뇌의 휴식에 중요한 것임에는 틀림이 없다. 그러므로 평소 좋은 꿈을 꾸도록 몸과 마음을 건강하게 유지하는 것이 중요하다.

> **기 억 하 세 요**
>
> 체내의 시계(Biological clock)는 솔방울샘이며 여기서 멜라토닌이라는 수면과 관련된 호르몬이 분비된다. 솔방울샘의 기능이 떨어지면 수면 장애가 생긴다. 수면 장애는 AK의학으로 쉽게 치료되나, 조기에 치료하는 것이 좋다.
> 잠은 Non-REM수면과 REM수면으로 구분되며 7~8시간 잠자는 동안 5번 정도의 주기를 반복한다. Non-REM수면은 몸의 휴식과 관련이 있고 REM수면은 뇌의 휴식과 관련이 있다. 꿈은 주로 REM수면주기에서 꾼다.
> 정신적으로나 육체적으로 모두 건강하면 좋은 꿈을 꾼다. 악몽을 자주 꾸면 건강에 문제가 있을 수 있다.

불면증의 키워드 – 솔방울샘과 부신

수년 동안 두통, 목, 등, 허리의 통증과 만성 피로, 불면증에 시달려 온 39세 여자 환자의 예는 사람에게 잠이 얼마나 중요한지를 보여주는 예다. 그 환자의 표정은 매우 어두웠고, 피부가 꺼칠하며 입술도 갈라진 것이 전형적인 수면 부족의 징후를 보이고 있었다. 수면 시간을 물어보니 하루 2~3시간 자는데, 그것도 숙면을 취하지 못한다는 것이었다.

AK의학에서 불면증에 대한 기본 검사는 매우 간단하다. 솔방울샘의 기능에 대한 검사를 하면 되기 때문이다. 솔방울샘은 위에서 설명했듯이 뇌의 정중앙에 있는 내분비선으로 멜라토닌을 분비하는 인체의 시계이며 우리 몸의 모든 내분비선을 조절하는 역할도 한다. 솔방울샘의 기능에 이상이 있으면 불면증을 유발하고 내분비선의 이상, 부신 스트레스 증후군, 갑상선 기능 저하, 성 호르몬 분비의 이상으로 인한 증상 등이 다발성으로 발생할 수 있다.

이 환자의 나비뼈를 눌렀다가 뗀 다음 근육 검사를 해보았더니 즉시 약해졌다. 이 검사로써 솔방울샘 기능이 떨어져 있음을 알 수 있었다. 동시에 부신의 기능을 나타내는 근육인 넓적다리 안쪽의 넙다리 빗근(봉공근 縫工筋)과 두덩 정강근(박근 膊筋)도 약하고 성 호르몬을 분비하는 난소와 관련이 있는 근육인 궁둥 구멍근(이상근 梨狀筋, piriformis muscle)도 약해져 있었다.

솔방울샘의 기능을 좋게 하는 방법은 크게 두 가지인데, 그 중 하나가 나비뼈를 좌우로 벌려 주는 것이다. 입 안으로 손가락을 넣어서 나비뼈의 돌기를 잡고 좌우로 벌려 주고 난 다음 솔방울샘 기능을 검사해 보니 즉시 좋아졌다. 솔방울샘 추출물(소나 돼지의 솔방울샘에서 빼낸 물질. 솔방울샘 이상의 치료에 사용한다)을 먹게 하고 나서 며칠 후에 다른 내분비선을 대변하는 근육을 검사해 보니 역시 좋아졌다. 솔방울샘이 일차적인 문제였던 것이다.

AK의학에서 불면증을 치료할 때 솔방울샘 이외에 고려하는 것들은 부신에서 분비되는 부신 겉질 호르몬, 즉 코르티졸이다. 이 호르몬은 혈중 농도가 아침에 최고치에 달했다가 점차 떨어져서 잠자기 직전에 가장 낮아진다. 만일 잠잘 시기에 코르티졸 농도가 높아져 있으면 불면증의 원인이 될 수 있다. 코르티졸 농도가 높은 원인은 주로 스트레스다. 정신적인 스트레스뿐만 아니라 술, 담배, 커피, 환경 오염 등의 화학적인 스트레스도 부신에 나쁜 영향을 끼친다. 잠들기 어려울 때는 젖산칼슘(calcium lactate, 락트산)을 먹게 하고, 자다가 자주 깰 때는 비타민B를 복용시킨다.

이 환자는 솔방울샘 치료 후 6~7시간 정도의 숙면을 취하게 되었고, 호르몬도 정상으로 회복되었으며, 통증에 대한 치료를 특별히 하지 않았는데 척추의 통증이 많이 호전되었다. 물론 두통도 좋아졌다. 불면증이 있으면 뇌가 충분히 쉬지 못하기 때문에 뇌의 기능이 많이 떨어지게 된다. 뇌의 기능이 떨어지면 통증에 대한 문턱 값(threshold)이 낮아져서 조그마한 자극도 통증으로 인식하게 될 뿐만 아니라 중심성 통증(central pain ; 몸의 이상보다는 뇌의 이상으로 생기는 통증)이 뇌 자체에서 생기게 된다. 잠을 충분히, 그리고 깊이 자면 뇌가 충분히 휴식을 취할 수 있어서 뇌의 기능이 호전되고 이로 인해서 통증이나 만성피로가 좋아진다. 뇌의 기능이 좋아지면 통증의 역치도 높아지고 뇌에서 조절하는 자율 신경의 흐름도 좋아져서 간에서 해독 작용이 원활하므로 독소도 빨리 제거 될 수 있다.

불면증은 단순히 잠을 못 자서 피곤한 것 이외에도 우리 몸에 나쁜 영향을 많이 끼칠 수 있기 때문에 조기에 적절한 치료를 받아야 한다. 몸과 두뇌의 피로가 회복되지 못해도 독소가 많이 생기게 되고 이로 인해 통증이나 정서적인 문제가 악화된다. 정신과적인 문제로 불면증 약을 오랫동안 복용한 경우를 제외한 대부분의 불면증은 AK 의학적인 치료로 쉽게 완치될 수 있다.

> 기 억 하 세 요
>
> **AK의학에서 불면증의 치료 방법**
> 일반적인 불면증은 인체의 시계인 솔방울샘을 치료한다.
> 부신 겉질 호르몬 과다로 인한 경우는 부신 스트레스 증후군에 대한 치료를 한다.
> 잠들기가 힘들면 자기 전에 산성칼슘인 락트산을 먹는다.
> 잠들다가 중간에 자주 깨면 비타민B를 먹는다.

Applied Kinesiology

자세만 바르게 해도 건강의 반은 얻고 들어간다

CHAPTER 04

자세가 좋은 것처럼 보이지만 자세히 검사해 보면 구조적인 문제가 있는 경우가 적지 않다. 우리 몸의 구조적인 균형은 좋은 자세인가, 나쁜 자세인가를 구분하는 것 이상의 의미가 있다. 구조적인 균형은 사람의 전신 건강에 매우 큰 영향을 미치기 때문이다.

척추는 몸의 중심이자
건강의 중심

좋은 자세는 건강한 몸을 유지하는 데 도움이 된다는 것은 이제 상식이다. 이런 세태를 반영이라도 하듯 아이들의 자세가 나쁘다고 병원에 데리고 오는 부모들이 많아지고 있다. 자세가 나쁘면 우리 몸에 어떤 문제가 생길까.

자세가 좋은 것처럼 보이지만 자세히 검사해 보면 구조적인 문제가 있는 경우가 적지 않다. 우리 몸의 구조적인 균형은 좋은 자세인가, 나쁜 자세인가를 구분하는 것 이상의 의미가 있다. 구조적인 균형은 사람의 전신 건강에 매우 큰 영향을 미치기 때문이다. 구조적 불균형으로 인하여 관절이나 척추의 통증, 소화 장애, 신경의 이상 등 여러 가지 문제가 초래될 수도 있다.

자세는 근육에 의해 유지되고 몸은 근육의 작용에 의해서 움직인다. 나아가 근육의 움직임과 긴장도는 신경의 지배를 받는다.

근육은 뼈에 붙어있는 양 끝[시작점과 종지점]을 당기는 작용을 한다. 이것을 근육의 수축이라고 한다. 어느 한 근육이 수축하면 반대편에 있는 근육은 늘어나게 된다. 이것을 근육의 이완이라고 한다. 똑 바로 세워진 기둥에 두 개의 끈을 묶어 서로 반대편으로 동일한 힘으로 잡아당기면 어느 한쪽으로도 넘어지지 않는다. 이른바 균형이 이루어진 상태다. 이때 한 쪽 끈은 잡아당기고 반대편 끈을 풀어 주면 기둥은 넘어지지 않는 범위 내에서 한쪽으로 기울게 된다. 근육이 뼈를 움직이는 방식도 이와 동일하다. 한쪽 근육이 신경 전달에 의해 수축되면 반대편의 근육은 적절히 이완되어 뼈를 한쪽으로 움직이도록 만들어 주는 것이다. 예를 들어 몸을 앞으로 숙이거나 뒤로 젖히는 동작을 생각해 보자. 앞으로 숙일 때는 몸통 앞쪽인 배의 근육은 수축하고 뒤쪽인 허리의 근육은 이완된다. 만일 신경계에 이상이 생겨 허리 쪽 근육이 이완되지 못하면 수축하는 배의 근육이 뼈를 움직여 줄 수가 없다. 이 원리는 사람이 일상생활에서 취하는 모든 동작에서 매우 복잡한 양상으로 나타난다.

> **기 억 하 세 요**
>
> 몸의 구조적 균형은 근육의 균형에 의해서 이루어진다. 균형이 무너지면 관절에 스트레스가 쌓여 통증의 원인이 되며 다치는 일이 잦아진다.

　신경계의 이상으로 인하여 위의 예처럼 근육이 움직일 수 없는 경우가 종종 있다. 근육 스트레칭을 너무 심하게 해서 그 근육이 손상을 받아 정상으로 회복되기까지 수축하거나 이완된 상태로 한참 머물러 있게 되는 경우가 그 좋은 예다. 이런 경우 보통 하루 밤 정도 쉬고 나면 정상으로 돌아가는 경우가 많지만 적절한 시간 내에 회복되지 않으면 치료가 필요하다.
　근육이나 장기에 움직이라는 신호를 보내는 신경은 집에 설치되어 있는 전기 안전기의 자동 차단 스위치와 비슷한 방식으로 작용한다. 과도한 전류가 흐를 경우 이 스위치가 자동적으로 꺼지듯 인체의 신경은 근육이나 장기에 손상이 갈 정도의 과도한 부하가 걸리면 그 장기나 근육의 활동을 정지시키는 방어 기제(防禦機制 ; defense mechanism)가 작동하는 것이다. 그 결과 신경이 방어 기제를 해제할 때까지 근육과 장기는 작동하지 않는다. 이때 정상적으로 작동하지 않는 근육에 대하여 그 근육에 명령을 내리는 신경 차단기 스위치의 정확한 위치를 파악한 후 정상으로 돌아가도록 스위치를 올려(치료를 해) 주는 것이 AK의학의 치료법이다.

차단기의 스위치를 올려 주었다고 끝나는 것은 아니다. 주택의 경우 전기 차단기 스위치를 내려가게 만든 과전류의 원인을 밝히고 고쳐야만 같은 이유로 전깃불이 나가지 않듯이, 사람의 몸도 치료 후에 해당 근육을 움직이지 못하게 만들었던 원인을 찾아내 치료해야만 한다. 그러므로 원인을 찾아 고치는 일이야말로 당장 근육을 움직이게 만드는 것보다 훨씬 핵심적인 치료라 할 수 있다. 근육 이상의 원인에는 너무 무거운 짐을 들어 요통을 일으킨 것처럼 찾기 쉬운 경우도 있지만 밝혀내기가 상당히 어려운 경우도 적지 않다.

인체는 골격의 상하, 전후, 좌우에서 각각 반대 방향으로 작용하는 대항근(對抗筋 ; antagonism)들이 서로 당겨 줌으로써 균형을 유지하게 된다. 이것들이 제 기능을 다하지 못하면 관절에 스트레스가 쌓이고 잘 다치게 된다. 또한 지속적인 스트레스가 관절에 가해지면 통증의 원인이 된다. 이 상태가 오래 지속되면 골관절염(骨關節炎 ; 퇴행성 관절염, 닳거나 균열이 생기는 형태의 관절염)으로 진전될 수도 있다. 또한 자라나는 아이들에게 생기는 불균형은 골격의 형태를 왜곡시키기도 한다. 뼈나 관절의 변형으로 인하여 다리가 X자나 O자형이 되는 것이 좋은 예다. 발목을 고정해 주는 하지 근육들의 불균형으로 발목을 자주 삐는 사람들도 이런 예에 속한다. 발목을 고정시키는 근육의 이상은 발목뿐만 아니라 몸의 여러 곳에 영향을 줄 수 있다.

지속적인 허리 통증 중 많은 경우가 한쪽 근육은 정상인데 그 반대쪽은 약한, 이른바 근육의 불균형으로 비롯된 자세 이상이 원인일 수 있다. 근육에 의해 유지되던 안정 상태가 깨지면 골반이 비뚤어지게 되어 쉽게 허리 통증을 일으키는 것이다. 허리 통증, 즉 허리에 가해지는 무리는 목에 문제를 일으키며 목의 문제는 두통을 유발하기도 한다. 이런 현상은 특히 자세가 구부정한 아동들에게 많은데, 이 경우 동작이 자연스럽지 않아 주의만 기울이면 쉽게 알 수 있다.

구조적 불균형에 영향을 주는 가장 중요한 인자들 중 하나는 되풀이하여 재발하는 척추와 골반의 비뚤어짐[아탈구 亞脫臼]이다. 아탈구는 척추나 골반을 정상 위치로 지지해 주는 근육 중 하나에 불균형이 생기면 몇 분 내로 뼈대의 구조적 불균형이 일어나고, 이로 인해 척추와 골반의 위치가 비정상 상태가 되는 차례로 이루어진다. 아탈구의 원인이 되는 근육의 불균형은 AK의학 검사로 그 위치를 쉽게 찾을 수 있다. 또한 그 치료도 AK의학으로 했을 때 효과가 좋고 예후도 좋다. 이런 종류의 통증들은 근육의 불균형이 먼저 치료되지 않으면 아무리 교정을 잘 해도 재발한다. 다음 그림은 한쪽의 근육이 약할 때 척추(그림 상의 단추)에 어떤 현상이 일어나는지 알기 쉽게 보여 준다.

연이어 재발하는 척추의 아탈구 현상은 척추 신경을 압박함으로써 그 신경의 지배하에 있는 조직, 장기, 근골격계에 지속적으로 악영향

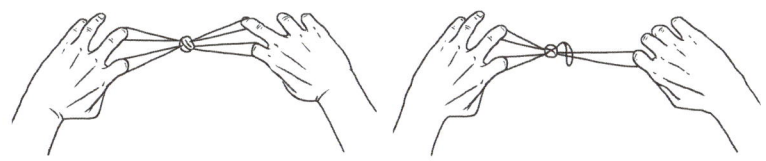

● 이 그림은 단추를 척추, 고무줄을 근육이라고 본 것이다. 양측을 같은 힘의 고무줄로 당기면 단추가 중앙에 위치하지만(위쪽 그림), 오른쪽의 고무줄이 약해지면 단추는 왼쪽으로 쏠리는 것(아래쪽 그림)을 알 수 있다. 즉 한쪽 근육이 약해지면, 약해진 근육의 반대 방향으로 척추가 비뚤어지는 것이다.

을 끼쳐 몸 전체의 건강 상태를 악화시킬 수 있다. 이런 의미에서 척추의 미세한 비뚤어짐을 찾아내는 일은 결코 간과할 일이 아니다.

AK의학을 활용하는 의사들은 인체의 구조적 불균형을 진단하기 위해 여러 근육들을 검사하고 약해진 근육을 치료한다. 근육 약화를 바로잡기 위해서는 근육 자체를 치료하거나 근육을 지배하는 신경을 치료하기도 하며, 때로는 척추까지 그 치료 범위를 확대하는 수도 있다. 이런 일련의 치료 과정을 통해서 약해진 근육은 정상으로 돌아온다. 이 과정에서 오랜 기간에 걸쳐 손상되었던 신경조직이 있으면 같은 치료를 몇 번씩 반복해야 하는 경우도 있다. 여러 번 반복해서 교정을 할 필요가 있을 때는 드러나지 않은 제3의 원인이 있는지 살펴보는 게 좋다. AK의학의 장점은 그 숨어있는 원인을 찾아서 치료한다는 것이다.

척추의 미세한 비뚤어짐과 카이로프랙틱

 척추의 미세한 비뚤어짐

다른 포유류들이 네 발로 기는 것에 비해서 인간은 두 발로 직립 보행을 한다. 인간은 직립 보행 덕분에 손을 많이 사용하게 됨으로써 뇌가 발달하게 되고 만물의 영장이 되었다. 그러나 직립 보행이 혜택만 준 것은 아니다. 그것은 인체에 나쁜 영향도 주었는데 그 대표적인 것이 요통과 치질이다. 요통을 포함한 척추의 이상으로 인한 통증이 인간에게 감기 다음으로 흔한 질병이 된 것도 이 때문이다.

척추는 일상생활 중에 구부리고, 뒤로 젖히고, 비트는 동작을 통해서 늘 스트레스를 받고 있으므로 그 관절에 미세한 변화가 오거나 비뚤어지는 증상은 흔히 생길 수 있다. 척추가 미세하게 비뚤어지면 어떤 문제가 생기게 될까.

뇌에서 말초로 가는 날 신경(원심성 신경)과 반대로 말초에서 뇌로 가는 들 신경(구심성 신경)은 모두 척추를 통과한다. 따라서 척추에 이상이 있으면 요통을 비롯한 척추 통증뿐만 아니라 팔 다리를 비롯한 말초에 통증이 일어나기도 하고, 자율 신경계가 영향을 받아 내장의 이상 증상도 생길 수 있다. 그런가 하면 척추 주변에 있는 감각 수용체의 활동이 저하됨으로 해서 감각 수용체에서 뇌로 전달되는 신경의 활동이 위축되어 뇌에 기능적인 이상이 생기기도 한다. 결국 척추의 미세한 비뚤어짐은 척추의 통증뿐만 아니라 내장, 팔, 다리, 신경계 모두 혹은 각각에 이상을 초래할 수도 있는 것이다. 이런 이유로 척추의 이상을 조기에 진단하여 치료하는 것이 몸 전체의 건강 유지에 중요하다는 사실은 아무리 강조해도 지나치지 않다.

척추의 미세한 비뚤어짐이란 구체적으로 어떤 경우를 뜻하는 것일까. 이것은 엑스레이 사진을 찍는다고 알 수 있는 게 아니다. MRI 사진으로도 보이지 않는다. 오직 숙련된 의사의 손으로 만져서 그 비뚤어진 상태를 진단할 수 있다. 그 치료법인 카이로프랙틱(chiropractic; 척추 도수 치료법)은 매우 효과적인 치료법임에도 불구하고 이런 이유로 정통 의학으로부터 많은 공격을 받아왔다. 그러나 이제 미국을 비롯한 의료 선진국에서는 카이로프랙틱을 하나의 독립된 의료 체계로 인정하고 있다.

교통사고를 당하면 골절이 되지 않는 한 먼저 카이로프랙틱 치료를 받으러 갈 정도의 의료 환경이 조성된 것이다. 이런 나라에서는 환자나 보험회사나 교통사고를 담당하는 변호사 모두 카이로프랙틱이 사고로 인한 손상을 빨리 치유하고 의료비도 적게 드는 효과적인 치료법이라고 인정하고 있다.

척추의 미세한 이상이 어느 부위에 있는지를 정확하게 진단하고 치료할 수 있는 쉬운 방법 중의 하나가 바로 AK의학이다. 만져서 이상이 있다고 의심이 되는 부위를 눌러서 척추의 변이를 유발한 다음 근육을 검사해 근육 반사의 변화를 살펴보는 것이 그 방법이다. 근육 반사 변화가 있는 부위에는 척추의 미세한 이상이나 비뚤어짐이 있다고 판단한다. 이 방법은 어떤 방향으로 힘을 주어서 치료를 해야 하는지도 정확하게 알려 준다.

> **기 억 하 세 요**
>
> 척추의 미세한 비뚤어짐은 척추를 포함한 인체 전반에 나쁜 영향을 줄 수 있다.

카이로프랙틱이란

지금으로부터 약 110년 전쯤 미국의 의사인 파머는 중추 부분인 뇌와 각종 장기나 팔다리와 같은 말초를 연결하는 것은 신경이고 이 신경은 모두 척추를 통과한다고 생각했다. 이런 이유로 척추에 미세한 이상(subluxation ; 미세한 비뚤어짐, 아탈구)만 있더라도 신경의 흐름을 방해해서 말초 장기나 뇌의 기능 이상 또는 통증이 생길 수 있다고 가정했다. 여기에 근거해 척추의 미세한 이상을 치료하면 뇌에서 말초로 가는 신경의 흐름이나 반대로 말초에서 뇌로 가는 신경의 흐름이 원활해져서 뇌나 말단 장기의 이상과 통증을 치료할 수 있고 건강을 증진시킬 수 있다고 믿었다. 이것이 카이로프랙틱이라는 척추의 도수 치료를 창안한 파머의 가설이었다.

카이로프랙틱의 '카이로'는 그리스 어로 손이라는 뜻이고 '프랙틱'은 치료한다는 뜻이므로 카이로프랙틱이란 '맨손으로 치료하는 의술'이라는 뜻이다. 미국에서 처음 시작된 이 치료법은 창안 후 지금까지 정통 의학과는 별도의 독립된 의료 체계와 교육 시스템을 이어오고 있다. 교육은 의과대학이 아닌 카이로프랙틱 대학을 통해서 이루어지며 면허도 정통의학과는 분리된 제도를 통해 취득한다. 미국을 여행하다 보면 카이로프랙틱이라는 간판이 심심찮게 눈에 띄는데 그만큼 척추나 신경의 이상, 교통사고, 산업 재해 등으로 인한 손상을 카이로프랙틱으로 치료를 받는 사람들이 많기 때문이다.

기 억 하 세 요

카이로프랙틱은 척추의 미세한 비뚤어짐을 손으로 치료하는 치료법이다.

척추를 잘못 만지면
뇌 기능이 떨어진다

최근 카이로프랙틱은 우리나라에도 많이 알려지게 되었다. 국내에는 아직 제도화되어 있지 않지만, 효과적인 치료법의 하나로 인정받고 있는 단계다. 이미 오래 전부터 시술되어온 미국, 유럽 등의 선진국에서는 이 치료법을 가르치는 대학도 있고 제도화된 치료 학문으로 자리를 잡고 있으나 우리나라에서는 공식적인 의료 체계를 통해 도입되지 못한 이유로 많은 무자격자들에 의해서 시술되고 있는 형편이다. 6년 이상의 전문 교육을 받아야 비로소 시술이 가능한 치료법임에도 불구하고 평생 교육 프로그램이나 사설 강습소 혹은 임의의 체육 단체 등에서 허술한 강의를 이수시킨 뒤 시술하게 하는 식이다. 이는 환자의 건강을 담보로 한 매우 적절하지 못한 행위다.

모 대학에서 개설한 평생 교육 프로그램에서 카이로프랙틱 교육을 받는 도중에 실습을 받은 뒤로 이상이 생긴 중년 여성의 경우가 그 대표적인 예다. 그녀는 목을 꺾이고 나서부터 기억력 감퇴, 소화 장애, 변비, 전신 통증, 두통, 그리고 불면증까지 생겼다. 신체의 거의 모든 신경 기능이 급격히 저하된 것이다.

영국에서도 이와 비슷한 일이 발생한 적이 있다. 앵글로-유러피언 카이로프랙틱 대학의 실습 시간에 조교가 목뼈의 치료법을 보여 주기 위해 한 여성 피시술자의 목을 교정을 하고 난 뒤 '1+1=2'라는 계산을 할 수 없을 정도로 뇌의 기능이 떨어진 것이다. 피시술자는 수학을 전공하여 박사 학위까지 받은 사람이었다. 이 현상은 목뼈에 있는, 소뇌와 대뇌로 가는 정상적인 신경의 흐름을 끊어 놓아 벌어진 결과였다. 의학적 설명으로 옮기면 '고유 감각 수용체의 이상으로 들신경(구심성 신경)의 흐름이 잘못되어 소뇌와 대뇌의 기능이 저하' 된 것이다.

척추에 수기 치료를 하는 것이 어떻게 신경계에 큰 영향을 줄 수 있을까. 두 발로 서 있는 인체를 생각해 보자. 작은 발바닥으로 커다란 몸을 지탱하면서 평형을 유지하고 서 있으려면 그에 필요한 정보가 뇌와 다리 사이에서 오고가야 한다. 정보는 먼저 다리에서 척추를 통해서 뇌로 전달되고, 뇌에서 분석된 정보는 거꾸로 뇌에서 척추를 통해서 척추, 다리, 몸통의 근육으로 전달되어 두 발로 평형을 유지하며 서 있도록 한다. 특히 인체의 평형 유지에 가장 중요한 역할을 하는 것이 지구 중력의 영향을 감지하고 전달하는 센서(sensor)인 감각 수용체다. 인체의 근육이나 관절에 존재하는 이 감각 수용체에서 중추신경계로 전달하는 기계적 감각 정보가 말단 기관에서 뇌에 전달되는 정보 중 가장 많은 부분을 차지한다. 일설에 따르면 중력의 영향을 뇌에 전달하는 정보가 뇌에 전달되는 전체 정보의 약 80%를 차지한다고 말할 정도다. 그 중에서도 목뼈에 있는 근육 내의 근방추(筋紡錘 muscle spindle ; 근육 내의 감각 수용체로서 중추 신경계에 근육의 정보를 전하는 센서이며, 중추 신경계에서도 조절하는 신경을 보내는 유일한 센서다) 혹은 척추관절의 감각 수용체에서 소뇌 및 대뇌로 전달되는 정보의 양이 가장 많다.

만일 목을 잘못 비틀거나 해서 목에 기능적인 이상이 생기면 목에서 뇌로 가는 신경의 흐름이 줄어들어 뇌의 기능은 떨어진다. 이렇게 되면 대뇌의 조절을 받는 자율 신경에 부조화가 발생하고 그 결과 기억력 감퇴, 인격의 변화, 판단력 감소, 다발성 통증, 두통, 변비, 소화 장애 등의 여러 가지 증상이 생기는 것이다.

위의 두 환자 중 국내의 경우는 목뼈, 흉추 및 늑골의 비뚤어짐이 생겼으며 한 번 치료를 하고 뇌와 신경의 증상이 거의 좋아졌다. 이 경험을 통해서 환자는 척추의 중요함을 새삼 깨달았고 척추에 대한 도수 치료를 짧은 시간에 배워서 다른 사람에게 시술하는 것이 얼마나 위험한 것인가를 알게 되었다고 한다. 영국의 경우도 역시 나중에 카이로프랙틱 치료를 받고 나서 신경 기능을 회복했다.

요즈음은 목욕탕, 이발소, 헬스, 안마 시술소, 스포츠 마사지실 등에서도 카이로프랙틱 시술을 하는 곳이 있다고 하니 더욱 주의할 일이다. 척추 교정이나 도수 치료는 자격이 있는 고도의 숙련된 의료인들에게 치료를 받아야 한다는 사실을 절대 잊어서는 안 된다.

겉이 비뚤어지면
속도 문제가 된다

등뼈와 늑골의 비뚤어짐은 내장의 이상을 초래하는 주요 원인이다. 반대로 내장의 이상이 등과 늑골을 비뚤어지게도 한다.

골격 구조상 갈비뼈는 인체의 앞쪽 가슴 전면에 세로로 길쭉하게 위치한 복장뼈와 만나고, 뒤쪽으로 가서 등뼈(흉추)와 만나서 몸통을 형성한다. 이 갈비뼈를 중심으로 몸통이 비뚤어진 것 역시 근육의 반사를 이용해서 알아낼 수 있다. 갈비뼈 및 몸통이 비뚤어지면 몸통 안에 있는 장기들이 압박되어 기능적인 이상이 생기고 그 이상은 근육의 반응을 통해서 나타난다.

심장, 폐, 간, 위와 같은 장기의 기능에 이상 반응이 있다가, 몸통의 비뚤어짐을 교정하고 나면 좋아지는 경우가 종종 있다. 이를테면 가슴이 아프고 팔이 저리는 증상이 있어서 병원에 갔더니 심장에 이상이 있다는 결과가 나왔음에도 불구하고 심전도나 심장 부하 검사, 초음파, 혈액 검사 등을 해도 정상으로 나타나는 경우가 있다. 이 때 근육 검사로 심장 반사점을 살펴보면 기능적인 이상을 보일 때가 있는데, 동시에 몸통이 비뚤어진 소견이 나타나면 늑골과 흉추의 비뚤어진 것을 교정한다. 이런 처치만으로도 심장 반사점의 이상도 없어지고 가슴 통증 등의 증상도 좋아질 수 있다. 또 가슴이 답답하거나 속이 더부룩해지는 소화 장애가 있음에도 검사상 위염이나 위궤양의 소견이 없을 때, 몸통의 구조적인 이상을 의심해볼 수 있다. 이 경우는 역류성 식도염의 일차적인 원인이 될 수도 있다.

몸통이 비뚤어지는 데에는 두 가지 원인이 있다. 하나는 구조적인 원인으로, 다쳤거나 다른 신체 부위의 구조적 이상(발의 이상이나 골반의 이상)으로 인해서 몸통이 비뚤어지는 것이다. 몸의 각 부분들은 톱니바퀴처럼 물려 있기 때문에 발이나 골반의 구조적인 미세한 이상이 몸통에 영향을 줄 수 있다. 또 하나의 원인은 흉곽 내부 또는 복부 내 장기들에 발생한 기능적인 이상으로 인해서 이차적으로 몸통의 비뚤어지는 것이다. 이때는 일차 원인인 장기의 기능적인 이상의 원인을 찾아서 해결해야 완전히 좋아진다. 일차 원인을 치료하지 않으면 그 2차작 결과인 몸통의 비뚤어짐은 반복해서 일어날 수 있다. 실제로 많은 사람들이 몸통의 비뚤어짐으로 인해서 가슴의 통증, 소화 장애, 피곤함 등의 증상을 겪는다. 여러 가지 검사를 해도 원인을 찾을 수 없었는데 비뚤어짐의 교정만으로도 증상이 즉시 좋아지는 것을 많이 경험하고 있는 것이다.

보통의 병·의원에서는 이런 설명이나 치료를 하지는 않는다. 척추나 흉곽의 비뚤어짐이라는 개념은 아직 정통 의학에서는 아직 받아들여지지 않고 있기 때문이다. 이런 개념은 카이로프랙틱이나 정골 요법, AK의학 등에서만 쓰이고 있는 실정이다.

일반적으로 심장, 폐, 위, 간장, 소장, 대장 등의 흉강과 복강 내의 장기들은 자율 신경의 지배를 받는다. 알려진 대로 자율 신경이란 우리의 의지와 관계없이 스스로 활동하는 신경계통을 말한다. 이 자율 신경 덕분에 우리는 밤에 잘 때도 숨을 쉬고 심장이 뛰며 소화 흡수도 하는 것이다. 자율 신경은 교감 신경과 부교감 신경으로 나뉜다. 이중에서 부교감 신경은 연수에서 나온 미주 신경(迷走神經 vagus nerve ; 연수에서 나오는 열 번째의 뇌신경. 경부, 흉부, 골반을 제외한 복부의 모든 내장에 분포하며 이들의 지각, 운동, 분비를 지배한다)이 그 역할을 하지만, 교감신경은 척수에서 나온 신경이 척추의 추간공을 통과하여 각 장기에 분포한다. 이런 상황에서 척추나 갈비뼈가 미세하게 비뚤어지면 교감 신경들의 흐름이 방해를 받아 이 신경들이 지배하는 장기에 기능적인 영향을 준다. 각 장기의 기능적인 이상은 반사궁(反射弓 viscero-somatic reflex ; 내장의 이상으로 인해서 척추의 이상이 생기는 반사)에 의해서 다시 척추 근육들의 불균형을 일으키고 그 결과로 흉추나 늑골이 비뚤어지는 악순환을 거듭하게 되는 것이다.

이러한 문제를 예방하는 가장 손쉬운 방법은 무엇일까. 정답은 걷는 운동과 소화가 잘 되는 음식을 섭취하는 것이다. 걸을 때는 어깨를 좌우로 많이 틀면서 걷는 것이 좋다. 보폭을 크게 하고 용수철이 튀듯이 탄력 있게 걸으면 척추, 골반 그리고 흉곽에 적절한 운동이 되므로 몸통의 비뚤어짐을 예방할 수 있다. 소화 장애가 있거나 장에 나쁜 균이 많아도 몸통이 비뚤어지는 원인이 되므로 식사가 중요하다. 조미료가 들어 있는 음식, 패스트푸드를 삼가고 유기농 야채나 생선, 김치 같은 발효 음식을 많이 먹는 게 좋다. 식사를 분위기 좋은 곳에서 천천히 하는 것도 도움이 된다.

> **기 억 하 세 요**
>
> 갈비뼈를 비롯한 몸통의 비뚤어짐은 심장과 내장의 기능 이상을 초래할 수 있다. 역으로 내장의 기능 이상은 몸통을 비뚤어지게 할 수도 있다. 몸통의 비뚤어짐은 미세하기 때문에 방사선 사진을 비롯한 기타 검사에 나타나지 않지만, AK 의학의 근육반응 검사로 쉽게 진단된다.

전신에 총체적 문제를 일으키는 교통사고

20년 이상 교통사고 환자들을 치료하면서 스스로에게 늘 물어 왔던 것은 "내가 내린 진단명이 교통사고로 인해 환자들에게 발생한 문제들을 정확히 드러낼 수 있는가", "내가 추정한 진단 기간 내에 환자들이 나을 수 있는가"라는 것이었다.

대부분의 의사들은 목을 다치면 경추염좌, 허리를 다치면 요추염좌라는 진단을 내리고 2~4주 정도의 치료를 요한다는 기간 추정을 한다. 이런 진단을 받은 환자들 중에 애초에 진단 받은 병보다 훨씬 많은 기능적 이상을 일으키고, 최초 진단 기간보다 몇 배, 많게는 몇 십 배 장기간 치료를 요하며, 치료가 끝나도 통증이나 기능 장애가 남아 평생 고생을 하는 경우가 적지 않다. 아래의 두 가지 예는 우리 주변에서 일상사처럼 일어나는 교통사고가 개인에게는 얼마나 충격적인 경험이며 정신적·육체적 회복 과정을 요하는지 적나라하게 보여 준다.

교통사고의 예

대구에 거주하는 개업의사 P씨의 예는 의사인 자신의 직업상 AK

치료의 경과를 매우 상세하게 기록하고 있어 같은 종류의 환자들에게 큰 도움이 된다.

P씨는 자동차의 브레이크 고장으로 사고가 났다. 병원에서는 대체로 6주 내외의 치료를 요한다는 진단을 받았지만 2년 반이 지나도록 증상이 호전되기는커녕 하루하루 악화되어 갔다. 이 환자의 경우 AK 의학을 통한 기능 진단과 그에 따른 치료를 하지 않았더라면 지금껏 교통사고로 인한 고통 속에서 헤어나지 못했을 것이다.

이 사고로 차는 운전석 바로 전까지 밀려들어 왔고 보닛에서 트렁크까지 엿가락처럼 뒤틀렸다. 보험지급액만 600만원 정도가 나올 정도의 큰 사고였다.

차는 브레이크와 엔진 고장으로 시속 120km 정도의 속도로 옹벽에 부딪혔다. 이 충격으로 인해 P씨의 몸 전체가 심하게 앞뒤로 쏠리면서 두부 및 체간사지가 충격을 받았다. 이 순간 몸이 좌측으로 돌아가면서 핸들에 우측 가슴을 심하게 부딪치고 오른쪽 무릎 안쪽은

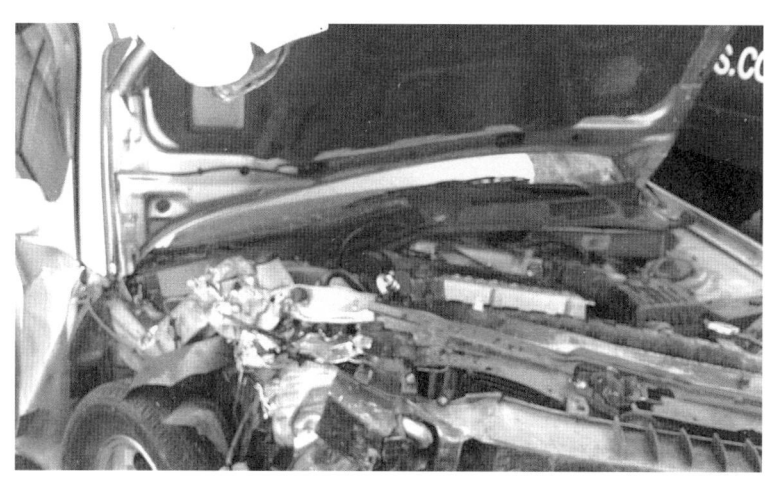

● 교통사고 후의 뒤틀린 차체

대시보드에, 왼쪽 무릎은 왼쪽 문의 안쪽에 부딪쳤다. 정지 순간 떨어져 나간 부품이 우측 눈꺼풀을 찢었고, 핸들을 잡은 오른쪽 손목 관절에 순간적인 충격이 가해졌다. 오른쪽 발목은 듣지 않는 브레이크를 있는 힘껏 밟느라 페달 덮개가 벗겨질 정도로 누르면서 극심한 부하가 가해졌다.

다음은 사고 당시 P씨에게 내려진 진단명들이다.

뇌진탕, 우안검열창, 긴장성 두통, 우측 슬관절 열창 및 혈종, 좌측 슬관절 타박상 및 열창, 우측 견관절 회전근개 증후군, 우측 손목굴(수근관) 증후군, 우측 족관절 염좌, 우측 9, 10, 11번 늑골 골절, 경추 염좌, 요추염좌, 우측 발바닥 근막염, 근막동통증후군

AK의학으로 치료를 하고 나서 호전된 것들

직업이 의사인 P씨는 교통사고 직후부터 3년 동안 가능한 여러 가지 치료를 받았지만 아래의 증상들로 계속 고통을 받아왔다.

우측 두통, 턱 관절 장애, 우측 안구 통증, 우측 목 통증, 우측 가슴 통증, 우측 견관절 통증, 복부의 불쾌감, 메스꺼움, 상복부 통증, 우측 요통, 우측 둔부 통증, 우측 대퇴부 통증, 우측 장딴지 통증, 우측 족관절 통증, 우측 발바닥 통증, 몸 전체의 근막 통증

P씨의 몸은 사고 후 3년이 지난 시점에서 AK의학 치료를 받으면서부터 호전되기 시작하였다. 일반적인 치료와는 달리 기능적인 문제에 진단 근거를 두고 그에 따른 치료를 하는 AK의학의 특장점이 증명된 결과였다.

머리뼈 기능 이상과 턱 관절 장애를 치료해서 두통, 안구 통증, 턱 관절 증상을 치료했고, 척추의 기능적 이상은 수기 치료로 낫게 했다. 발과 하지의 이상을 교정용 깔창의 착용과 발의 재활운동으로 바로 잡았는가 하면 늑골의 비뚤어짐을 교정하여 가슴의 통증을 완화

시켰다.

교통사고 환자의 경우 특히 유의해야 할 점은 온 몸에 가해진 외상에 대한 메모리가 중추신경계에 남아서 몸 전체에 나쁜 신호를 보낸다는 것이다. P씨의 경우도 이 외상에 대한 메모리를 지움으로 해서 자율 신경의 이상이 바로 잡아졌고 통증도 감소되었다. 교통사고는 또 육체적·정신적으로 동시에 가해지는 극심한 스트레스이며, 이 스트레스는 부신의 기능이 떨어지는 부신 스트레스 증후군을 일으키기도 한다. P씨의 발목과 척추 인대 손상의 회복이 늦어지고 통증이 장기간 지속되는 원인이 바로 부신 스트레스 증후군이었다. 이 증상도 영양요법을 비롯한 다양한 방법으로 부신의 기능을 좋게 함으로써 치유되었다. P씨는 이제 앞에 열거된 증상들을 거의 느끼지 못할 정도로 회복되었다.

증상별 AK의학적 치료 방법 요약 P씨의 증상에 맞춰 시술된 AK의학적 치료 방법을 요약하면 다음과 같다

AK치료 예후 및 결론 P씨의 치료 과정은 장기간이었다. 치료 기간이 긴 것은 AK의학 치료가 근본적인 원인을 찾아 고친다는 특성 때문이다. 다행히 P씨는 자신이 의사였으므로 이런 메커니즘을 이해하고 긴 치료 기간을 견디어 냈다. 이 사례로 보았을 때 만성 통증 증후군을 치료하는 의사들에게는 특히 인내가 필요하다. 대개의 만성 통증 증후군은 그 의학적 원인을 찾기가 어려우므로 중도 포기하는 경우가 많기 때문이다. 여기에 환자 자신의 정신력과 의지 등이 더해졌을 때 완치에 더욱 가까워질 수 있다.

P씨는 뼛속까지 파고드는 듯한 극심한 통증에 시달렸다. 그 통증은 우측 두부, 손, 팔, 어깨, 요부, 둔부, 대퇴부, 슬관절, 하퇴, 족관절, 족부 등으로 이어졌으며 통증뿐만 아니라 저림, 멍멍함 등의 심각한 합병증까지 보였다.

증상	AK의학적인 치료
우측 두통	머리뼈 치료, 미량원소 중 아연 복용, 교정용 깔창 착용, 외상의 메모리 치료
턱 관절	턱 관절 근육치료, 머리뼈 치료, 교정용 깔창
우측 안구 통증	머리뼈 치료, 아연 복용, 교정용 깔창
머리뼈 기능 이상	머리뼈 치료, 아연 복용
목뼈 통증	척추의 수기 치료, 외상의 메모리 치료
우측 가슴 통증	늑골의 비뚤어짐 치료, 외상의 메모리 치료
우측 견관절 통증	어깨 관절을 고정하는 근육의 이상을 치료, 외상의 메모리 치료
복부의 불쾌감	척추의 수기 치료 및 자율 신경 치료
메스꺼움	머리뼈 치료, 부신 영양제, 자율 신경치료
상복부 통증	횡격막 치료, 부신 영양제, 자율 신경 치료
우측 허리의 통증	척추와 골반의 수기 치료, 교정용 깔창, 외상의 메모리 치료
우측 둔부 및 대퇴부 통증	척추와 골반의 수기 치료, 교정용 깔창, 외상의 메모리 치료
우측 무릎의 통증 우측 장단지의 통증	교정용 깔창, 근육의 치료, 부신 치료, 외상의 메모리 치료
우측 발목의 통증 우측 발바닥의 통증 및 굳은 살, 발바닥 근막염	근육의 치료, 관절의 수기 치료, 외상의 메모리 치료, 발과 발목 근육의 재활운동
부신 스트레스 증후군	부신 영양제, 부신의 반사점 치료
흉추 통증	척추 수기 치료, 외상의 메모리 치료

그러다가 AK의학 치료를 받기 시작하면서 상태는 호전되었다. 특히 족부의 경우 교정용 깔창을 처방한 것이 주효했다. 깔창을 착용한 후 허리, 골반, 대퇴부, 슬관절, 하지, 발목, 발의 통증이 급격히 완화된 것이다. 더 좋아진 것은 부신 영양제를 복용하고 난 후부터였다. 복용 후 배에 가스가 차는 증세, 메스꺼움, 소화불량 등의 증상이 곧 사라졌다.

AK치료를 받기 시작한 지 8개월 정도가 지났을 때는 동네의 야산을 산책할 정도가 되었다. 의사인 P씨는 자신의 몸 상태를 직접 체크해 보기로 했다. 약 100m 정도 높이의 봉우리가 2개 있는 야산을 산책하되, 산책 전후의 혈중 산소를 재보기로 한 것이다. 산책을 시작하기 전 혈중 산소 측정기(oximeter)로 혈액 중 산소를 측정한 결과 양쪽 모두 99였다. 산책은 50분간 빠른 속도로 했고 산책을 끝낸 후 측정한 결과는 왼쪽이 98, 오른쪽이 97로 감소되어 있었다. 한편 오른쪽 발의 무지 제한증(hallux limitus), 과도한 엎침(hyperpronation), 굳은 살(callus) 등의 이상 때문인지, 운동 후에 우측 슬관절 동통, 하퇴 통증, 요통 등이 나타났다.

P씨는 운동 시간을 약 40분으로 단축하는 대신 운동 방법을 바꾸어 보았다. 이른바 매피톤식이 그것이었다. 종래와 같은 코스를 산책하되 전반기 5분과 후반기 5분을 천천히 걷고 전체 코스를 약 5등분하여 심박수를 조절하면서 보행과 달리기를 병행했다. 산봉우리를 한 개의 큰 원으로 생각하고 돌면서 재활운동(rehabilitation)도 했다. 결과는 매우 놀라웠다. 좌측은 운동 후에도 변함없이 99를 유지하였고 우측은 98을 유지하였다. 더욱 놀라운 것은 슬관절 통증과 요통이 운동을 하고 난 후에도 나타나지 않았다는 것이었다. 우측도 횡격막 술기(diaphragm technique)와 재활운동을 하자 곧 99로 상승하였다. 결국 운동 시간을 줄이면서도 한번에 3가지 이상의 이득을 본 셈이었다.

그로부터 1개월 정도가 지난 후인 초겨울, 영하 2도의 날씨에서 같은 코스를 약 40분 동안 뛰고 내려와 숨을 가다듬고 혈중 산소 측정기로 산소 포화도를 측정해 보았다. 그런데 놀라운 일이 벌어졌다. 불리한 날씨 때문에 산소 포화도가 평소보다 좋게 나오지 않으리라 예상했음에도 불구하고 혈중 산소 측정기는 손가락을 넣자마자 100을 가리키는 것이었다. 더구나 그동안은 달리고 나면 산소 포화도는 오히려 더 내려가고는 했었던 것이다. P씨는 며칠 동안을 같은 장소, 같은 상황에서 산소 포화도를 재보았다. 결과는 항상 같았다.

P씨는 사고 이후 우측 상지와 하지에 다소 저린 증상과 동통(疼痛)이 가끔 있어 혈중 산소 측정기로 혈중 산소 포화도를 체크하고 있었지만, 횡격막 운동이나 좌측 6번 늑골 타진(Left 6th rib percussion) 등을 하지 않으면 우측은 97~98을 오르내리고 99 이상은 상승하지 않았는데 드디어 97 수준에서 100으로 올리는데 성공한 것이었다. 더욱 놀라운 것은 그 이후 97이하는 단 한 번도 나타나지 않았다는 사실이다.

P씨는 이 요법을 시행하면서도 '간 해독 영양제가 산소 포화도를 올릴 수 있을까' 라는 의심을 해온 것이 사실이었다. 그날 이후 P씨는 산소 포화도 측정을 그만두었다. 영양제에 대한 편견, 혹은 그 효과에 대한 선입견을 완전히 떨쳐버린 것이다.

다시 1개월 여가 지난 후에는 더 놀라운 일이 벌어졌다. 사고 이후 39개월 동안 기립자세에서 약 20도 이상의 능동적 굴곡이 안 되던 우측 다리가 무려 170도 가까이 올려차기를 해도 무리가 가지 않게 된 것이다. 그 동안은 대퇴 후반부의 극심한 통증으로 40도 이상 다리가 올라가지 않았었다.

원래 P씨는 다리가 올라가지 않는 원인을 사고 당시 우측 늑골의 3군데의 선상 골절 부위와 관련이 있을까 생각했다. 그래서 상처 부위에 치료적 접촉 검사를 하고 앞차기를 연습해왔다. 그러나 아무리 해도 변화는 없었다.

다음으로는 생각해 낸 것이 대둔근의 단축이었다. 생각이 여기에 미친 그는 대장의 반사점 부위에 치료적 접촉검사를 해보았다. 그러자 우측 대퇴부의 통증이 거의 사라지면서 기립자세에서 지면으로부터 약 170도 정도의 가능해진 것이었다.

P씨의 이 치료 과정은 의미가 크다. 앞으로 부상 후유증에 시달리는 운동선수나 교통사고 환자들의 문제를 이해하고 근본적인 치료를

할 수 있는 자료를 제시하고 있기 때문이다.

교통사고의 후유증

교통사고는 후유증을 경계해야 한다. 사고 후 엑스레이를 찍어 보면 크게 이상이 없고 단순히 목과 허리가 삐었다는 말을 듣는 경우가 많다. 이때의 진단명은 경추염좌 혹은 채찍질(편타성) 손상 또는 요추 염좌다. 염좌(捻挫)는 관절이나 척추가 삐었다는 뜻의 한자말이다. 관절이나 척추의 인대 혹은 근육에 손상이 생긴 상태다. 이런 진단을 받았을 때 치료 기간은 대체로 2주에서 길어도 4주 정도다. 그 말은 2주에서 4주 이내에 치료가 끝나야 한다는 것을 의미한다. 그렇지만 이 기간 안에 완치되는 환자는 거의 없다. 오히려 이 기간이 지난 후 두통이나 팔, 다리의 통증, 저림 등의 다양한 증상을 호소하기도 한다.

골절이 된 경우도 마찬가지다. 늑골 골절은 4주 정도면 골절 부위가 붙기 때문에 4주에서 6주 정도의 진단을 내린다. 그 기간이 되면 웬만한 골절 부위는 다 붙는다. 그렇지만 정작 환자는 그 진단 기간이 지나도 가슴의 통증, 등의 통증 등 그 외의 여러 부위에 통증이나 기능 이상을 호소하는 경우가 대부분이다.

이처럼 치료 기간이 다 지나도 이전과 같은 상태로 돌아가지 못하고 여러 가지 증세가 나타나는 것이 바로 후유증이다. 이런 이유로 '교통사고를 당하면 지금 아프지 않더라도 일단 병원에 가야 한다'라는 말이 나온다. 당장의 증상은 없지만 병원에서 검사를 하여 자료를 남겨 두어야 하는 것이다.

왜 진단 기간이 지나도 낫지 않을까. 왜 처음에는 아프지 않다가 나중에 아프게 될까. 오히려 더 아픈 경우까지 생길까. 이에 대해서는 다음과 같은 3가지의 문제점을 짚어 봐야 한다.

첫째 외상은 중추신경계에 기억될 수 있다. 정통의학에서는 아직 인정하지 않지만 외상을 받으면 그 충격을 받을 때 목뼈와 후두부 사이가 신전(伸展 extension ; 늘어남)되거나 발목 관절의 복사뼈가 관절 위로 붙으면서 그 외상이 중추신경에 메모리된다. 슈미트 박사는 여기에 대한 가설 및 임상적인 경험을 세미나를 통해서 발표한 바 있다. 수 년 혹은 수십 년 전의 외상으로 인한 통증 및 기능 이상이 중추신경에 기억된 외상 메모리의 치료를 통해 치료된 예는 셀 수 없이 많다.

둘째 척추의 기능적인 이상이 생길 수 있다. 이른바 '척추의 미세한 비뚤어짐'이다. 카이로프랙틱에서는 척추를 손으로 만져서 검사하고 치료한다. AK의학에서는 카이로프랙틱의 이 이론을 받아들일 뿐만 아니라 척추의 비뚤어진 부위와 방향을 근육의 반사를 통해서 정확하게 진단하고 치료할 수 있다. 척추의 기능적인 이상을 치료하지 않으면 척추의 통증뿐만 아니라 척추에 많이 분포되어 있는 감각 수용체의 기능이 떨어지기 때문에 척추에서 중추신경으로 전달되는 많은 신경의 활동이 감소된다. 그 결과 뇌를 비롯한 중추신경, 자율 신경의 기능이 떨어지므로 원래 다친 부위의 증상 이외에 여러 가지 문제를 일으키게 되는 것이다.

셋째, 외상은 일종의 스트레스다. 교통사고를 당하면 충격으로 인한 정신적인 스트레스와 육체적인 스트레스를 동시에 받게 된다. 스트레스가 해결되지 않으면 스트레스를 극복하는 내분비선인 부신의 기능이 떨어지게 되며 그 결과 척추와 관절을 고정하는 인대가 약해진다. 인대가 약해지면 손상된 척추나 관절에 영향을 주게 되어 증상이 만성화되는 원인이 된다. 만일 장기간의 스트레스로 고생하던 사람이 교통사고를 당하고 나면 건강한 사람들 보다 더 오랫동안 증상을 호소할 것이다.

위의 3가지는 정통의학에서는 아직도 인정되지 않는 개념이고 치료법이다. 앞으로 이런 관점이 의료계에서 받아들여진다면 교통사고 후에 정통의학적인 치료법을 벗어나서 대체의학적인 치료 혹은 민간요법을 찾아다니는 시간적 손실, 재정적 낭비를 줄일 수 있을 뿐만 아니라 합병증을 예방하고 치료 기간까지 단축시킬 수 있을 것이다.

> **알아두면 좋은 것**
>
> **교통사고로 인한 후유증이 잘 치료되지 않는 이유 3가지**
> 외상이 중추신경계에 기억되어 통증이 지속될 수 있다.
> 척추의 기능적인 이상이 생겨서 신경기능이 떨어질 수 있다.
> 외상은 일종의 스트레스이므로 부신 기능이 떨어지고 인대가 약해진다.

교통사고로 인한 채찍질 손상

 충격이 집중되는 목뼈

편타(鞭打)라는 말은 채찍으로 후려치는 것을 말한다. 교통사고 시 차의 뒷부분이 다른 차에 의해 부딪치면 앞 차에 타고 있던 사람의 목은 처음에는 급격히 뒤로 젖혀졌다가 차가 정지하면서 반대로 급격하게 앞으로 숙여진다. 이때 고개의 움직임이 채찍을 휘두르는 것과 같아서 이런 형태의 충격으로 다친 것을 '채찍질 손상'이라고 부른다. 머리가 뒤로 젖혀질 때 목의 앞쪽에 있는 인대나 근육이 다치게 되고 머리가 앞으로 꺾어지면 목이나 머리 뒤쪽에 있는 근육, 근막, 인대 혹은 신경에 손상이 생기게 된다.

'채찍질'이란 수식은 미국의 한 변호사가 교통사고 때 빠르게 움직이는 머리와 목의 운동을 채찍질에 비유한 데서 기원한다. 채찍질 손상을 입으면 사람에 따라 다양한 증상을 나타낸다. 사고를 당한 사람이 목을 어루만지며 이상을 호소하면 어떤 가해자는 피해자가 사소한 사고로 이득을 얻기 위해 상태를 과장한다고 생각하기도 한다. 의사들은 환자들의 호소에 정확한 답변을 할 수 없을 때도 많다. 채찍질 손상으로 고통 받는 사람을 이해하는 유일한 사람은 교통사고로 채찍질 손상을 입어 본 사람들이다.

채찍질 손상이란 엄밀히 말하면 목의 상태에 대한 진단이나 손상을 뜻하는 것이 아니라 손상 기전 전체를 말한다. 목뼈의 과신전과 과굴곡, 긴장 또는 역동성 채찍질 긴장이 적절한 용어다. 과신전이란 머리와 목이 정상적인 운동 범위를 넘어서 뒤로 젖혀지는 것이고 과굴곡이란 정상 운동 범위를 넘어 머리와 목이 숙여지는 것을 의미한다. 앞뒤로 급속하게 움직이는 머리와 목의 운동을 채찍질에 비유한 데서 채찍질이라는 이름이 붙었지만, 사실 정확한 서술 용어는 경추 가속 감속 증후군이다.

채찍질 손상이 교통사고에서 많이 언급되는 이유는 비교적 경미한 사고임에도 광범위한 증상과 의학적으로 설명되지 않는 증상이 피해자에게 나타나기 때문이다. 신호 대기 중인 차의 후미를 다른 차가 시속 20km로 정도로 추돌했다고 하자. 이 정도의 속도라면 자동차의 손상은 거의 없는데도 앞 차의 운전자는 채찍질 손상을 입을 수 있다. 더구나 복합 증상이 나타나고 오랫동안 광범위한 치료를 요할

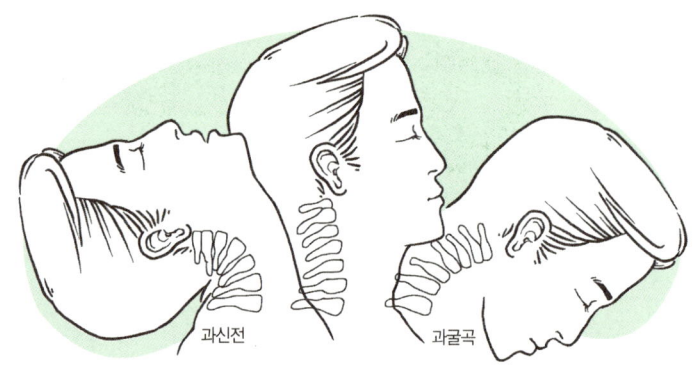

● **채찍질 손상** 차의 뒷부분이 다른 차에 의해서 부딪히면 앞 차에 타고 있는 사람의 목은 처음에는 급격히 뒤로 젖혀졌다가 차가 정지하면 반대로 급격하게 앞으로 숙여지게 된다. 그 움직임이 채찍을 휘두르는 것과 같아서 이렇게 다친 것을 채찍질 손상이라고 한다. 머리가 뒤로 젖혀질 때 목의 앞쪽에 있는 인대나 근육이 다치게 되고 머리를 앞으로 숙여질 때 뒤쪽에 있는 근육, 근막, 인대 혹은 신경에 손상이 생기게 된다.

경우도 있다. 왜 이런 현상이 나타날까.

목에는 35개의 관절이 존재하는데, 특히 척추 후관절은 신체 중 가장 복잡한 운동을 수행한다. 목뼈는 뇌에서 내려온 중추신경인 척수를 둘러싸고 보호하며 척수로부터 나오는 신경 뿌리(신경근)들은 인접한 2개의 척추 뼈마디 사이로 나온다. 이 부위에 채찍질 손상을 입어 신경을 조인다면, 이 신경이 지배하는 목과 팔에 통증, 이상 감각, 근육의 약화가 올 수 있다. 신경가지의 압박은 척추 뼈마디 사이에 있는, 신경가지가 나오는 공간으로 돌출한 디스크와 연관이 있다. 이런 현상을 신경근병이라 하며 간단한 검사로 쉽게 알 수 있다. 이런 증상은 물리치료, 운동치료, 혹은 카이로프랙틱 수기 치료로 비교적 간단하게 치료하지만, 때때로 디스크가 신경 뿌리를 과다하게 압박하여 증상이 심해지면 MRI나 CT(컴퓨터단층촬영술)로 확인하고 수술 치료를 고려할 수도 있다.

초기 검사에서 방사선 소견상 이상이 없고 단순한 긴장이며 휴식과 약간의 물리치료로 회복이 될 거라고 들은 채찍질 손상 환자가 후유증을 호소하는 경우는 매우 빈번하다. 이들은 대개 목 보호대나 진통제를 처방받고 응급실에서 퇴원하게 된다. 그러나 사고 후 12시간이나 며칠이 지난 후에 증상을 호소하며 다시 병원을 찾는다.

채찍질 손상은 신경 뿌리 압박 외에도 다른 신경 센서들을 건드릴 수 있다. 이 경우 종종 초기 검사에서는 나타나지 않을 수도 있다. 목의 구조물에는 신경 센서들이 풍부하여 이것들이 자극을 받으면 머리, 목, 어깨, 팔, 등으로 통증이 방사될 수 있다. 이것을 방사통이라 부르는데 이는 신경 뿌리 통증과는 또 다른 증상이다. 의사가 이런 종류의 통증을 찾아내지 못하고 이해하지 못하면, 환자는 자기의 증상을 의사에게 설명할 수 없는 곤경에 처한다. 이런 통증들은 결코 심리적인 문제가 아니라 몸에서 실제로 일어나는 문제다.

채찍질 손상과 머리뼈-엉치뼈 기전

머리뼈와 골반 사이에는 머리뼈-엉치뼈 일차 호흡 기전이라 불리는, 미세하지만 예측 가능한 움직임이 존재한다. 교통사고 순간의 격렬한 채찍질 운동은 머리뼈 움직임과 목의 뼈, 근육, 근막의 복잡한 연관성 때문에 이 기전을 방해할 수 있다. 머리뼈의 움직임에 대한 기능이 이상을 일으키면 목 근육, 눈이나 턱을 움직이는 근육 등을 조절하는 뇌신경이 장애를 일으킬 수 있다. 그러므로 다친 목을 잘 치료하기 위해서는 목을 지지하는 근육의 강도를 적절하게 유지하는 것이 중요하다.

채찍질 손상을 입은 많은 환자의 턱 관절(측두 하악골 관절)에 통증이 나타나며 이 증상은 음식을 씹을 때 이상을 느낄 정도로 악화될 수 있다. 이것은 차의 뒷부분을 들이받혔을 때 머리와 목이 뒤로 젖혀질 뿐만 아니라 입도 과도하게 벌어져서 턱 관절이 심하게 늘어나면서 턱 관절과 머리뼈(측두골)에 충격을 입어서 발생하는 기능 이상 때문이다. 이때는 턱 관절을 치료하는 동시에 머리뼈의 움직임을 교정하여 턱을 움직이는 근육을 조절하는 신경을 정상으로 회복시키는 것이 관건이다.

AK의학에서는 근육을 검사하여 머리뼈 기전을 조사한다. 이는 뇌신경이 승모근, 흉쇄유돌근과 같은 목뼈 근육의 일부를 조절하기 때문이다. 따라서 정확한 교정 방향으로 머리뼈에 압력을 가하면 머리뼈의 정상적인 움직임이 회복되고 즉시 그와 관련된 근육의 강도가 세어지는 결과를 얻을 수 있다.

채찍질 손상 후에 일어나는 설명할 수 없는 증상들 -어지러움, 멍함, 두통, 이상 감각 등은 머리뼈 기능 부전의 결과로 생기는 증상일 수 있다. 위에 말한 대로 턱 관절이 채찍질 손상으로 과도하게 늘어나면 관자뼈의 이상이 생기게 된다. 관자뼈 내에는 평형을 유지하는 데에 관계하는 신경 즉 제8뇌신경과 내이(內耳)의 세반고리관이 있다. 관자뼈의 미세한 기능적 이상은 이런 신경들의 기능이 떨어뜨려 목과 관련이 없어 보이는 이상한 증상들을 드러내는 것이다. 그런가 하면 평형 유지 기관들은 눈을 움직이는 신경인 제 3, 4, 6번 뇌신경과 이어져 시각 정위 반사를 조절한다. 또한 머리-목 반사를 담당하는 상부 목뼈의 인대에 분포하는 신경들도 평형 유지에 관여한다. 이런 여러 가지 반사들은 다 함께 통합적으로 작용해야 한다. 이런 부위에 신경의 흐름을 방해하는 손상이 생기면 신체 어느 부위에서도 근육의 기능을 변화시키는 신경학적 부조화가 나타날 수 있다. 채찍질 손상의 특별하고 이해하기 힘든 증상들은 위의 메커니즘으로 설명될 수 있다. 근육의 기능이 나빠져서 몸의 어느 부위든지 통증이 생길 수 있으며, 현기증, 이명, 구역질, 흐릿한 시야, 복시, 두통 등 언뜻 교통사고와 관련 없어 보이는 수많은 증상이 나타날 수 있는 것이다.

    채찍질 손상 환자들은 종종 보험 소송에 휩싸인다. 보험 회사들이 환자의 호소에 대하여 실제적인 문제가 있는지 보험 회사가 요구하는 독자적인 의학 검사를 받도록 하는데, 보통은 여기에서 적절한 진단이 나오지 않기 때문이다. 미국에서조차도 정통의학에서 턱 관절 장애, 머리뼈 기능이상, 신경학적 부조화 등을 인정하지 않기 때문에, 보험 회사가 받게 한 의학검사의 보고서는 대개 환자가 호소하는 증상을 증명할 만한 객관적인 자료가 아무것도 없다고 요약된다. 즉 검사를 담당한 의사는 '채찍질 손상으로 인한 환자의 이상 소견을 아무것도 발견할 수 없다'라고 결론 내린다는 말이다.

    그런가 하면 채찍질 손상 환자는 종종 또 다른 형태의 인내를 요구받는다. 채찍질 손상을 받은 사람의 호소가 근거가 없다고 주장하는 사람들까지 있다. 이들은 채찍질 손상 받은 사람들이 상당한 보상을 받으면 좋아진다고 주장하며 그 증상은 일종의 보상 신경증이라고

정의하는 것이다. 그러나 환자들을 치료하거나 통계학적으로 봐도 이것은 사실이 아니다. 미국에서 나온 자료를 보면 266건의 소송에 대한 연구에서 121명이 소송이 해결된 후에도 2년 이상 증상이 계속되었다. 조사자가 연구의 편견을 없애기 위하여 추적 조사를 할 수 없는 대상은 치유된 것으로 간주했으므로, 이 결과는 오히려 과소평가된 자료일 수도 있다. 이 조사에서도 45%의 환자가 소송이 해결된 후에도 계속 증상을 나타냈다.

채찍질 손상 후 정상적인 기능을 최대한 회복하기 위해서는 신경근병, 머리뼈-엉치뼈, 턱 관절의 기전과 신경학적 부조화 등의 복잡한 메커니즘을 파악하고 있는 AK의학적 치료를 받는 것이 좋다. 이 치료법은 신체 전반의 유기적 연관성 기반으로 채찍질 손상이 어떻게 목에서 멀리 떨어진 신체 부위에서 증상을 유발하는가를 제대로 설명하고 있기 때문이다. 가능한 한 이런 치료를 빨리 받아야 좋은 효과를 얻을 수 있다.

교통사고의 치료는 빠를수록 좋다. 다친 후 첫 주는 절호의 기회이다. 초기의 적절한 치료가 부종을 최소화하고 미래에 발생할 합병증을 줄이는 요체다.

올바른 들어올리기가
허리를 보호한다

신발 끈을 매고 나서 일어설 때 갑자기 허리에 통증이 생겼다. 바닥에 떨어진 연필을 줍기 위해서 구부리다가 갑자기 허리의 통증이 생겼다. 평소에 늘 들고 다니던 가방을 들다가 허리가 아프기 시작했다. 아침마다 하는 스트레치 동작을 하고 나서 허리가 아프기 시작했다. '어떻게 다쳤습니까' 라고 물으면 이렇게 대수롭지 않은 것 때문에 아프게 되었다는 환자가 의외로 많다. 일상적으로 별 문제가 없던 동작이 왜 통증을 일으키는 것일까.

AK의학은 근육검사를 통해서 인체의 운동과 구조적인 안정성에 대한 문제를 진단할 수 있다. 예를 들면 물건을 들어 올릴 때 허리의 근육들이 작용하는데, 이 근육들이 약한지 혹은 강한지를 검사하며, 만일 강한 근육이라고 하더라도 어떤 이유 때문에 물건을 드는 동작을 할 때 약해지는가를 검사한다. 척추를 안정시키는 근육이 약해지면 척추관절을 보호할 수 없으며 잘 다치게 된다. 디스크가 되기도 하고 인대가 다칠 수도 있다.

경험이 있는 의사들은 자세 분석을 통해서 근육의 불균형을 진단할 수 있다. 오랫동안 지속된 근육의 불균형은 비뚤어진 자세, 한쪽 골반의 상승, 평발, 불룩한 배, 앞으로 굽은 어깨 같은 자세 변화를 일으킨다. 근육의 불균형은 특히 인체의 중심이 되는 허리의 근육을 약화시키는 경우가 많다.

허리를 안정시키는 중요한 근육들 중 어떤 것은 목의 이상으로 인해서 약해질 수 있다. 상부 척추가 정상적으로 기능을 수행하지 못하면 허리의 근육이 약해진다. 이를테면 허리의 근육은 기본적으로 강하나 목을 기울이거나 돌리거나 숙이면 약해지는 경우가 있다. 물건을 들어 올리면서 위를 보기 위해 머리를 뒤로 젖히거나, 이야기하기 위해 머리를 옆으로 돌릴 때 허리 근육이 약해지며 이 때문에 손상이 생기는 경우가 그 예다.

AK의학적 임상연구는 장기와 근육 사이에 연관성이 존재한다는 사실을 가르쳐 준다. 부신은 인체에 가해지는 스트레스를 적절하게 대처하는데 필요한 중요한 내분비 기관이다. 만일 정신적·육체적·화학적인 스트레스를 지속적으로 받으면 부신이 고갈되어 부신과 관련이 있는 넙다리빗근(sartorius muscle)과 두덩정강근(gracilis muscle)이 약해진다. 이들 근육은 골반과 무릎의 안정에 중요한 역할을 하므로 이들 근육이 약해지면 허리, 골반, 무릎의 통증이 생길 수 있다.

예를 들면 일주일에 2회 이상 과음을 하고, 담배를 하루에 한 갑 이상 피우고 커피를 자주 마시는 사람이, 회사에서 정신적인 스트레스를 많이 받고 그것을 해소할 수 있는 수단이 없으며, 회사 일을 집까지 가져가서 밤늦게까지 일하는 육체적 스트레스까지 겹치는 경우 부신의 고갈로 인한 허리나 다리의 통증을 호소하는 경우가 많다. 이 경우 일반적인 요통 치료로는 잘 해결되지 않고 증상의 호전과 악화를 장기간 반복하게 된다. 이때의 치료는 부신에 가해지는 다양한 형태의 스트레스를 없애는 것이 중요하다. 술, 담배, 커피를 절제하고 적절한 운동이나 명상으로 정신적인 스트레스를 풀고 충분한 수면과 영양 섭취를 통해서 육체적인 스트레스를 다스려야 하는 것이다.

다른 경우도 마찬가지겠지만 요통은 이렇듯 손상을 유발시킬 수 있는 근본적인 문제를 해결해야 한다. 근육의 불균형이나 자세의 이상이 있으면 이것을 교정하고 손상을 유발시키는 인자를 제거해야 한다. 물건을 들다가 허리의 손상이 생기기 전에 예방하는 것이 중요하다. 자동차의 베어링은 언제라도 교체할 수 있지만 여러분의 허리는 바꿀 수가 없다.

요즘은 작업장의 안전 관리자들이 끊임없이 안전 프로그램에서 '정확한 들어올리기'를 교육한다. 단순하지만 기본적인 원칙은 주기적으로 반복해 주지시키는 것이 의외로 효율적이다.

물건을 들 때 손상이 일어나는 가장 흔한 이유는 인체에 과도한 힘이 가해지도록 자세를 취하기 때문이다. 들어올리는 물건을 신체의 수직 축에 가까이 두고 척추를 받치듯이 펴고 무릎을 구부려서 들어야 한다. 무릎 사이에 물건을 두되 다리를 너무 멀리 벌리지 않는 것이 중요하다.

물건이 아주 무거우면 두 사람 이상이 들거나 기구를 사용한다. 만일 몇 발자국 걷고 허리가 아프다면 즉시 멈추고 지렛대, 밀수 있는 널빤지, 수레, 화물용 승강기 등을 이용한다. 또한 양을 나누어 운반한다.

짐 들어올리기는 허리근육들이 완전히 수축한 상태와 완전히 신장된 상태의 중간 운동 범위에 있을 때가 좋다. 근육이 거의 수축되어 있으면 들어 올릴 수 있는 능력은 제한된다. 근육이 신장되어 있을 때는 손상에 훨씬 취약하며 특히 예상치 못한 갑작스런 충격 시에 특히 그렇다. 들어 올리고 운반할 때 근육들은 부분적으로 수축된 상태여야 한다.

물건을 들어 올릴 때 디스크, 근육, 건, 인대 손상의 가능성을 최소로 유지하기 위해 기억해야 할 몇 가지 단순한 원칙이 있다. 근육의 손상 가능성은 들어올리기 기술의 정확도가 떨어지는 데에 따라 증가한다. 주의할 것은 적절한 들어올리기 원칙에 따른다 하더라도 물건이 너무 무거우면 근육이 손상될 수 있다는 점이다.

> **알아두면 좋은 것**
>
> **들어올리기의 원칙**
> - 물건을 항상 신체의 수직축 가까이에 두어라.
> - 물건을 가능한 한 신체 중력의 중심에 두어라.
> - 물건을 들 때 가능한 한 많은 근육을 사용하라.
> - 팔, 다리, 어깨 근육 같은 큰 근육을 사용하라.
> - 항상 수직 방향으로 들어 올려라.
> - 탁자의 물건은 탁자의 가장자리 가까이에 두고 들어라.
> - 물건을 들 때 절대로 허리근육을 펴지 마라.
> - 물건을 들 때 근육을 부분적으로 수축 시켜라(구부려라).
> - 무거운 물건을 혼자서 들어올리려 시도하지 마라
> - 물건을 (바닥이나 탁자에서) 밀 수 있으면 들지 마라.
> - (수레 등의 이용 수단이 있으면)무거운 물건을 맨손으로 멀리 운반하지 마라.
> - 물건을 든 채 방향을 바꿀 때, 몸을 비틀지 말고 발을 사용하여 방향을 틀어라

디스크는 생각보다 쉽게
나을 수 있는 병

대부분의 사람들은 디스크라고 하면 막연히 잘 치료되지 않거나 수술을 해야 되는 병이라고 생각한다. 목이나 허리가 아픈 사람들은 흔히 자신의 병이 디스크인가를 의심한다. 이런 사람들은 의사로부터 디스크가 아니라는 말을 들으면 그 다음 설명은 잘 듣지도 않고 안도의 한숨을 내쉰다. 디스크만 아니라면 잘 나을 것이라고 생각하기 때문이다.

일반 사람들의 생각과는 달리 대부분의 디스크와 관련된 증상은 굳이 수술을 하지 않아도 원인을 찾아서 치료를 하면 좋아진다. 간혹 몇 달씩의 장기 치료를 해야 하는 경우도 있지만 결국은 완쾌된다. 그러나 디스크가 원인이 아닌 척추의 통증만으로도 수 년 혹은 수십 년 동안 원인을 찾지 못해서 고생하는 사람들도 많다. 즉 디스크라서 겁내고 디스크가 아니라서 안심할 문제가 아니라는 얘기다.

그럼 그토록 많은 사람들이 겁을 내는 디스크는 과연 무엇일까.

디스크는 원래 척추의 마디와 마디 사이의 물렁뼈다. 그것이 원반 모양이므로 디스크라고 부른다. 디스크를 의학적 용어로는 추간판(椎間板 ; 척추 뼈 사이의 판이라는 뜻)이라고 한다. 그러므로 디스크 자체가 병명은 아니고 정확히는 추간판 탈출증(herniated disk)이 맞는 용어다. 추간판이 마디 사이로부터 빠져나와 통증이 발생하는 병인 것이다. 디스크는 3가지 종류의 구조물로 이루어져 있다. 디스크의 중심에 젤리 형태의 작은 구슬과 같은 모양의 수핵(髓核)이 있고 섬유윤(纖柔輪; 또는 섬유테)이라고 하는 질긴 콜라겐 섬유가 나무의 테처럼 수핵을 둘러싸고 있다. 수핵은 수분이 70~90% 정도 함유된 말랑말랑한 젤리 상의 유연한 물질이다. 그리고 디스크의 아래와 위에는 디스크 판이라고 하는 단단한 판 모양의 조직이 있다.

인체에서 디스크의 기능은 무엇인지를 알면 디스크가 마디 사이에서 빠져나왔을 때 어떤 증상을 일으키는지 이해하기 쉽다. 디스크는 척추 뼈의 마디 사이에 있는 완충재로서 척추를 움직일 수 있게 하고 동시에 척추에 가해지는 충격을 흡수하는 작용을 한다. 만일 이 디스크가 없으면 허리를 굽히고 펴거나 목을 돌리는 등의 움직임을 할 수 없다. 또한 외부에서 가해지는 충격이 척추 뼈로 직접 전해져 뼈가 매우 빨리 닳는 퇴행성 변화가 생길 것이다.

디스크의 움직임을 좀더 자세히 살펴보자. 디스크의 중앙에 있는 젤리와 같은 수핵은 몸의 움직임에 따라 다양하게 변한다. 몸을 앞으로 숙이면 수핵의 앞쪽이 압박이 되고 뒤쪽으로 밀려나게 된다. 옆으로 몸을 숙이면 이 액상 물질의 한쪽은 압박이 되고 반대쪽은 팽창이 된다. 이런 현상이 척추 운동의 유연성을 확보해 준다. 이런 작용을 통해서 척추의 충격을 흡수하는 것이다. 건강한 디스크를 유지하기 위해서는 척추 뼈마디 사이의 정상적인 움직임이 매우 중요하다. 이런 움직임 속에서 디스크에 영양이 공급되기 때문이다. 스펀지를 눌렀다가 떼면 물이 스펀지로 빨려 들어가는 것처럼 디스크는 압착과 이완을 과정을 통해 영양분을 빨아들이고 노폐물을 내보낸다.

디스크의 이상이란

대부분의 디스크의 이상은 뒤쪽의 섬유윤 섬유가 일부나 전부 터져서 디스크 중심에 있는 수핵이 뒤로 밀려나온 상태를 말한다. 이렇게 섬유윤의 손상되어 수핵이 빠져나오면 척수에서 오는 신경 뿌리를 압박하게 된다. 신경 뿌리에 압박이 가해지면 허리나 목에 통증이 생기고 각각의 신경 뿌리가 지배하는 부위에는 방사통이 생긴다. 팔이나 다리의 통증, 저림 같은 이상 감각이 생기게 되고 심하면 근육이 마비되거나 위축이 되는 것이다.

디스크의 돌출 정도는 약간 돌출된 상태인 팽윤에서부터 아예 터져버린 파열까지 다양하다. 팽윤이란 디스크 외측의 섬유윤이 부풀어 오른 상태를 말한다. 이로 인해 섬유윤 주위의 신경이 자극을 받아 요통이 생기고 신경 뿌리가 압박되면 팔이나 다리의 방사통이 생긴다. 이 시기에 적절한 치료를 하지 않고 방치하면 섬유윤이 완전히 파열되어 디스크 중앙의 수핵이 뒤로 밀려나오게 된다.

올바른 디스크의 진단

사람들은 보통 엑스레이 사진을 찍어보면 디스크 여부를 판단할 수 있다고 생각한다. 그렇지만 엑스레이로 알아볼 수 있는 디스크에 대한 정보는 디스크 사이의 공간이 줄었거나 퇴행성 변화가 생겼나 하는 정도다. 검사 결과 디스크 사이의 공간이 줄었다면 디스크 내의 수핵이 뒤로 밀려서 디스크의 높이가 줄었을 것이라고 추측할 수 있을 뿐이다.

디스크로 인해서 신경 뿌리가 압박되면 부위마다 다른 증상이 나타난다. 허리 디스크의 경우는 다리를 들었을 때 엉덩이에서 다리로 내려가는 방사통이 느껴지며, 목 디스크의 경우는 머리를 뒤로 젖히면 어깨나 팔로 내려가는 통증이 느껴진다. 굳이 엑스레이 촬영이 아니더라도 이렇게 간단한 검사를 통해서도 디스크로 인한 신경의 압박을 알 수 있게 된다. 따라서 엑스레이 사진 보다 의사의 검사 소견이 더 중요할 수도 있다.

MRI를 찍어 보면 디스크의 모양이나 팽윤, 탈출, 파열 등에 대한 정보를 정확히 알 수 있다. 그렇다고 하더라도 신경 압박으로 인한 통증, 감각 이상, 근육 마비, 반사 소실 등은 의사가 환자를 직접 검사를 해야만 알 수 있다. 이렇게 진단한 결과가 환자의 경과를 예측하는 정확한 자료이며, 수술 여부의 결정도 의사의 직접 검사를 기초로 하는 것이 바람직하다.

디스크는 반드시 수술하나

우리나라는 척추 수술을 상대적으로 많이 한다. 특히 디스크에 대한 수술 치료를 많이 하는데, 이는 수술 치료에 대한 적응 범위가 넓기 때문이다. 디스크로 진단 내려졌을 때 꼭 수술 치료를 해야 하는 경우는 3가지가 있다. 첫째는 디스크가 허리의 자율 신경을 눌러서 방광, 대변, 성기능의 조절이 안 될 때, 이때는 응급 수술을 해야 한다. 둘째 디스크가 신경 뿌리를 눌러서 시간이 갈수록 감각이 떨어지거나, 근육의 마비가 점차 진행될 때이다. 셋째 지속적인 통증으로 인해서 견딜 수 없을 때다. 단순한 통증의 경우는 경막 외 주사(척수 외막인 경막 바깥에 약물을 주입하여 척수 신경을 차단하는 신경 블록법)를 맞으면 방사통이 줄어들므로 이 주사를 맞고 기다려보는 것도 좋은 방법 중의 하나다.

디스크 수술을 결정짓는 절대적인 적응증은 위의 3가지이지만, 일반적으로 MRI 사진에서 보이는, 디스크가 뒤쪽의 척추강 내로 돌출된 정도를 가지고 결정하는 게 상례다. 그러나 MRI 사진이 수술의 절대적인 기준이 될 수 없다는 주장도 많다. 허리의 통증을 느끼지 않는 건강한 사람들도 MRI를 찍어보면 약 30% 정도는 심각한 정도의 디스크 이상을 보인다는 자료들이 있다. 결국 이는 MRI상의 디스크의 이상 정도와 환자의 신경증상이 서로 일치하지 않는 경우가 많다는 사실을 보여 준다. 따라서 수술의 기준은 의사가 환자를 직접 검사한 후 내린 평가가 가장 중요하고 MRI는 참고 자료로 이용될 수 있을 뿐이다. 다만 MRI의 영상 소견은 매우 중요한 자료가 되는 것이 사실이다.

허리 디스크나 목 디스크로 진단 받고 병원에서 수술 치료를 권유 받았던 많은 사람들이 수술 외의 일반적인 물리치료나 다른 여러 가지 치료를 받고 나서 좋아진 경우가 결코 적지 않다. 어떤 경우는 특별한 치료를 받지 않고도 저절로 증상이 좋아지기도 한다. '허리가 아프고 다리가 당기던 것이 좋아졌다' 든가, '목이 아프고, 움직이기 힘들고, 어깨 팔이 저리고 아프던 것이 좋아졌다' 라는 경험이 그것이다. 어떻게 이런 일이 있을 수 있을까.

디스크 내의 수핵은 물이 70~90% 함유되어 있는 젤리 상의 물질이다. 이것이 디스크의 탈출로 인해 척추강 쪽으로 돌출되면 돌출 된 부위의 수분 함량이 감소한다. 수분 함량이 감소되면 돌출된 부위가 줄어들어 신경의 압박이 줄어들게 된다. 그 외에 디스크에 영양 공급이 잘 되도록 척추의 움직임을 정상화하거나 영양 치료, 근육 치료, 물리 치료, 골반 견인 등을 통해서 신경의 압박은 더 줄이면 증상이 좋아지게 되는 것이다. 이런 이유로 가능하면 수술적인 치료를 하지 말고 보존적인 비수술 치료를 먼저 해보는 방법이 권유된다. 앞에서 언급한 3가지 절대적으로 수술이 필요한 상황이 아니라면 보존적인 치료를 원칙으로 하라는 것이다.

일반적인 디스크 치료

먼저 급성 디스크의 경우는 안정을 취하고 그래도 심하면 진통소염제를 복용한다. 다음으로 움직일 수 있으면 물리 치료를 하고 조심스럽게 골반 견인을 한다. 셋째 가볍게 철봉을 잡고 허리를 늘어뜨리거나, 거꾸로 매달리는 것도 허리에 견인 효과를 준다. 넷째 급성기에는 견인용 벨트나 허리 보호대가 도움이 될 수도 있다. 장기적으로 착용할 경우는 허리 주변의 근육을 약화시키므로 한 달 이상은 착용하지 않는 것이 좋다. 다섯째 운동은 걷는 운동이나 수영이 도움이 되고 증상이 좋아지면 등산도 좋다. 여섯째 물리치료실에서 가르쳐 주는 척추근육 강화 운동은 급성 증상이 완화된 후에 하는 것이 안전하다. 마지막으로 치료 대책은 환자의 상태마다 다르기 때문에 반드시 담당 의사의 지시에 따라야 한다.

특수한 디스크 치료

우리나라에서는 흔히 시술되고 있지 않지만 디스크에 효과 있는 치료법들을 소개하면 다음과 같다.

척추의 도수 치료 척추 이상에 대한 도수 치료로는 카이로프랙틱, 정골요법, 정형의학(Cyriax) 등이 있는데, 3가지 모두 척추의 미세한 비뚤어짐을 교정하고 근육의 균형을 맞추며 디스크 사이의 간격을 늘이는 신장(伸長) 치료라는 점에서 같다. 미국에서는 디스크를 비롯한 척추의 이상이 있을 때 카이로프랙틱 치료를 받는 사람들이 많다.

AK의학적인 치료 디스크에 대한 AK의학적인 치료는 척추 앞에 붙어 있는 근육인 엉덩 허리근(장요근 腸腰筋 ; 허리 뼈 앞에서 시작하여 대퇴골 상부에 이르는 근육. 등심과 반대되는 안심 근육)을 풀어 주고, 척추의 도수 치료로 디스크 간격을 넓혀 주며, 머리뼈 기능이상과 턱 관절의 장애를 교정하고, 횡격막의 기능이상 및 족부의 이상을 치료하며, 영양요법 등을 통해서 전인적이고 통합적인 치료를 하는 것이다.

엉덩 허리근의 과긴장 엉덩 허리근은 허리뼈와 골반의 앞에서 시작하여 대퇴골의 위쪽까지 걸쳐 있다. 이 근육이 과도하게 긴장하면 척추 앞쪽의 디스크가 압박되어 디스크 내의 젤리 같은 수핵이 뒤로 빠지게 되어 디스크가 뒤로 빠지거나 더 악화되게 한다. 그러므로 이 근육이 긴장된 것을 풀어주기만 해도 누워서 다리를 들 때 엉덩이에서 다리로 생기던 방사통이 바로 좋아지기도 한다.

엉덩 허리근 이상과 디스크

건설회사를 운영하는 30대 후반의 남자는 엉덩 허리근이 어떤 방식으로 허리에 영향을 미치는가를 보여 주는 좋은 예다.

이 환자는 허리가 아프고 왼쪽 장단지와 발바닥이 저리며 아픈 것이 주요 증상이었다. 몸 왼쪽으로는 두통과 팔 저림, 치아의 통증까지 있었다. MRI를 찍어 보았으나 디스크에는 큰 문제가 없다는 진단이 나왔다. 물리 치료를 장기간 받았는데도 별 차도가 없었다.

AK의학 진단 결과 머리뼈 기능 이상과 턱 관절의 장애가 보여 치료를 시작하였다. 증상이 좀 좋아졌지만 여전히 조금은 남아 있었다. 척추의 도수 치료를 하고 디스크 사이의 간격을 벌리기 위해 골반 견인과 철봉, 거꾸로 매달리기도 병행시켰다. 수영과 걷기도 꾸준히 지속시켰다. 이 기간중에 환자는 증상이 좀 호전되자 사업상 필요 때문에 일주일에 한두 번 골프를 했다. 그러자 장딴지나 발의 통증이 더 심해지고 발바닥의 감각이 없어진다고 호소해 왔다. 필수지방산, 글루코사민 등의 영양 요법이 처방되었지만 다리의 통증은 계속되었다. MRI 소견상으로는 디스크의 팽윤조차도 보이지 않았음에도 불구하고 증상은 좀처럼 없어지지 않았다. 그래도 환자는 일주일에 두 번씩 정기적인 치료를 하였다.

AK치료를 시작한지 3개월쯤 지나 환자의 어릴 때 병력이 확인되었다. 췌장염을 앓았는데 그 자리가 지금도 뻐근할 때가 있다는 것이었다. 췌장염 재발을 의심하여 내과에서 확인해 보면 특별한 이상이 없다는 진단이 나왔다. 어릴 적 병력을 밝힌 그 날도 왼쪽 늑골 아래의 무거운 통증이 있다면서 췌장염 이야기를 시작한 것이었다. 만져 보니 췌장의 문제가 아니고 엉덩 허리근이 과도하게 긴장한 것이었다. 20년 전 췌장염을 앓았을 때의 불편한 자극이 신경에 메모리되어 엉덩 허리근을 긴장시켜 온 것이었다. AK의학자 슈미트의 이론에 의하면 외상, 수술, 염증에 대한 기억들은 중추신경에 메모리되어 그 조직의 손상이 다 나아도 나쁜 반사가 남아서 쓸 데 없이 근육을 긴장시키거나 통증을 유발한다고 한다.

과도하게 긴장된 엉덩 허리근을 정상적으로 이완시키고 다리를 위로 들어 보았다. 원래 이 환자는 다리를 50도 이상으로 들면 항상 왼쪽 장단지에 날카로운 통증을 호소해 왔는데 이것이 바로 없어졌다. 그 후 엉덩 허리근에 대한 치료를 한 번 더 하자 엉덩이, 다리의 통증과 저림, 발바닥 끝의 무감각이 모두 좋아졌다. 골프를 하면 라운딩 도중에 한 두 번씩 생기던 장딴지의 통증도 없어졌다.

일반적으로 디스크 이상이 의심되는 환자는 모두 엉덩 허리근을 검사를 한다. 이 환자도 첫 진찰에서 엉덩 허리근의 이상 유무를 검사한 바 있는데 당시는 발견되지 않았다. 나중에 알고 보니 엉덩 허리근의 제일 위쪽, 횡격막이 있는 부위의 이상이었다. 이 부위 근육의 과도한 긴장이 있는 경우는 매우 드물어 잘 만져 보지 않았던 것이다. 이후에는 허리 디스크 환자들마다 이 부위에 이상이 있는지를 철저하게 검사하고 있다.

디스크에 대한 도수 치료 척추의 미세한 변이를 교정하고 디스크를 아래위로 당겨 디스크 내의 음압을 증가시켜서 뒤로 튀어 나온 수핵이

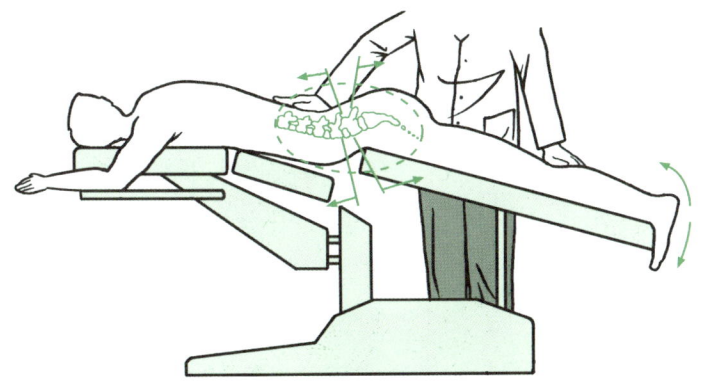

● 다리롤 아래로 내린 후 디스크를 아래위로 당겨서 뒤로 돌출된 디스크가 들어가도록 한다.

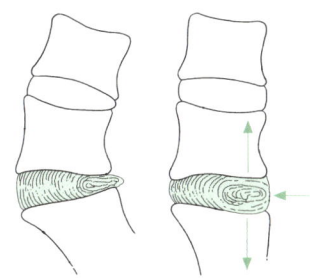

● 디스크 아래 위를 당겨서 디스크 내의 수핵이 디스크의 중심으로 들어가도록 한다.

제자리로 들어가도록 한다. 이때 골반의 이상이 있으면 치료하여 디스크에 나쁜 영향이 가지 않도록 한다.

머리뼈 기능 이상과 디스크 머리뼈의 기능 이상은 엉치뼈의 기능 이상을 동반하며 이것은 다시 디스크의 장애를 일으킨다. AK의학과 머리뼈 치료를 전문적으로 하는 뉴욕의 에스파지토 형제는 자신들의 클리닉에 MRI를 두고, 머리뼈를 치료하고 난 즉시의 디스크 변화를 관찰한 내용을 2002년 미국 매리너딜레이(Marina Delay)에서 개최된 AK학술대회에서 발표하였다. 그 내용은 허리 디스크 환자들은 머리뼈 기능 이상을 동시에 보이는 경우가 많다는 것이다.

또한 턱 관절 치료를 전문으로 하는 치과에서 턱 관절을 치료하고 허리의 통증과 다리의 방사통이 좋아지는 사례가 많이 발견된다. 턱 관절의 이상이 머리, 목의 통증뿐만 아니라 허리를 비롯한 전신에 영향을 주는 것으로 유추 해석할 수 있는 예들이다. 특히 턱 관절은 머리뼈 중 관자뼈에 연결되어 있기 때문에 턱 관절의 이상이 머리뼈 이상을 동반하는 경우도 아주 흔하다. 그러므로 디스크가 있을 때 머리뼈와 턱 관절을 검사하는 것이 중요하다는 사실을 쉽게 알 수 있다.

횡격막을 포함한 척추를 안정시키는 근육들의 치료 허리를 안정시키기 위해서는 척추 주변의 근육뿐만 아니라 위로는 횡격막, 앞으로는 복근, 아래로는 골반 근육들이 모두 균형을 이루어야 한다. 이중 어느 하나라도 약하거나 과도하게 긴장하면 척추에 문제를 일으킬 수 있다. 이를 방지하기 위해서는 숨을 항문 쪽으로 길게 들이마시고 내뱉는 복식 호흡을 하면서 항문을 수축하는 운동이 도움이 된다. 등

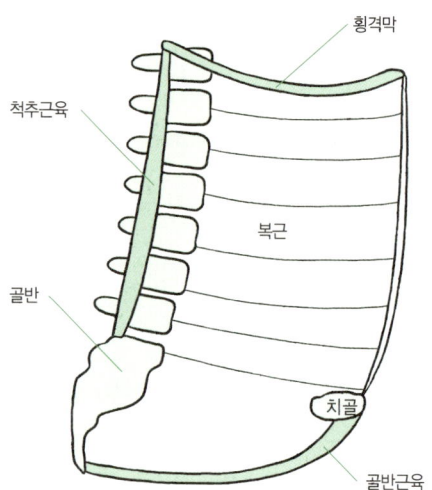

● **척추를 안정시키는 근육들** 위쪽의 횡격막, 앞쪽의 복근, 뒤쪽의 허리 근육, 아래의 골반 근육이 모두 튼튼해야 척추의 이상을 예방할 수 있다. 디스크를 비롯한 척추의 이상을 치료할 때 이 부위의 강화 운동이 재활 치료의 중요한 내용이 될 수 있다.

산, 빠르게 걷기, 수영 등의 유산소 운동을 할 때도 복식호흡을 하면 좋다.

족부의 이상 오래 서 있거나 걷고 난 뒤 허리나 다리의 통증이 더 심해지는 경우는 발의 이상을 의심하고 검사해 봐야 한다. 필요하면 교정용 깔창과 기능성 신발을 신어야 하고 발 근육에 대한 재활 훈련을 해야 한다.

디스크의 영양 치료 통증이 있을 때는 동물성 지방의 섭취를 줄이고 생선을 많이 먹는 것이 좋다. 동물성 지방에는 아라키돈산(arachidonic acid)이 많고 이 성분이 염증 반응을 촉진시키며, 반면에 생선에 있는 오메가-3 필수 지방산은 염증 반응을 억제하므로 통증을 줄이기 때문이다. 오메가-3 필수 지방산을 추출한 영양제를 복용해도 좋다.

급성 디스크에는 파인애플에 많이 함유되어 있는 항염증 효소제

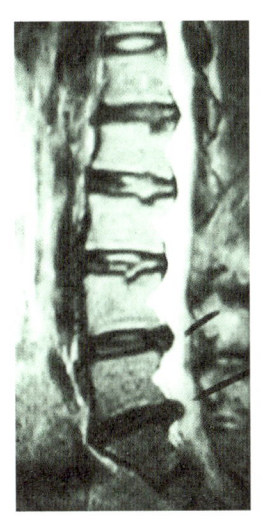
치료 전

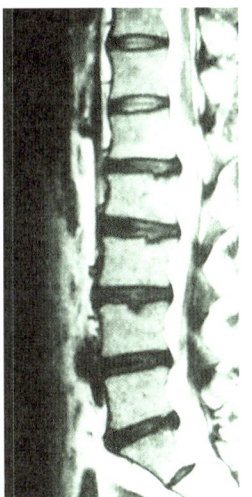
치료 후

● 허리 디스크의 치료 전과 치료 후를 옆에서 본 MRI 사진. 왼쪽 사진의 디스크가 튀어 나온 부분(왼쪽 사진)이 치료를 한 뒤(오른쪽 사진) 정상으로 회복된 것을 알 수 있다.

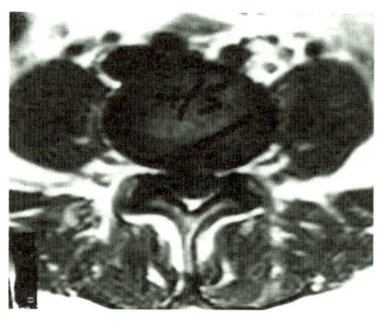 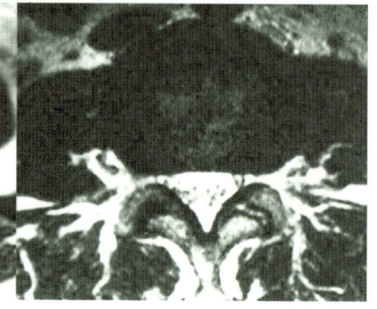

치료 전   치료 후

● 치료 전과 후의 디스크 MRI 단면도. 디스크가 뒤로 돌출되었던 것(왼쪽)이 치료 후에는 없어졌다(오른쪽).

브로멜라인(bromelain), 트립신, 파파인 등이 도움이 된다. 항산화제인 비타민C, E, 플라보노이드(flavonoid)도 NF-KB의 활성을 억제하므로 염증 반응을 줄여 준다.

디스크의 섬유윤은 주로 콜라겐 섬유로 되어 있기 때문에 콜라겐의 합성에 필요한 아미노산(단백질), 비타민C, 비타민B_6, 망간, 철, 구리 등을 많이 함유한 음식도 도움이 된다.

수핵 속에 있는 물질인 GAG(glycosaminoglycan)는 결체 조직으로 수분을 흡수해서 디스크의 탄력을 유지한다. 연골 보호제인 글루코사민도 도움이 된다.

진통소염제는 일반적으로 척추 디스크나 관절 연골에서 GAG의 합성을 억제한다. 그래서 진통소염제는 급성기에 짧게 쓰고 충분한 단백질, 필수 지방산, 다양한 종류의 비타민, 효소제, 글루코사민 등을 적절하게 복용하는 것이 좋다.

퇴행성 디스크

퇴행성이라는 것은 마모가 되는 것을 말한다. 디스크의 퇴행성 변화는 오랜 시간에 걸쳐서 일어난다. 척추에 손상이 가해지면 그 척추를 보호하기 위해서 척추 주변의 근육이 과도하게 긴장되고 이런 상태가 장기간 지속되면 척추의 움직임 기능이 저하되어 디스크에 영양 공급이 안 되므로 퇴행성 변화가 생기는 것이다. 건강한 디스크를 유지하기 위해서는 척추뼈 사이의 정상적인 움직임이 매우 중요하다. 디스크로의 영양 공급은 척추뼈의 움직임에 의해서 디스크에 가해지는 압박 및 이완을 통해서 수액이 교환되어 영양이 공급되고 노폐물이 제거되기 때문이다.

이런 까닭에 척추의 움직임이 장기간 감소되거나 비정상적으로 움직이면 디스크에 영양 공급이 안 되고 수분 함량이 떨어져서 디스크가 얇아진다. 결국 충격 완화 능력이 떨어지고 마모가 촉진되어 골관절염으로 진행된다. 국소적인 골관절염이 더욱 진행되면 척추뼈가 디스크와 만나는 부위에 옆으로 튀어 나오는 돌기(골극)를 형성하게 된다. 이 돌기가 척추뼈 사이로 돌출된 신경을 압박하면 다리나 팔로 내려가는 통증인 방사통을 일으킨다.

디스크 판의 두께가 얇아지면 신경이 나오는 관(추간공)이 좁아져서 신경 뿌리가 압박되거나 신경 뿌리의 혈액 순환에 장애를 일으키게 된다. 이것이 척추관 협착증이다. 척추관 협착증의 특징적인 소견은 100~500m를 걸으면 다리가 아프기 시작하는 것이다. 이때 쪼그리고 앉거나 허리를 굽히면 다리의 통증이 감소된다. 이 척추관 협착증은 치료에 많은 시간을 요하고 잘 낫지 않는 경향이 있다.

척추의 움직임에 문제가 있으면 즉시 적절한 치료를 하여 척추뼈 사이의 운동이 잘 이루어지도록 해야 한다. 그래야만 디스크에 영양 공급이 잘 되어서 퇴행을 방지할 수 있다.

이를 위해서는 평소에 국선도, 요가 등으로 관절의 운동 범위를 충분히 넓히는 것이 좋다. 적어도 매일 30~40분 이상씩 걷는 운동을 통해서 척추뼈나 디스크의 탄력을 유지하는 것도 좋은 방법이다.

전신의 골격에 변형을 가져오는 척추 측만증

두 발로 서서 생활하는 인간은 네 발 동물보다 척추에 여러 가지 변형이 일어날 가능성이 더 많다. 그 가운데 비교적 흔한 것이 척추 측만증(옆굽음증)이다. 측만증이란 옆으로 휘는 것을 말한다. 주로 S자 형으로 휘지만 C자형으로 휘는 경우도 있다.

척추 측만증이란 단순히 척추가 휘어 있다는 것만이 아니다. 척추 측만증은 거의 모든 골격계의 변형을 동반하는 경우가 많은데 척추, 갈비뼈, 골반뼈의 구조적인 변형을 가져오고 심지어는 얼굴의 좌우 양측이 비대칭이 될 수도 있다. 이러한 변형은 신경계 이상, 호르몬 대사나 내장 기관의 부조화를 초래하기도 한다. 심하면 심장과 폐의 기능 장애까지 일으킨다.

특발성(特發性)이라는 말은 명확한 원인이 없이 병이 생기는 것을 말한다. 측만증의 자녀를 둔 부모님들이 흔히 "우리 아이가 어릴 때부터 자세가 나쁘더니 측만증이 생겼습니다. 자세가 나빠서 측만증이 된거죠?"라고 묻는다. 그러나 보통 사람들이 짐작하는 것처럼 나쁜 자세로 인해 특발성 척추 측만증이 생기는 것은 아니다. 특발성 측만증은 대개 초등학교 고학년이나 중학생 때 시작되며 이제는 정형외과에서 흔히 볼 수 있는 병 중의 하나가 되었다. 최근 측만증에 대한 관심이 높아져 과거보다는 조기에 발견되는 경우가 많아지고 있다.

척추 측만증은 그리스의 히포크라테스도 여러 가지 방법으로 치료했다고 기록하고 있을 정도로 역사가 오랜 것이다. 그럼에도 아직까지 치료가 잘 안 되는 분야 중의 하나인데 이는 측만증의 원인이 아직껏 정확히 밝혀지지 않았기 때문이다.

대체로 일반 의원에서 측만증을 발견하면 종합병원이나 대학병원의 척추 수술 전문의에게 의뢰한다. 전문 치료에 들어가면 통상 보조기를 착용시킨 뒤 3~6개월에 한 번씩 방사선 촬영을 하여 측만 각도가 약 40도 이상 벌어지거나 빠른 속도로 증가하면 수술을 권유하고 있다.

필자는 측만증에 대한 보존적인 치료에 대해서 관심을 가지고 미국의 보조기 제작 전문가인 콥스(Copes)박사의 치료법, 카이로프랙틱의 측만증 치료 전문가인 마휘니(Mawhiney)의 방법을 참고하여 측만증에 대한 보존적 치료를 9년여 동안 해왔다. 측만증 환자와 보호자의 협조가 원만해서 충분한 기간 동안 적절히 보조기를 착용한 경우는 측만 각도가 성공적으로 줄었지만, 그렇지 않은 경우에는 각도가 줄지 않거나 오히려 성장하는 동안 증가되는 경우도 있었다.

척추 측만증 치료의 어려운 점은 2년 이상 장기간 보조기를 착용한 채 심리적으로 어려운 기간인 사춘기를 지내야 한다는 것이다. 더 나쁜 것은 대개의 보조기 제작자가 측만증에 대한 지식이 부족하고, 의사들은 환자의 측만 유형에 따라 보조기의 처방이 달라져야 치료 효과가 좋다는 것을 간과하는 경우가 많다는 점이다.

측만증은 여자가 남자보다 4~7배 많으며 급속한 성장기 때 잘 생긴다. 또 성장함에 따라 변형이 급속도로 진행되므로 조기에 발견해

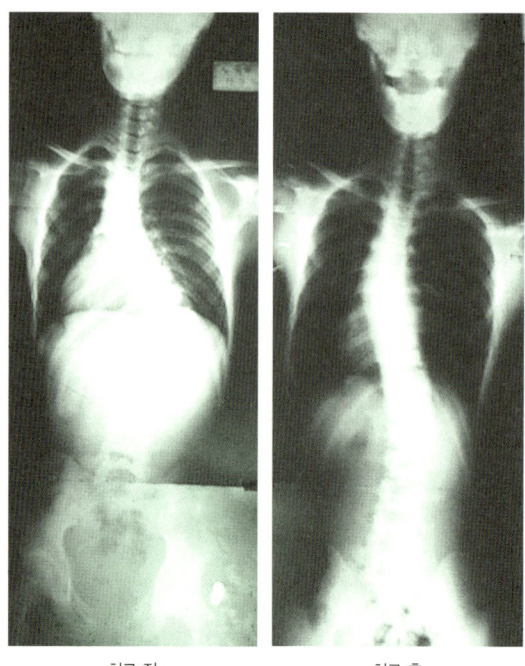

| 치료 전 | 치료 후 |

● 치료전 58도의 측만증(왼쪽)이 치료 시작 3년 후 18도로 줄었다(오른쪽).

치료하는 것이 중요하다. 따라서 초등학교 고학년에서 중학생의 자녀를 둔 부모는 자녀들의 자세에 세심한 관심을 가질 필요가 있다. 허리를 굽혔을 때 등이 한쪽으로 더 많이 튀어 올라와 있는지, 똑바로 섰을 때 팔과 몸통 사이의 좌우 간격이 다를 때는 한번 측만증을 의심해 볼 필요가 있다. 그리고 6개월에 한 번씩은 정기적으로 척추 검진을 받거나 최소한 흉부 엑스레이라도 찍어서 측만증 유무를 확인하는 것이 중요하다. 육안으로 자세가 비뚤어진 것을 발견하고 병원에 와서 방사선 촬영을 해보면 상당히 진행된 경우가 대부분이기 때문이다. 이 때문에 조기에 발견하는 것이 더욱 중요하다.

측만증의 치료는 보조기의 착용, 운동치료, 러시안 자극기(Russian

stimulation)를 이용한 전기자극치료, 척추 도수 치료, 목뼈를 견인하면서 걷기, 영양학적 치료 등 다양한 치료법이 있다. 이 중에서 가장 핵심적인 치료가 교정 기능이 있는 보조기를 장기간 착용하고 지속적으로 지켜보는 것이다. 휘어진 정도가 15도 이내일 때 조기 치료만 하면 정상으로 회복될 수 있고 30도 이내에도 상당한 호전을 기대할 수 있다.

측만증을 성공적으로 치료하기에는 많은 과제가 남아 있다. 아직도 정확한 원인 규명이 되지 않고 있고 때문에 완벽한 치료법이 없는 것이다. 측만증 치료에 가장 중요한 점이 조기 발견과 적극적인 치료인 이유가 바로 이것이다. 앞에서 이야기한 여러 가지 치료를 해 나가는 것이 현재로서는 최선의 방법일 뿐이다.

바지의 엉덩이 주름이 다르면
골반이 비뚤어진 것

요통의 흔한 원인들 중 하나는 엉치엉덩 관절의 미세한 비뚤어짐이다. 이 비뚤어짐을 카이로프랙틱에서는 아탈구라고 한다. 아탈구란 말 그대로 탈구와 유사하지만 완전한 탈구가 아닌 것이다. 관절이 원래의 위치에서 이탈하긴 했지만 관절을 완전히 벗어난 것은 아니라는 말이다. 완전한 탈구의 경우 엑스레이 사진을 찍으면 비뚤어진 것이 보인다. 그러나 아탈구, 즉 미세한 비뚤어짐은 엑스레이 사진에서는 보이지 않는다. 숙달된 의사가 손으로 만져 보거나, 자세 이상 등으로 유추할 수 있을 뿐이다. AK의학에서는 유발 검사를 통해서 어떻게 비뚤어진 것인지 체크한 다음 근육 검사를 함으로써 비뚤어진 위치나 방향을 정확하게 찾아낸다.

골반이 비뚤어지는 형태는 매우 다양하다. 그러므로 비뚤어진 형태에 따라 치료 방법도 다르다. 먼저 골반이 미세하게 비뚤어진 것을 일반인들이 구분할 수 있는 방법에 대해서 알아보자.

골반이 비뚤어지면 골반의 좌우 높이가 달라진다. 이런 사람은 새 바지를 입었을 때 항상 한쪽이 길다. 걸을 때 뒷모습을 보면 엉덩이 아래에 잡히는 바지 주름이 좌우가 다르다. 또 좌우 엉덩이의 크기가 다르다는 말을 듣는 사람이나 반듯하게 힘을 빼고 누웠을 때 좌우의 발 각도가 다른 사람들도 골반의 비뚤어짐을 의심해 봐야 한다. 다리를 한쪽으로만 젖혀서 앉거나, 누워 잘 때 오른쪽이나 왼쪽의 특정 방향으로만 자는 사람이 허리의 통증이 있을 때도 마찬가지로 골반의 비뚤어짐을 먼저 검사해 봐야 한다.

그럼 골반은 왜 비뚤어질까. 그 이유로는 부신 스트레스 증후군, 외상, 발의 기능 이상, 나쁜 자세, 나쁜 의자, 장기간 바지 뒷주머니에 지갑을 넣고 다니는 경우, 턱 관절 장애, 머리뼈 기능 이상 등의 많은 원인들을 생각해 볼 수 있다.

부신 스트레스 증후군은 인대를 약하게 만들기 때문에 체중이 많이 걸리는 골반과 발에 이상을 일으킨다. 특히 골반의 앞쪽과 안쪽의 안정성을 유지시켜 주는 두덩정강근과 넙다리빗근이 집중적으로 약해지기 때문에 부신 스트레스 증후군이 있으면 엉치엉덩 관절의 미세한 비뚤어짐이 일어나는 것이다.

또 교통사고를 당했을 때, 사고 순간 오른발로 브레이크를 과도한

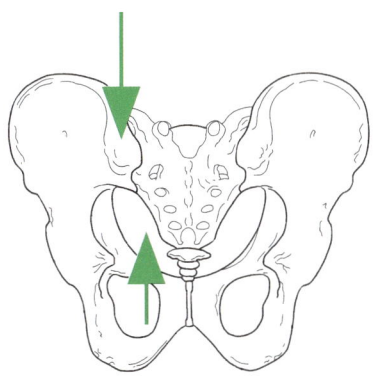

● **골반을 뒤에서 본 그림** 중간에 삼각형 모양의 뼈가 엉치뼈이며 그 좌우에 각각 엉덩뼈가 있다. 이 3개의 뼈가 만나서 앞쪽에는 치골 결합이라는 관절이 형성되고, 뒤쪽(화살표로 표시된 곳)에 엉치뼈와 엉덩뼈가 만나는 엉치엉덩 관절이 이루어진다. 엉치엉덩 관절의 이상이 요통의 흔한 원인 중 하나이다.

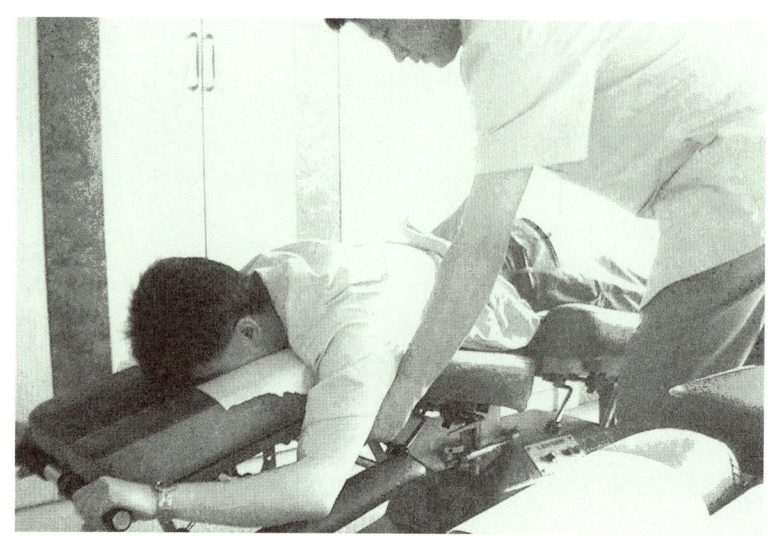

● 우리나라에서 가장 오래된 린더 치료용 침대(Leander Chiropractic Table), 1990년 린더(Leander Eckard) 박사가 세미나를 하면서 전시했던 것을 필자가 구입한 것이다.

힘으로 밟으면서 오른쪽 골반이 미세하게 비뚤어지거나 심한 경우에는 탈구가 생기기도 한다. 미국에서는 교통사고로 다치면 카이로프랙틱 치료를 받는 경우가 많다. 비수술 요법으로 미세한 비뚤어짐을 치료해 줌으로써 회복도 빠르고 결과적으로 진료비도 적게 들기 때문이다. 그래서 보험회사나 환자 모두 카이로프랙틱 진료를 선호하는 경향이 있는 것이다. 그런가하면 머리뼈의 기능 이상이 있으면 골반의 뒷면을 형성하고 있는 엉치뼈의 이상이 동반되는 경우가 흔하므로 엉치뼈의 이상을 항상 검사하는 것도 골반의 비뚤어짐을 미리 알아내는 좋은 방법이다.

비뚤어진 골반은 어떻게 치료해야 할까. 먼저 골반의 비뚤어진 패턴을 파악하여 치료 방향을 결정해야 한다. 인체의 모든 구조물은 시계의 톱니바퀴처럼 긴밀하게 연결되어 있으므로 여러 곳을 동시에 치료해야 하는 경우가 많다.

예를 들면 부신의 기능이 떨어지면 인대가 약해지고, 골반을 고정하는 근육이 약해지므로 골반이 비뚤어진다. 이때 발의 아치를 형성하는 인대와 근육이 약해질 수 있기 때문에 동시에 발을 치료해야 하는 경우도 있다. 근본적으로는 부신을 치료해야 하고, 그보다 더 근본적으로는 부신의 기능을 떨어뜨리는 원인을 찾아서 해결해 주어야 하는 것이다.

교통사고와 같은 외상으로 인한 비뚤어짐은 외상을 입을 당시에 몸에 가해진 외부 힘의 방향이나 크기를 잘 평가해서 골반의 비뚤어짐 패턴을 확인하는 것이 중요하다.

골반의 비뚤어짐을 예방하려면 평소 어떻게 해야 할까. 가장 좋은 예방법은 규칙적인 운동이다. 걷기, 수영, 등산 등의 유산소 운동 중에서 다리와 골반의 근력을 키울 수 있는 운동을 선택하는 것이 특히 좋다. 단백질, 필수지방산, 비타민C, 비타민B가 풍부한 음식을 섭취하여 인대와 근육에 도움이 되는 영양분을 공급하는 것도 중요하다. 부신에 나쁜 영향을 주는 술, 담배, 커피, 콜라, 조미료, 식품첨가물 등을 삼가고 정신적인 여유를 갖도록 한다. 항상 바른 자세를 유지하고 뒷주머니에 지갑을 넣는 버릇을 없앤다. 늘 다치지 않도록 조심하고, 오래된 허리 통증이 치료를 해도 낫지 않거나 재발하는 경우에는 골반의 비뚤어짐을 정확하게 진단할 수 있는 AK치료를 시술하는 의사에게 진단받는 것이 좋다.

> **기 억 하 세 요**
>
> 정통의학에서는 아직 인식하지 못하는 미세한 비뚤어짐이 골반관절에도 많다.
> 요통이나 둔부의 통증이 지속될 때는 골반관절의 미세한 비뚤어짐이 있는지 확인해야 한다.
> 일반인들이 골반의 비뚤어짐을 알아볼 수 있는 단서들이 있다.
> 대부분의 골반 비뚤어짐은 예방할 수 있다.

올바른 척추 건강을 위하여 지켜야 할 습관들

요통은 예방이 가장 좋다. 요즘 발생하는 대부분의 척추 질환은 척추의 과다 사용으로 인한 것이다. 여기서 제시하고 있는 요통 예방법들은 따라 하기 쉽고 특별히 시간을 낼 필요도 없는 것들이다. 여러분이 해야 할 일은 단지 새로운 습관을 만드는 것뿐이다. 간단한 예방 프로그램으로 얻을 수 있는 이득은 실로 크다. 여러분의 자세가 좋아지면 내부 장기들이 보다 넉넉한 공간에서 기능을 하게 될 것이고, 혈액 순환이 개선될 것이며, 근육들이 더욱 수월하게 움직일 수 있게 될 것이다. 그 결과 여러분은 좀더 덜 피곤하고 활력이 넘치는 생활을 할 수 있다.

자세 점검을 수시로

자세의 균형은 머리에서 발끝까지 이르는 근육들에 의해서 유지된다. 다음 그림들은 발, 무릎, 골반, 허리, 몸통의 균형이 깨진 결과 생겨 난 잘못된 자세들을 보여 주고 있다. AK의학은 몇 가지 검사를 통해 자세의 비틀어짐을 유발하는 근육의 불균형을 찾아 낼 수 있다. 균형이 깨져 약해진 근육들은 신경학적 반사, 척추의 교정, 신체 내

● 좋은 자세와 나쁜 자세

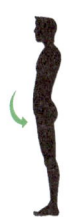

나쁜 자세 ①
아래쪽 허리가 굽어 있다. 아래쪽 허리의 만곡 증가로 인하여 과도한 근육의 긴장이 생긴다.

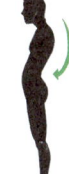

나쁜 자세 ②
등 위쪽이 구부정하다. 아래쪽 허리는 굽었고 복부는 처졌다. 이 자세로 인하여 내부 장기는 좁아진 공간에 놓이게 된다.

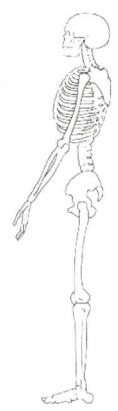

좋은 자세
근육들의 긴장이 덜하고 내부 장기들은 충분한 공간에 놓여져 있으며 신체는 편안한 상태를 유지한다.

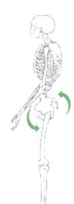

나쁜 자세 ③
척추의 만곡이 증가된 상태. 골반이 앞으로 기울어짐으로 인해서 척추의 만곡이 증가하는 것을 알 수 있다.

● 척추의 긴장을 줄이면서 앉기

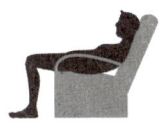

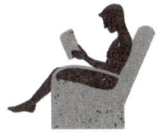

[X] 구부정한 자세로 앉으면 목과 어깨의 긴장이 증가하고 비정상적인 척추만곡이 생긴다.

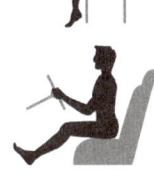

[X] 허리 아래쪽의 만곡이 증가하는 자세로 앉지 말 것.

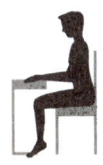

[O] 목과 등을 꼿꼿이 하고 이완된 상태의 자세 균형을 유지하라.

● 피곤해지지 않는 작업 자세의 유지

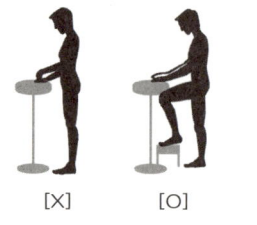
[X]　　　　[O]
긴장이 생기는 부위를 바꾸기 위해 발 받침대의 위치를 교대로 바꾸어라.

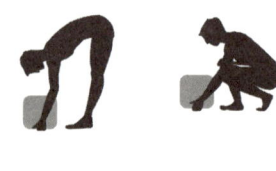
[X]　　　　[O]
들어올릴 때는 강한 다리 근육을 이용하라.

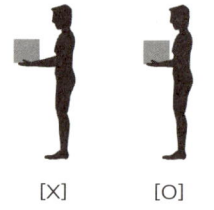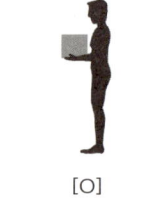
[X]　　　　[O]
지렛대의 중심에 가까워지도록 물건을 들라. 몸과 물건의 사이를 가까이 하여 드는 것이다.

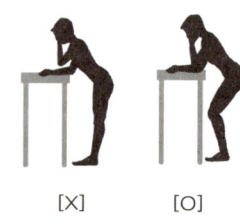
[X]　　　　[O]
허리 아래쪽의 만곡을 증가시키는 자세를 피하라.

부에 있는 신경과 에너지원들을 교정하여 치료한다. 여러분은 자신의 자세 이상을 이해한 뒤 평소에 이 그림들에서 보여 주는 구조적 긴장 유발 자세를 가능하면 피하도록 해야 한다.

적절한 수면 자세

척추 질환 중 많은 경우가 나쁜 수면 습관에서 온다. 어떤 자세는 편하게는 느껴져도 척추에는 비정상적인 긴장이 가해진다. 이렇게 긴장을 증가시키는 수면 자세를 취할 경우 자세 이상의 원인이 되는 근육의 불균형이 초래된다. 나쁜 수면 자세는 심각한 요통과 척추 질환의 시작이라고 말해도 과언이 아니다. 더구나 나쁜 수면 자세는 습관적인 것이므로 꾸준히 노력해야 고칠 수 있다.

● 수면 시 주의할 점

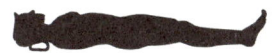

바로 누워 잘 때는 목 뒤에 작은 베개를 두어라.

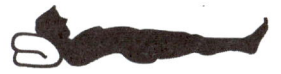

높은 베개는 목과 어깨에 긴장을 증가시킨다.

옆으로 누워 잘 때는 목과 척추가 일직선이 되도록 베개 높이를 맞추어라.

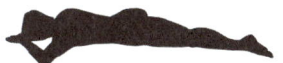

엎드려 자지 마라. 목과 어깨를 긴장시킨다.

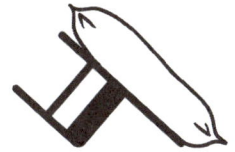

침대에서 책을 읽지 마라. 병중일 경우는 의자를 놓고 그 위에 쿠션을 놓아 적당한 등받이로 이용하라.

정서적 요통

오늘날 사람들은 여러 가지 정신적 스트레스에 시달린다. 이른바 '정서적 요통'이라 불리는 허리의 통증은 이러한 스트레스로 인하여 내분비가 불균형해지고 그 결과 발생하는 증상이다. 스트레스는 내분비의 불균형을 일으키고 그로 인한 화학적 불균형이 척추 관절을 지지하고 있는 인대와 근육들에 장애를 일으키는 것이다. 과도한 중압감에 시달리며 능력을 넘어서는 업무를 하고 있는 비즈니스맨들이나 입시에 매달리고 있는 수험생 등에서 발생하는 요통이 그 좋은 예다. 여기에 대한 정확한 발병원인 역시 AK의학적 방법으로 찾아낼 수 있다. 정서적 요통의 예를 보면 사람의 정신과 육체가 얼마나 밀접한지를 새삼 깨달을 수 있다.

그런가 하면 요통 중 적지 않은 경우가 신체 내부의 장기 이상으로 인해서 생기거나 영양 불균형 때문에 일어나기도 한다. 그러므로 AK의학적 시각으로 볼 때 사람의 허리는 몸 전체의 건강을 반영하는 거울이라고 할 수 있다.

Applied Kinesiology

뇌는 몸 전체의 건강을 조절하는 관제탑
CHAPTER 05

두 발로 서 있는 인간은 네 발로 기는 동물, 즉 한 개의 C자형 척추 만곡을 가진 동물보다 더 크고 발달된 뇌를 가지고 있다. 동물가운데 인간 다음으로 발달된 뇌를 가지고 있는 것이 인간과 비슷한 보행을 하는 원숭이다.

인간의 뇌가
동물보다 더 발달한 이유

의과대학에서는 비교해부학이라는 것을 배운다. 비교해부학은 동물 간의 해부학적(구조적)인 비교를 통해서 유사성과 상이성(相異性)을 분석하는 학문이다. 카이로프랙틱 신경학의 권위자인 캐릭(Carrick) 박사의 신경학 이론은 의학에 있어서 비교해부학의 중요성을 재삼재사 강조한다.

그 이론 중의 하나는 네 발로 기는 동물과 두 발로 걷는 인간과의 차이를 뇌 발달의 관점에서 분석한 것이다. 왜 네 발로 기는 동물보다 두 발로 걷는 인간의 뇌가 더 발달했을까. 그는 이 문제를 두 가지 관점에서 설명하고 있다. 첫째는 척추에 대한 것이고 둘째는 손의 사용이다.

먼저 척추의 발달을 생각해 보자. 인간이 어머니 뱃속에 있을 때의 척추는 한 개의 C자형의 후만곡(後彎曲)으로 되어 있지만, 생후 3~4개월이 되어 머리를 가누게 되면 목에 전만곡(前彎曲)이 생기고 생후 1년쯤 되어 걷기 시작하면 허리에 전만곡이 생기게 된다. 그 결과 옆에서 보면 척추에는 모두 4개의 C자형 만곡이 형성되는 것이다. 척추는 24개의 마디로 되어 있으며 위로는 머리를 받치고 있고 아래로는 골반의 엉치뼈에 고정되어 있다. 이 척추의 정상적인 만곡과 24개 분절의 움직임, 그리고 늑골, 사지 관절의 움직임은 뇌의 상태와 밀접한 상관관계가 있다는 것이 카이로프랙틱 신경학 연구로 밝혀지고 있다.

두 발로 서 있는 인간은 네 발로 기는 동물, 즉 한 개의 C자형 척추 만곡을 가진 동물보다 더 크고 발달된 뇌를 가지고 있다. 동물가운데 인간 다음으로 발달된 뇌를 가지고 있는 것이 인간과 비슷한 보행을 하는 원숭이다. 인간도 갓 태어나서는 한 개의 C자형 척추만곡이었다가 점차 뇌가 발달함에 따라 4개의 만곡을 형성하면서 두 발로 선 자세를 가질 수 있다. 그러다가 나이가 들어 뇌의 기능이 떨어지면

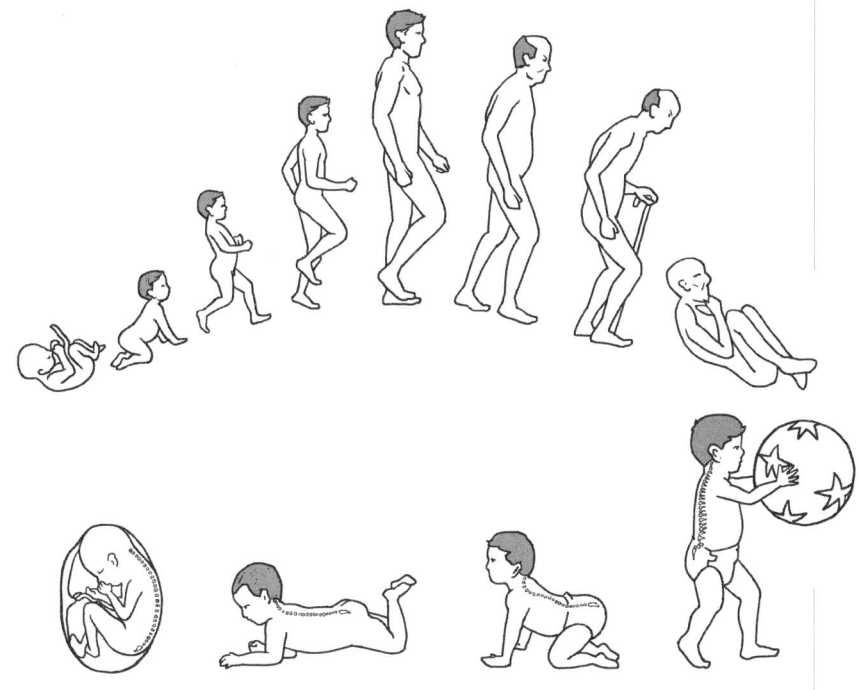

● 태어날 때 한 개 뿐인 C자형 만곡은 4개로 발달했다가 노년기에 뇌의 기능이 떨어지면 다시 한 개의 C자형 만곡으로 점차 변해 간다.

다시 허리가 굽어지고 머리가 앞으로 숙여짐에 따라 척추도 하나의 C자형 만곡으로 되돌아가게 되는 것이다. 이와 같이 척추의 만곡과 뇌의 발달 상태는 서로 밀접한 상관관계가 있다고 볼 수 있다.

뇌에 자극을 주는 요인은 크게 시각, 청각, 촉각, 통각, 미각, 후각 등 뇌에 일시적인 자극을 가하는 것과 중력처럼 계속적인 자극을 가하는 것의 두 가지로 나눌 수 있다. 이 두 가지 중 일시적인 자극을 주는 요인과는 달리 중력이 뇌에 미치는 영향은 매우 크다. 지구상에 살고 있는 우리 인간은 항상 중력의 영향 아래에 있으며, 몸의 자세를 유지하고 평형을 유지하는 것은 중력의 영향을 신경에 전달하는 감각 수용체(receptor)의 작용 때문이다. 이 감각 수용체는 근육과 관절에 있는데 근육 스핀들과 관절 감각수용체가 그것이다. 몸의 자세를 유지하고 평형을 유지하기 위해서는 감각 수용체가 작용하여 근육과 관절에서 얻어진 정보가 뇌로 지속적으로 전달되어야 한다. 만일 척추 관절이나 그 주위의 근육에 이상이 생기면 뇌로 전달되는 정보의 양이 떨어져서 뇌의 활동이 저하된다. 결과적으로 중력은 인간의 뇌에 지속적인 자극을 주어 뇌의 발달을 촉진시키는 요인이 되는 것이다.

둘째는 손의 사용과 뇌와의 관계다. 인간의 뇌를 분석해 보면 뇌의 영역 중에서 손이 차지하는 부분이 몸통과 다리를 전부 합친 영역보다도 더 크다. 젓가락을 사용하는 우리 민족의 두뇌가 우수한 것은 손을 사용해서 섬세한 활동을 많이 하기 때문이라고 추측된다. 공부할 때 손으로 쓰거나 그리면서 하면 더 잘되는 이유도 이 때문일 것이다.

이러한 비교해부학적인 차이를 잘 이해하면 우리의 건강을 유지하는 데에 도움이 될 수 있다. 바른 자세를 가진다는 것은 목과 허리의 C자형 전만곡을 잘 유지하는 것이며 바로 뇌의 활동을 좋게 하는 것이다. 만일 척추에 미세한 문제라도 있다면 그것을 교정해야 척추의 관절이나 근육에서 뇌로 전달되는 신경의 흐름이 원활할 것이다. 나이가 들어갈수록 바른 자세를 유지하고 관절의 운동 범위를 증가시키는 스트레치나 운동을 적절하게 하여야 한다. 그리고 손을 사용하는 일이나 취미를 가지는 것이 뇌의 기능을 증진시키고 건강한 삶을 사는 길이다.

> **기 억 하 세 요**
>
> **인간이 동물과 다른 점은 두 발로 선다는 것이다**
>
> 두 발로 서기 위해 척추의 C자형 만곡이 1개에서 4개로 증가한다. 두 발로 서서 4개의 C자형 만곡을 유지하기 위해 중력 환경 하에 평형을 유지하는 것이 뇌에 중요한 자극이 된다. 근육과 관절의 감각 수용체에서 뇌로 지속적인 자극이 주어진다. 두 발로 선 덕분에 손을 사용하여 섬세한 활동을 할 수 있었고 그것이 뇌를 발달시켰다.

마음대로 놀게 해야
아기 머리가 좋아진다

아이들은 생후 1년을 전후하여 일어서서 걸으려 한다. 그런데 대개의 부모들은 이보다 더 이른 시기에 아이가 혼자서 일어서면 대견하다고 박수를 친다. 성미가 급한 부모들은 아이의 손을 잡고 억지로 걷게 하는 경우도 있다. 이런 부모는 아이가 밥을 먹을 때 오른손으로 먹도록 강요하는 경우가 많다.

그러나 영아는 성인처럼 신경계가 정교하게 발달되어 있지는 않다. 아이들이 태어나서 신경계가 발달하고 정교하게 조직되는 과정은 단계적으로 서서히 진행된다. 신경계가 정상적으로 발달하기 위해서는 여러 단계의 신경 발달 과정을 거치기 때문이다. 만일 부모가 급한 마음에 그 아이의 신경 발달 정도를 넘어선 동작이나 습관들 강요하면 특정한 신경 발달 단계를 생략하게 되어 학습 장애, 독서 장애, 과다 행동 장애 등의 문제를 일으키게 된다. 발달 과정중에 생긴 부상이나 질병도 그 원인이 될 수 있다.

그러면 정상적인 신경 발달 과정이란 무엇일까. 아이의 신경 발달은 모체 내의 태아기 때부터 시작해서 8세까지, 즉 신경계의 조직이 완성될 때까지 이루어진다. 신경은 특정 단계에서 다음 단계로 넘어

갈 때 전 단계가 충분히 완성된 후 다음 단계의 발달이 시작되어야 한다.

> **알아두면 좋은 것**
>
> **델라카토(Delacato)의 신경 발달 5단계**
>
> 태반 속부터 생후 16주까지 ; 척수와 숨뇌(연수)의 반사적 활동만 한다.
> 생후 16주부터 6개월까지 ; 숨뇌(연수) 위에 있는 다리뇌가 발달한다. 동측성(同側性 ipsilateral) 활동, 시각, 청각에 대한 신경 발달
> 생후 6개월부터 1세까지 ; 중뇌가 발달한다. 기는 활동은 교차 패턴(cross crawl) 운동으로 신체의 좌우를 조화롭게 번갈아 사용한다. 직립 활동을 하기 위한 중요한 신경계의 발달 과정이다.
> 생후 1년에서 5년까지 ; 초기 대뇌 피질 기능이 발달된다. 양측 대뇌 피질이 똑같이 발달한다. 보행을 하고 신체의 좌우 양측이 동시에 발달하는 과정이다.
> 생후 3세에서 8세까지 ; 대뇌 반구가 우성 발달한다. 주로 왼쪽이다. 이 시기에도 신경계는 계속 조직화된다.

이 발달 단계를 무시하고 운동을 시키거나, 특별한 습관을 강요하면 신경계의 발달에 문제가 생긴다. 예를 들면 젖이나 우유를 먹일 때 한 방향으로만 먹이거나, 1살 전후에 기는 활동을 충분히 하고 나서 스스로의 힘으로 일어서도록 해야 하는데, 부모들이 일찍 걷게 하려고 손을 잡고 세워 걷기를 강요하거나, 오른손으로만 숟가락을 사용하도록 가르치는 것 등은 신경계의 단계적인 발달에 장애를 주는 행위 등이 그것이다.

이런 부작용을 방지하기 위해서는 아이에게 수유를 할 때 아이를 양팔에 교대로 안아서 양쪽 뇌가 골고루 발달할 수 있도록 한다. 또 중뇌와 초기 대뇌피질 발육 단계의 아이들은 아직 한쪽의 우성이 발달하지 않아 양손을 교대로 사용하므로 한쪽 손만을 사용하도록 해서는 안 된다. 본래 왼손잡이인 아이를 오른손잡이로 바꾸려는 시도도 아이의 신경 발달을 저해한다. 왼손잡이인가 오른손잡이인가 하

는 것은 대뇌의 우성에 따라 결정되기 때문이다. 중뇌 발달 단계에서 기는 활동을 할 때에는 꼭 끼는 옷을 입혀 동작을 방해하지 말아야 하고 특히 발가락이 잘 움직이도록 발을 자유롭게 해주어야 한다.

서투름 신경계가 정교하게 조직화되지 않으면 아이의 활동이 서투른 양상을 보인다. 시각적 정보를 몸통과 사지로 적절히 보내서 조화로운 활동을 해야 하는데 이것이 서툴기 때문에 잘 부딪히거나 넘어진다.

학습과 독서 장애 신경의 조직화에 문제가 있으면 읽기가 어렵고 거꾸로 읽는 경우도 있다. 교육을 계속 받을수록 기초가 부족하여 학습 장애가 더욱 명백해진다.

과다 행동 장애 행동과다에는 많은 원인이 있지만 신경계의 부조화가 그 원인일 수 있다. 신경계가 급속히 발달하는 시기에 약물을 투여하여 인위적으로 신경계의 기능을 변화시키는 것은 단순한 치료이며, 정확하게 문제를 진단하고 신경계의 조직화를 향상시키는 것이 현명하다.

자세 균형의 문제 신경계가 모든 근육을 조절하므로 신경계의 부조화가 있으면 자세의 문제가 생길 수 있다. 그리고 근육의 불균형으로 무릎, 다리, 허리에 긴장이나 통증을 느낄 수 있다. 이것은 정상적인 성장 과정에서 나타나는 성장통과는 다르다.

일반적인 건강의 문제점 모든 신체의 장기, 계통, 구조는 신경계의 조절을 받는다. 신경계의 부조화가 있으면 인체의 조절 기능이 떨어져서 저항력이 떨어지고, 질병이 자주 발생한다.

발달 과정중에 있는 아이는 위의 내용을 참고하여 육아 지침으로 삼는 것이 좋다. 특히 신체의 양쪽이 정상적으로 발달하고 한쪽의 우성이 적절히 형성될 수 있도록 해주어야 한다.

또 아래 언급한 증상이 하나라도 나타나면 AK의학적인 검사를 받는 것이 좋다. 만일 문제가 있으면 의사는 신경 기능의 균형을 맞추고 신경 교육을 위한 올바른 운동을 충고해 줄 것이다.

아이의 전체적인 조화를 관찰하라. 부드럽고 효과적으로 움직이는가. 끊임없이 움직이는가. 과잉 행동을 하는가. 차분한가. 또래의 다른 아이와 비슷한가.

뇌를 발달시키는
팔다리의 교차 운동

아이가 태어날 때 뇌신경의 기능은 생존하기에 적합한 상태로까지 조직화(organization)되어 있지 않다. 신경계의 조직화 과정은 출생 즉시 시작되고 요람에 누운 상태, 엎드리는 단계, 네 발로 기는 단계, 걷고 뛰는 단계를 통해서 지속적으로 발달해 간다. 그 중에서 네 발로 기거나 걷고 뛰는 교차 운동(交叉運動)을 통해서 많이 발달한다. 교차 운동은 중뇌의 발달 과정부터 시작되므로 중뇌가 대뇌의 성장에 대한 견인차 역할을 한다고도 볼 수 있다.

5~8세에 완성되는 교차 반응

우리 몸의 신경계는 좌우 대칭으로 구성되어 있다. 뇌의 오른쪽은 신체의 왼편을 지배하고, 왼쪽은 신체의 오른편을 지배한다. 보통은 5~8세경에 신경계의 교차 기전을 통한 초기 대뇌피질이 발달되고 한쪽 뇌의 우성이 결정된다. 우뇌나 좌뇌의 우성은 주로 유전적으로 결정된다. 신경계의 교차 기전은 처음에는 기는 것에 의해, 다음은 걷거나 뛰는 것에 의해서 발달된다. 기거나, 걷고, 뛸 때 신경계 기능의 교차가 일어난다. 한쪽 다리가 앞으로 가면 반대쪽의 팔이 앞으로 간다. 이러한 교차 운동이 신경계를 발육시키고 조직화한다. 정상적인 교차 운동 과정을 통한 뇌의 발육이나 대뇌의 우성이 결정되지 않으면 신경계에 혼란이 생긴다. 이러한 신경계의 혼란은 신체 기능에 장애를 준다.

그렇다면 부적절한 교차 반응은 왜 생겨날까. 일례로 태어나서 기는 과정을 거치지 않으면 문제가 생긴다. 이런 아이들은 기어 다닐 기회도 없이 보행기에 태워진 경우이다. 기는 시기에 다친 경우에도 이 시기의 정상적으로 기는 단계의 발달에 장애를 준다. 또 왼손잡이인 아이에게 부모가 억지로 오른손을 쓰도록 강요할 경우에는 뇌의 우성 발달에 장애를 준다. 우뇌 우성인 아이가 좌뇌 우성인 세상에서 혼돈을 겪는 것이다.

정상적인 교차 반응과 뇌 우성의 발달 단계를 거쳤는데도 성인이 되어 장애를 받는 경우도 있다. 외상이나 심한 질환을 겪는 경우 우성을 가진 쪽이 다치면 회복기 동안 비우성인 쪽이 기능을 대신하는데, 병이 낫고 난 후 우성이 다시 그 기능을 맡을 때 신경계의 재교육이나 재활 훈련이 필요한 경우도 있는 것이다.

부적절한 신경계 교차 반응과 우성은 수많은 증상들을 만든다. 문제가 있는 아이들은 학습 장애를 겪고, 글을 잘 읽지 못하며, 과잉 행동 장애가 되거나 지나치게 어눌해지며, 많은 건강상의 문제들을 겪게 된다. 성인에서는 근육의 경련, 긴장된 자세, 조화로운 운동의 장애, 치료를 해도 효과가 없는 등의 문제를 겪는다. 신경계가 우리 몸의 모든 기능을 조절하고 관장하므로 만일 문제가 생길 경우 수많은 증상들이 이러한 교차기전이나 신경계 우성의 장애 문제 때문에 발생하게 된다. 이것을 '신경계의 부조화(disorgarnization)'라고 한다.

이런 경우에 AK의학에서는 신장 경락이 끝나는 혈자리인 수부혈(俞府穴 ; 빗장뼈와 복장뼈가 만나는 부위)에 손을 대고 근육 검사를 했을 때 강한 근육이 약해지면 신경계의 부조화를 의심한다. 신경계의 부조화 원인은 유아의 성장 과정에서의 문제도 있지만 머리뼈 기능 이상, 턱 관절 장애와 같은 구조적인 문제, 유해 물질이나 나쁜 음식을 장기간 섭취함으로 인한 화학적인 문제와 정서적인 문제 등이 원인이 될 수 있다.

치료는 근본적인 문제를 찾아서 해결해야 한다. 발육중에 교차 운동이 충분하지 못했다면 걷기, 달리기와 같은 교차 운동을 시켜야 한다. 신경계의 기능적인 문제는 대부분 치료가 잘 되어 환자와 보호자들이 만족한다. 걷기, 달리기, 등산, 수영과 같은 교차 운동은 신경계의 활동과 자극에 꼭 필요하다. 건강한 사람도 적어도 하루에 30분 이상, 일주일에 5회 이상 교차 운동을 하여 뇌를 적절히 자극하는 것이 좋다.

걷기나 수영 후에 몸이 나빠지면

고등학교 수영 선수인 한 여학생의 예는 머리뼈와 교차 운동과의 관계를 잘 보여 준다. 그 학생은 수영 연습을 하고 나면 힘이 빠지고, 머리가 아프며, 속이 메스껍다는 증세를 호소했다. 시합이 다가 왔는데, 연습도 제대로 못하고 경기력도 떨어져 본인과 어머니의 걱정이 컸다.

AK의학의 창시자 굿하트 박사와 저명한 AK의사인 슈미트 박사의 일화가 이것과 비슷하다. 슈미트 박사는 어릴 때 굿하트 박사의 옆집에 살았다. 운동을 좋아했던 슈미트 박사는 몸에 이상이 생기면 굿하트 박사에게 가서 치료를 받곤 했다. 듀크 대학에 진학한 슈미트 박사는 그 대학의 수영 대표 선수로 활약했는데, 어느 날부터인가 수영 연습을 하고 나면 힘이 빠지고 허리를 비롯해서 몸의 여러 곳이 아프기 시작하였다. 바로 굿하트 박사에게 가서 검사를 받았다. 굿하트 박사는 슈미트 박사가 걷는 것과 같은 교차 운동을 하면 근육의 힘이 약해지는 증상을 일으킨다는 사실을 발견하였다. 원인은 머리뼈 기능 이상이었다. 슈미트 박사의 머리뼈 기능 이상을 손으로 교정하고 나자 이런 문제가 해결되고 수영 연습을 계속할 수 있었다.

정상적인 교차 운동은 오른팔이 앞으로 올라가면 왼팔은 뒤로 가고, 왼쪽 다리가 앞으로 가면 오른쪽 다리는 뒤로 가는 것이다. 즉 상하좌우가 서로 교차하면서 운동을 하는 것이다. 걷는 것, 뛰는 것, 아기가 기는 것, 수영의 자유형 등은 모두 교차 운동이다. 정상적인 교차 운동은 소뇌의 활동을 증가시켜 전체적인 신경계의 기능을 좋게 하는 좋은 운동이다. 만일 이런 운동을 하고 나서 몸이 나빠진다면 가장 흔한 원인이 머리뼈 기능 이상이다. 신경계의 발육 이상이나 정신 분열증을 앓는 환자에게서도 이런 현상이 나타난다.

머리뼈의 기능 이상은 인체에 아연(zinc)이 부족한 것이 원인인 경우가 많다. 아연은 뇌와 척수를 둘러싸고 있는 뇌 척수액을 만드는 과정에 중요한 인자이므로, 몸속에 아연이 부족하면 머리뼈 기능 이상이 잘 생긴다. 아연은 위에서 위산을 만드는 데에 관여하므로 아연이 부족하면 위산의 감소로 위장 장애가 생기기도 한다.

위의 학생은 머리뼈 기능이상을 치료하고, 아연을 복용하자 완전히 좋아졌다. 수영 연습을 해도 더 이상 피곤하거나, 속이 메스껍거나, 힘이 빠지지 않고, 경기력도 점차 향상되었다.

수험생의 뇌를
총명하게 만드는 비법

대학 입시를 준비하던 고3 학생이 입시에 대한 중압감을 못 이겨 자살을 하고 말았다. 하늘나라에 갔더니 염라대왕이 물었다. "너 천당 갈래, 지옥 갈래?" 그랬더니 학생의 대답 왈, "어느 쪽이 미달입니까?"라고 되물었다. 입시에 대한 수험생들의 스트레스를 절감할 수 있는 블랙 유머다.

잠을 줄여가면서 하루 종일 뇌를 혹사시키는 대입 수험생들이 최적의 상태로 뇌를 활용할 수 있는 방법은 없을까. 두뇌 활동을 잘하기 위해서는 자극이 있어야 하고, 뇌 세포에 필요한 영양소를 제대로 공급해야 하며, 적당한 시기에 휴식을 취해서 재충전을 할 수 있어야 한다. 다음은 수험생이나 그에 준하는 두뇌 활동을 하는 사람들이 알아 놓으면 도움이 되는 의학 상식들이다.

두뇌 활동을 위한 가장 적절한 연료는 무엇일까. 바로 포도당과 산소다. 그러면 포도당을 많이 먹고 호흡을 빨리 하면 될까. 답은 '아니다' 이다. 포도당이 혈액 속에 들어 있는 것을 혈당이라고 한다. 뇌에 공급되는 포도당은 혈액 속에 70~100mg% 정도 들어 있고 산소의 혈중 포화도는 97~99%로 일정하게 유지되기 때문에, 포도당을 많이 섭취하거나 산소를 많이 마신다고 해서 혈중의 포도당이나 산소의 농도가 증가되지 않는다. 오히려 포도당의 혈중 농도가 높으면 당뇨병으로 혈액 순환을 떨어뜨려서 뇌에 더 나쁜 영향을 준다. 뇌 세포에서 포도당과 산소를 잘 활용해서 뇌 활동을 하기 위한 에너지를 충분히 만들도록 해주어야 한다. 뇌의 미세혈관의 순환을 촉진시키면 뇌 세포에 충분한 포도당과 산소를 공급할 수 있다. 오메가3 필수지방산과 징코빌로바(Gingko Biloba)가 뇌 순환에 도움을 준다. 오메가3 필수지방산은 1회 한 캡슐씩 1일 3회, 징코빌로바는 1회 한 캡슐씩 1일 2회 복용하는 것이 좋다.

징코빌로바는 은행 잎에서 추출한 것으로 미세 모세혈관을 확장시켜서 뇌를 비롯한 중요한 인체 기관의 혈액 순환을 촉진시키고 산소 공급을 증가시키는 기능을 가지고 있다. 또 혈소판의 응집을 막아서 혈관의 탄력과 유연성을 증가시켜 동맥경화를 예방한다. 이것은 뇌에 산소 공급을 증가시키고 뇌에서 포도당을 잘 활용할 수 있게 돕기 때문에 건망증, 두통, 치매 등에 사용되고 정신 활동을 많이 하는 수험생에게 도움이 된다.

드물기는 하지만 호모시스테인이 문제가 될 수도 있다. 아미노산의 혈중 농도가 높으면 혈액 순환에 장애를 주므로 그 혈중 농도를 검사해서 정상보다 높으면 낮춰 주는 영양제를 먹는 것이 좋다. 호모시스테인의 혈중 농도를 낮추는 영양제로는 비타민B_6, 비타민B_{12}, 엽산, 메칠기(methyl donor), 비타민C 등이 있는데, 최근 이런 영양소가 복합적으로 들어 있는 제품들이 많이 나와 있다.

뇌를 혹사시키는 사람들의 두뇌 활동을 위한 적절한 자극에는 어떤 것이 있을까. 가벼운 운동이 그 답이다. 운동의 종류로는 산책, 자전거 타기, 단전호흡, 체조 등을 들 수 있다. 이 운동들을 한 번에 최소한 15분 정도, 하루에 한 번이나 두 번 정도 하는 것이 좋다. 가벼운 운동은 근육이나 관절에 있는 감각 수용체를 자극하여 소뇌나 대뇌를 적절히 자극하기 때문에, 수험생들에게는 꼭 필요하다. 하루에 15~30분 정도를 운동에 투자하면, 그 시간 동안 책상에 앉아 있는 것보다 몇 배의 효율을 올릴 수 있다.

뇌 세포가 필요로 하는 주요 영양소에는 어떤 것들이 있을까. 답은 필수 지방산이다. 그 중에서 오메가3 필수 지방산이 뇌 세포에 중요하다. 뇌세포는 60~70%가 지방으로 되어 있다. 그러므로 좋은 지방을 섭취하는 것이 뇌 기능에 필수적이다. 특히 DHA는 지적인 활동을 하는 전두부의 뇌 겉질에 많이 있기 때문에 DHA의 함량이 높은 필수 지방산을 선택하는 것이 좋다. 필수 지방산이 많이 함유된 음식으로는 생선, 호두, 잣 등이 있다.

뇌 세포의 세포막 안정성을 유지하는 데에는 인지질(Phospholipid)이 절대적으로 필요하며, 콜린(Choline)은 기억과 관련된 신경 전달물질인 아세틸콜린(Acetylcholine)을 만드는 데 필요한 전구물질(前驅物質, precursor)이기 때문에 기억과 관련된 뇌의 활동을 촉진시키기 위해서는 이들 두 가지가 합쳐진 포스파티딜콜린(Phosphatidylcholine)을 먹는 것이 좋다.

생수를 하루에 1.5 l 정도 마시는 것이 좋다. 단지 식사 시간에는 마시지 말라. 식사 중에 물을 마시는 것은 해롭다. 물이 소화액을 희석시켜 소화 기능을 떨어뜨린다. 단백질이 풍부한 음식을 먹는 것도 중요하다. 녹차도 정신을 맑게 하고 항산화제가 많이 함유되어 뇌의 활동에 도움이 된다. 그러나 잠자기 직전이나 빈속에는 마시지 않는 것이 좋다. 밤에 마시면 잠이 잘 안 오고, 빈속에 마시면 속이 쓰릴 수도 있다.

누구나 학창 시절에는 점심을 먹고 난 후의 수업 시간에 졸음이 쏟아지는 경험을 했을 것이다. 이는 탄수화물의 섭취로 인해서 세로토닌이 많이 분비되기 때문이다. 설탕이나 정제된 탄수화물은 뇌에 정말 해롭다. 저녁에 이런 간식을 먹으면 세로토닌이 많이 분비되어 피곤해지고 쉽게 잠이 온다. 과자나 고열량 저영양의 저질 음식(Junk food)을 먹지 않는 것은 뇌 건강에 절대적으로 중요하다.

단백질이 풍부하고 양질의 필수 지방산이 함유된 생선과 비타민과 항산화제가 풍부한 여러 색깔의 야채와 잡곡밥은 뇌 건강에 좋다. 아침과 점심 그리고 점심과 저녁 사이에는 신선한 과일 주스와 견과류, 건포도를 약간 먹는다.

뇌를 쉬게 하는 것으로는 어떤 것이 있을까. 자는 것이다. 수험생들은 꼭 자야 할 때 자는 것이 좋다. 밤 11시부터 새벽 1시 사이에는 반드시 자라. 이 시간은 자시(子時 ; 밤 11시~새벽 1시) 라고 해서 천지의 기운이 닫히는 때라고 한다. 인체의 기운도 소모된 때이기 때문에 잠을 자는 것이 좋다. 잠을 자는 동안 뇌는 90분을 주기로 non-REM 수면과 REM 수면을 반복하는 과정에 휴식을 취하면서 재충전되는 것이다. 조용한 클래식 음악을 듣는 것도 좋은 방법이다. 하드락(hard rock) 음악은 뇌의 활동을 떨어뜨리기 때문에 피하는 것이 좋다.

뇌는 우리 인체에서 단위면적당 가장 많은 산소를 소비하는 곳이다. 그 이유는 뇌 세포가 신체 기관 중에서 가장 많은 에너지를 사용하기 때문이다. 세포 내의 미토콘드리아에서 에너지를 만들기 위해서는 다양한 미네랄과 비타민이 이용된다. 뇌의 활동이 많을수록 많은 영양이 소모되고 성장기의 청소년기에는 어른들보다 요구량이 더 많다. 그래서 성장기의 수험생들은 영양소의 일일 권장량보다도 훨씬 많은 양을 필요로 한다. 그러므로 질이 좋은 종합 비타민과 미네랄을 규칙적으로 먹는 것이 좋다. 모발 검사를 해서 아연의 함량이 부족하면 아연을 먹어야 한다. 아연은 인체의 조효소(助酵素) 중에서 가장 많이 쓰이는 것으로 뇌와 생식기의 성장 발육에 아주 중요하다.

뇌의 기능을 최적의 상태로 만들어 주면, 집중력, 분석력, 판단력, 기억력이 증가되어 좋은 결과를 가져올 수 있다. 위의 내용을 다시 한 번 상기하고 자신의 뇌를 최적의 상태로 만들어 목표하는 대학에 합격하도록 하자.

> **알아두면 좋은 것**
>
> **수험생을 위한 영양제 복용법**
> 오메가-3 필수 지방산을 1회 1캡슐씩 1일 3회
> 징코빌로바를 1회 1캡슐씩 1일 2회
> 종합 비타민과 미네랄 함유된 것 1회 1캡슐씩 1일 2회
> 아연과 포스파티딜콜린을 적정량

운동을 하면
머리가 좋아진다

사람들은 운동을 하는 목적을 근육과 골격을 강화시키고 관절의 유연성을 높여 주며 심폐기능을 증진시키기 위한 것으로 알고 있다. 지극히 당연한 말이다. 그러나 여기에 중요한 것 한 가지를 추가해야 한다. 그것은 우리의 몸에 맞는 운동은 뇌의 기능을 좋게 한다는 사실이다.

뇌가 건강하게 활동하려면 필요한 것이 두 가지가 있다. 자극과 연료다. 뇌에 자극을 주는 것으로는 시각, 청각, 미각, 후각, 정신 활동 등을 들 수 있다. 연료로는 산소와 포도당이 쓰인다. 이 연료는 혈관을 통해서 공급된다. 자극의 대부분을 차지하는 것은, 일반 사람들이 알고 있는 시각, 청각, 미각, 후각, 정신 활동 보다는 근육과 관절의 감각 수용체(고유 감각 수용체, proprioception)에 의한 자극이다.

지구상에 살고 있는 생물은 예외 없이 중력의 영향을 받는다. 중력은 우리가 앉거나 서거나 걷거나 누워 자거나 간에 항상 24시간 지속적으로 영향을 미치고 있다. 다만 우리가 인식을 하지 못할 뿐이다. 이러한 중력에 대한 것을 감지해서 인체의 평형을 유지하고 조화로운 활동을 할 수 있게 하는 것이 근육, 관절, 인대, 등에 있는 감각 수용체이다.

우리가 작은 면적의 발로 서 있는 사실을 생각해 보자. 이렇게 좁은 면적의 발로 서 있을 때, 우리 인체는 어떻게 평형을 유지할 수 있을까. 만일 인간과 비슷한 로봇을 만들 때, 가장 먼저 고려해야 할 점은 아마도 좁은 면적의 발로 평형을 유지하면서 사람처럼 움직여야 한다는 점일 것이다. 인체가 역동적으로 움직이고 섬세하고 조화로운 활동을 할 수 있게 하기 위해서는 굉장히 많은 정보가 빠르게 소뇌나 대뇌로 전달되고 그 정보가 처리되어 근육, 관절, 인대로 전달되어야 한다.

중력의 영향 속에서 인체의 활동에 대한 피드백이 뇌의 자극 중 대부분을 차지하는 데에는 이유가 있다. 신경 섬유를 굵기에 따라 A, B, C로 나누고 A는 다시 알파, 베타, 감마, 델타로 나눈다. 근육의 근방추(근육 속에 있는 감각 수용체), 힘줄, 인대, 관절막의 감각 수용체는 가장 굵은 신경 섬유인 A알파나 A베타이다. 중요한 정보를 빨리 전달하는 신경 섬유일수록 굵다. 반면에 빨리 전달되지 않아도 될 것들은 가는 신경 섬유를 통해서 전달된다. 통증을 전달하는 신경 섬유, 자율 신경의 신경 섬유 등은 가장 가는 C에 속한다. 가장 굵은 신경은 120m/s의 속도이지만 가장 가는 신경은 0.5m/s의 전도 속도를 가지고 있다. 그래서 중력에 대한 정보를 전달하는 근육, 건, 관절, 인대의 감각 수용체에서 나오는 신경 섬유가 가장 굵으며, 따라서 가장 많은 정보를 소뇌와 대뇌로 보낸다. 여기서 전달되는 자극이 대뇌에 가장 많은 부분을 차지한다.

카이로프랙틱 신경학에서는 근방추나 관절에서 나오는 감각 수용체에 관심을 가지고 이것을 이용해 잘 치료되지 않는 뇌의 기능 이상을 치료한다. 척추의 미세한 이상으로 인하여 감각 수용체에서 소뇌나 대뇌로 가는 신경의 흐름이 저하되는 경우에는 척추에 대한 도수 치료를 통해서 척추의 미세한 비뚤어짐을 교정하여 신경의 흐름을 좋게 하고 뇌의 기능을 증진시킨다. 특히 목뼈의 미세한 비뚤어짐은 소뇌의 기능에 직접적인 영향을 미치며 소뇌의 기능 이상은 반대쪽 대뇌피질의 기능을 떨어뜨리므로 이 처치는 중요하다.

운동을 하면 근육, 건, 관절, 인대의 감각 수용체를 자극하게 된다. 감각 수용체의 자극으로 굵은 신경을 따라 정보가 소뇌나 대뇌로 전달된다. 뇌를 자극하는 것이다. 만일 뇌의 기능이 떨어져 있거나, 세포가 민감하거나 약할 때는 운동의 강도를 약하게 하고 운동 속도를 줄여야 한다. 운동의 강도, 속도, 지속 시간 등은 심폐 기능뿐만 아니라 뇌 기능을 고려해 정하는 것이 중요하다. 뇌의 기능을 높이기 위한 가장 안전한 운동은 바른 자세로 공기 좋은 곳에서 천천히 걷는 것이다. 덧붙여 뇌 세포의 기능과 세포막의 안정을 위해서 필수 지방산이 풍부한 생선, 잣, 호두 등의 음식을 충분히 섭취하면 좋다. 산소의 충분한 공급을 위해서는 횡격막의 기능이 좋아야 하고 늑골이 충분히 잘 움직일 수 있도록 해야 한다. 복식 호흡이나 단전 호흡을 병행하면 더욱 좋다.

약 15년 동안 원인 모를 두통에 시달렸던 48세 남자 환자의 경우는 소뇌의 중요성을 일깨워 준다. 그 환자는 두통이 심하면 술을 마시거나 진통제를 먹고 견뎠다. 몇 년 전부터는 일어서기만 하면 허리가 앞으로 휘어지기 시작하였다. 점차 그 강도가 심해더니 급기야는 허리와 등이 앞으로 내밀어지면서 활처럼 휘어졌다. 대학병원, 한방병원 등 전국의 유명한 곳은 거의 다 찾아 다녔지만 원인을 알 수 없었다. 한의원에서 침을 놓으려고 해도 허리가 앞으로 젖혀지면서 허리의 근육이 너무 긴장이 되어서 침이 들어가지 않을 정도였다. 이 환자는 월남전에 참전했었는데, 환자가 전투를 하던 곳에 고엽제가 많이 살포되었다고 한다. 그 후로 한국으로 돌아와서 두통이 자주 생기고 이를 이기기 위해서 소주를 많이 마셔 왔다.

환자의 MRI에서 뇌의 이상은 없었지만, 평형기관에 이상이 나타났다. 두 발을 모으고 서서 눈을 감으면 평형을 유지하기가 힘들 정도였다. 눈의 움직임도 소뇌의 기능 이상을 보여 주는 소견이 보였다. 기억력도 많이 떨어지고 계산이 잘 안 될 때도 있으며 말을 할 때 발음이 정확하지 않은 경향이 있었다. 그 일차적인 원인은 소뇌의 기능이 떨어진 것이라고 추론할 수 있었다.

소뇌의 기능이 떨어지면 왜 허리가 앞쪽으로 활처럼 휘어질까. 이런 현상은 특히 일어설 때만 생기고 앉으면 곧 없어진다. 사람이 일어서면 감각 수용체에 의한 정보가 더 많이 소뇌로 전달된다. 소뇌의 기능이 떨어져서 민감해진 소뇌의 세포 중에서 중심부에 있는 세포들에 자극이 전달되면, 과민한 세포에서 나온 운동 신경은 척추를 고정하는 근육을 과도하게 긴장시킨다. 척추 근육이 과도하게 긴장함으로 인해서 허리가 앞으로 활처럼 휜 것이라는 추측이 가능했다.

이 환자의 경우 소뇌의 민감한 세포를 자극하지 않으면서 소뇌의 기능을 증가시키는 방법으로 치료하면 가능하다고 판단되었다. 걸어다닐 때는 일단 목발을 짚도록 하였으며, 몸통 전체를 감싸는 단단한 보조기를 착용하도록 하였다. 여기에 손 자전거(UBE ; upper body ergometer)를 이용한 운동을 하루에 30분 이상씩 매일 하도록 하였다. 이런 치료가 약 1년간 계속되면서 일어설 때나 목발을 짚지 않았을 때도 허리의 휘어지는 정도가 덜해지기 시작하였고, 약 3년이 지나서는 완전히 좋아졌다. 요즈음은 마라톤을 매일 20km씩 뛴다고 한다. 두통도 없고 허리도 완전히 정상으로 회복되었으며 무엇보다 재발하지 않았다.

> **알|아|두|면|좋|은|것**
>
> ### 손 자전거(UBE ; upper body ergometer)
> 자전거가 발로 페달을 밟아 회전 운동을 하는 것이라면, 손 자전거는 자전거의 패달에 해당하는 부분을 손으로 잡고 회전 운동을 하는 기구다. 카이로프랙틱 신경학에서는 이것을 소뇌에 자극을 주는 기구로 이용하는데, 자세를 바르게 하고 적절하게 돌리는 운동을 하면 효과를 얻을 수 있다.

이 환자의 경우는 손 자전거 운동과 목발을 짚는 동작을 통해서 소뇌에 적절한 자극이 가도록 하여, 소뇌의 기능이 좋아지도록 한 처방이었다. 소뇌의 전체적인 기능이 증진되면 소뇌의 뇌 세포 중 민감한 세포의 수가 점차 줄어들게 된다. 소뇌에서 민감한 뇌 세포가 줄어들면 일어설 때 중력의 영향 아래서 필요한 만큼만의 신경 흐름이 척추 근육으로 내려와서 인체를 바로 서게 해준다. 반면에 민감한 세포가 많으면 소뇌에서 척추 근육으로 전달되는 신경의 흐름이 과도하게 많아져서 척추 근육이 과긴장하여 강직 현상이 일어나고 허리가 앞으로 휘어지게 되는 것이다.

이 같은 치료의 케이스는 운동이 뇌 세포에 어떻게 영향을 주는가를 보여 준다. 그러면 어떻게 운동을 해서 뇌를 건강하게 만들 수 있을까.

첫째 모든 운동의 종류, 강도, 속도, 시간은 사람마다 달라야 한다. 물론 좋아하는 운동을 하는 것이 중요하지만, 개개인의 뇌 기능 상태, 심폐 기능을 고려해야 한다. 처음 운동을 시작할 때는 천천히 약하게 시작하는 것이 좋다. 220에서 나이를 뺀 심장 박동수로 운동을 할 때가 최대 운동량인데, 이 최대 운동량의 60%부터 시작하는 것이 안전하다. 만일 40세라면 운동할 때 심장박동수가 일분에 108회를 넘지 않도록 운동량을 조절해야 한다. 여기에 적응이 되면 일주일 간격으로 조금씩 늘리는데, 80%를 넘지 않는 것이 좋다.

둘째 척추나 관절의 운동 범위를 증가시키는 운동이 뇌에 더 많은 자극을 줄 수 있다. 나이 많은 사람들이 오랫동안 수련한 국선도, 요가, 태극권 등을 하는 것을 보면 굉장히 유연한 것을 볼 수 있다. 국선도 도장에 가보면, 칠순의 노인이 앉아서 다리를 편 다음, 양다리를 180도 가까이 벌려서 가슴을 바닥에 댄다. 이런 사람들은 대체로 잔병이 없이 건강하게 오래 산다.

셋째 운동을 할 때는 가능한 바른 자세를 유지해야 한다. 걷는 것을 예로 든다면, 머리를 들고 가슴을 펴고 팔을 흔들면서 걸어야 적절한 자극이 충분히 뇌로 전달되며, 횡격막의 기능이 좋아져서 뇌를 비롯한 각 조직에 산소가 충분히 공급될 수 있다.

넷째 유산소 운동을 해야 에너지원으로 탄수화물 보다 지방을 더 많이 소모시킬 수 있다. 필수 지방산과 같은 양질의 지방을 충분히 섭취를 해야 뇌 세포의 안정성과 활동에 도움을 줄 뿐만 아니라 충분한 에너지원을 공급하여 운동 후 덜 피곤하다. 그리고 인체에서 에너지를 만드는 과정에는 마그네슘과 비타민B군들이 필수적으로 관여하므로 양질의 종합 비타민과 미네랄을 충분히 섭취하는 것이 중요하다.

운동의 종류, 시간, 강도를 결정할 때 근육, 관절, 뼈, 심폐 기능을 강화시키는 것으로만 생각하지 말고 한걸음 더 나아가 뇌 기능과 관련이 있다는 사실을 염두에 두고 계획을 세우는 것이 좋다. 운동을 통해서 뇌 기능이 좋아지면 뇌의 변연계의 활동이 좋아져서 스트레스도 풀린다. 운동을 하면 엔도르핀(endorphin)이 분비될 뿐만 아니라 대뇌의 전체적인 기능이 증가되어 통증의 조절 능력이 좋아진다. 이제부터 자신에게 맞는 운동을 찾아 꾸준히 뇌를 건강하게 하자. 무엇보다 운동을 하면 머리가 좋아진다는 사실이 매력적이지 않은가.

약물이 듣지 않는
간질 발작의 치료법

 뇌와 지방

뇌는 지방을 정말로 좋아한다(Brain loves fat). 미국의 카이로프랙틱 신경학을 이끌고 있는 캐릭(Carrick) 박사가 흔히 하는 말이다. 캐릭 박사는 카이로프랙틱 신경학을 이용하여 신경학적인 질환을 가진 사람들을 성공적으로 치료하는 과정을 세미나를 통해 비디오로 보여 주면서 이 사실을 강조해 왔다. 지금은 미국 플로리다에 캐릭 인스티튜트(Carrick Institute, www.carrickinstitute.com)를 개설해 놓고 전 세계적으로 카이로프랙틱 신경학을 보급하는 데에 힘을 쏟고 있다.

뇌는 60% 이상이 지방으로 구성되어 있다. 뇌의 기능을 담당하는 세포를 기능성 신경 세포, 다른 말로 뉴런(neuron)이라고 한다. 뉴런의 세포막은 인지질과 포화 지방산 및 불포화 지방산으로 구성된 두 층의 지방층으로 이루어져 있다. 그림을 살펴보면 동그란 머리 부위는 친수성(親水性)으로 물 분자와 결합하기 쉬운 부위이고, 꼬리 부위는 소수성(疏水性)으로 물 분자와 결합하기 어려운 부위로 나뉘어 있다. 이 꼬리 중에서 꼬부라진 것이 불포화 지방산으로 이것은 뇌세포의 활성에 관여한다. 꼬리 중에서 곧은 것은 포화 지방산으로 인지

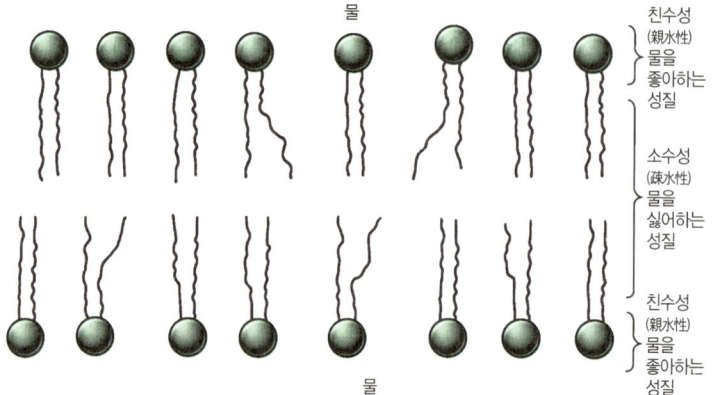

● **신경 세포막의 구성** 두 층의 지방이 있는 데 머리 부위는 물과 친화력이 있는 부위이고 꼬리 부위는 물과 결합하기 힘든 부위이다. 신경 세포막은 단백질, 당질을 포함해 두 층으로 이루어진 지방층이 세포막의 안정성과 세포 활성을 위해서 중요하다.

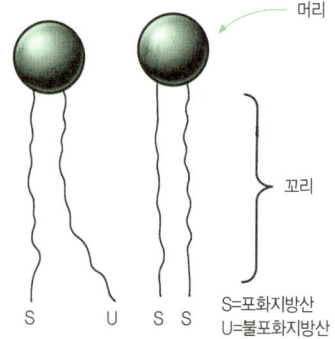

● **세포막의 지방층을 이루고 있는 요소들** 머리와 꼬리로 이루어져 있다. 머리는 물에 친화력이 있고 꼬리는 그렇지 못하다. S는 saturated fat, 즉 포화 지방산을 말하고 U는 unsaturated fat 즉 불포화 지방산을 말한다. 포화 지방산은 세포막의 안정성 유지에 중요한 역할을 하며, 불포화 지방산은 세포의 활성이 좋아지도록 돕는다.

질과 함께 뇌 세포의 안정화에 관여한다. 그리고 이들 뉴런을 둘러싸서 보호하는 세포(oligodendrocyte, 희소 돌기 아교 세포)들이 있다. 뉴런을 전기선이라고 봤을 때 절연체 역할을 하는 이 세포는 거의 지방으로 구성되어 있으며 흰색을 띄고 있다.

만일 뇌에 지방이 부족하면 어떻게 될까. 세포막을 구성하는 지방층이 불안정해지고, 절연체 역할을 하는 신경 세포를 보호하는 세포의 기능이 떨어지므로 뉴런이 쉽게 손상되거나 적은 자극에도 민감해질 것이다. 결국 뉴런의 기능이 떨어져 다양한 신경 증상이 나타날 가능성이 크다. 다음에 소개하는 중학교 2학년 남자 환자의 경우는 뇌에서 지방이 얼마나 중요한 역할을 하는지를 가르쳐 주는 좋은 예다.

이 환자는 태어나서 일 년 후 열성 경기(熱性驚氣)를 한번 일으킨 후 주기적으로 일주일에 몇 번씩 간질 발작을 일으켰다. 환자의 나이가 13살이므로 약 10년 이상 반복해서 간질을 일으키는 동안 적지 않은 신경세포의 손상이 있었음은 말할 필요가 없다. 이 증세 때문에 신경과에서 간질에 대한 약물 치료를 꾸준히 했지만, 효과가 거의 없어서 거의 포기 상태였다.

카이로프랙틱 신경학이나 AK의학으로 뇌의 기능적인 평가를 하거나 이상이 있는 위치를 찾는 것은 어렵지 않다. 검사를 해보니 좌측 전두엽의 기능이 떨어져 있었으며 그 부위에 혈액 순환도 제대로 되지 않는다는 사실을 반사를 통해서 알 수 있었다. 간질을 하는 핵(nidus) 주위는 대체로 혈액 순환이 저하된다. 계산, 인식, 분석, 언어에 대한 능력이 떨어져 있었지만, 공간 지각력은 크게 문제가 없었다. 간질 발작으로 인해서 순간적인 저산소증이 생기면 그것만으로도 신경 세포의 손상이 생기지만, 더 우려할만한 것은 저산소증으로 말미암아 활성 산소가 많이 만들어져 그것이 신경 세포막을 공격하고 지방을 산화시킨다는 사실이다. 이를 염두에 두고 산화된 콜레스테롤이 많은지 산화 콜레스테롤의 전자기적인 성상을 담은 작은 물병을 몸에다 대고 검사를 해보았더니 강한 근육이 약해졌다. 그런데 필수 지방산, DHA와 EPA, 인지질(phospholipids)을 각각 입에 넣고 근육 검사를 하면 다시 강해졌다.

이것은 무엇을 의미하는가. 간질 발작으로 인해서 신경 세포가 많이 손상되었고 그 과정이 계속 진행중이라는 것이다. 또 오메가-3 필수 지방산 중 DHA와 EPA, 그리고 인지질이 필요하다는 것을 몸이 호소하고 있는 것이다.

지방과 관련된 것 이외에 중요한 것을 병력을 통해 알 수 있었다. 특히 환자의 복부 지방이 지나치게 많았으므로 식이(食餌)와 관련된 것을 물었다. 짐작대로 탄수화물 위주의 간식을 절제 없이 섭취한 것이 문제였다. 정제된 탄수화물인 과자, 당분이 많은 음료수, 화학조미료, 가공 식품 첨가물 중의 아스파탐(aspartame) 등은 신경 세포들을 쉽게 흥분시키는 작용을 한다. 간질 발작을 하고 있는 환자에게 이런 음식은 치명적이다. 간질에 대해서 아예 지방만 먹이고 탄수화물은 완전히 차단하는 키토제닉 다이어트(ketogenic diet)라는 요법이 별도로 있을 정도다. 복부 지방의 원인은 과도한 지방의 섭취보다는 탄수화물의 섭취로 인한 경우가 더 흔하다. 탄수화물을 많이 섭취하면 쓰고 남은 탄수화물 중 일부가 글리코겐으로 간에 저장되고 나머지는 중성 지방과 지방산으로 바뀌어 복부와 내장에 축적된다. 결국 복부지방의 원인은 탄수화물이라는 이야기다.

산소와 포도당

신경 세포의 연료는 산소와 포도당이다. 탄수화물의 공급을 줄이면 뇌로 가는 포도당의 공급이 줄어 그 대신 지방에서 생긴 케톤체(keton body)를 에너지원으로 가져다 쓴다.

이 환자에게는 오메가-3 필수지방산인 DHA, EPA와 인지질을 먹게 하였다. 동시에 활성 산소를 제거하기 위해 항산화제를 처방하였다. 좌측 전두부의 기능 저하가 있었으므로 전두엽에 관련된 영양소

DHA와 콜린(choline)도 투여하였다. 오메가3 지방산 중 전두엽에 많이 필요한 것이 DHA이다. 그리고 전두엽에 많은 신경 전달 물질이 아세틸콜린(acetylcholine)이므로 이것의 전구물질인 콜린을 복용하게 한 것이다.

카이로프랙틱 신경학에서는 약해진 뇌의 부위로 약한 자극을 주어서 신경학적인 이상을 치료한다. 특히 간질 같은 경우에는 영양 치료와 함께 청각 자극, 연상법, 척추의 미세한 비뚤어짐 등을 치료하여 좌측 전두엽의 기능이 증가되도록 치료한다.

일주일에 몇 회의 간질 발작을 일으키던 환자가 치료 시작 후 2주 동안 한번 간질을 일으켰다. 그 동안에도 환자는 과자 등의 탄수화물을 자제하지 못했다. 정제된 탄수화물을 엄격하게 끊고 잡곡밥과 같은 복합 탄수화물만 소량 먹게 하고 주로 지방, 단백질, 야채 위주의 식사를 하도록 영양 처방을 내렸다. 환자는 더 이상 간질을 일으키지 않았다. 간질 전문 병원에서 더 이상 치료할 약이 없다고 판정을 내렸던 환자를 완치시킨 것이다.

이것은 정확한 병원(病源)의 위치를 찾아 뇌가 필요로 하는 영양소를 몸이 말하는 '신체 언어'에 따라 공급하면서 동시에 적절한 자극을 주고 뇌에 해가 되는 음식이나 간질을 유발하는 자극을 주지 않도록 함으로써 치료에 성공한 예다.

뇌에 저산소증이 오거나 독소의 침투, 감염이 발생하면 활성 산소가 많이 생겨서 뇌의 세포막을 구성하고 있는 지방층을 산화시킨다. 저산소증이 있을 때는 횡격막의 기능 저하, 늑골의 고정과 같은 원인을 찾아서 교정하여 뇌에 충분한 산소가 공급될 수 있게 해줘야 한다. 독소나 감염이 있으면 독소를 제거하거나 감염을 일으키는 원인균을 제거하는 치료를 해야 한다. 그런 다음 활성 산소가 더 이상 뇌세포에 영향을 미치지 않도록 비타민C, 비타민E, 셀레늄 등과 같은 항산화제를 복용시킨다. 또 뇌 세포의 세포막을 형성하는 필수 지방산과 인지질을 투여하여 세포막을 안정시켜야 한다. 간질, 뇌졸중(중풍)을 비롯한 대부분의 신경학적인 질환은 뇌 세포막의 불안정이 원인이거나 잘 낫지 않고 재발하는 요인이 되기도 한다.

필수 지방산과 인지질이 많은 음식으로는 생선의 기름, 잣, 호두, 호박씨, 해바라기씨 등이다. 그러므로 뇌가 좋아하는 양질의 지방을 충분히 섭취하는 것이 복잡한 현대를 살아가는 데에는 필수적이다. 특히 머리를 많이 쓰는 직장인이나 수험생들은 뇌 세포를 흥분시키는 음식을 줄이고 뇌 세포막을 안정시키는 지방을 충분히 섭취하는 것이 좋다. 그런 다음 뇌에 충분한 산소가 갈 수 있도록 좋은 자세를 유지하고 횡격막의 기능이 좋아지는 운동을 하면 금상첨화다. 다시 말하지만 뇌는 좋은 지방을 정말 좋아한다(Brain loves good fat).

건망증과 치매에는
생선·잣·호두를 먹어라

나이가 60줄에 들면서 전기다리미 코드를 빼는 것을 깜박 잊고 외출했다가, 아차 싶어 다시 집으로 돌아와 코드를 빼는 일이 자주 있던 60대 할머니가 있었다. 한번은 이 할머니가 부군과 해외여행을 가게 되었다. 비행기가 한창 하늘을 날고 있는데 할머니가 남편에게 걱정스런 얼굴로 말했다. "다리미 코드를 빼고 왔는지 어쨌는지 모르겠어요…". 그랬더니 남편이 가방을 열고 무엇인가를 꺼내 보여 주었다. 그건 다리미였다. 좀 과장된 유머지만, 나이가 들면서 건망증이 심해지고 혹시 나도 치매에 걸린 것이 아닌가 하고 걱정하는 사람들이 많다.

다음은 아들이 모시고 온 70대 할머니 환자의 예다. 올해 들어 할머니는 가스레인지에 국을 끓이다가 깜빡하고 태우는 일이 잦아졌다. 혼자 사시는 분이므로 혹시 사고가 날까 봐 걱정이 되어서 모시고 왔다는 게 아들의 얘기였다. 이 환자의 거주지는 포항이면서도 내륙으로 한참 들어간 곳이어서 생선도 많이 못 먹고 육류 또한 그다지 즐기지 않는 식성이었다. 평소에 지방을 거의 섭취하지 못했다는 얘기다. 그래서 생선 기름으로 만들어진 오메가3 필수 지방산과 인지질이 들어 있는 영양제를 복용하도록 처방했다. 평소에 생선이나 육류도 적절히 드시도록 식생활도 바꾸도록 조언했다. 가벼운 운동이나 화투놀이도 권했고 특히 이웃과 어울려서 대화를 충분히 하도록 권유했다. 한 달 뒤 다시 내원했을 때 아들에게 물었더니, 건망증도 많이 좋아지고 발음도 더 분명해지셨다는 대답이었다.

건망증은 충분히 예방할 수 있고 치료하면 좋아진다. 치매가 온 경우나 유전적으로 인한 치매는 치료가 힘들겠지만, 건망증 정도는 적절한 식이와 운동을 통해서 예방을 할 수 있다. 또 이 방법은 치매가 오는 시기를 늦출 수도 있다.

요즈음은 치매에 대한 유전자 검사를 많이 한다. 이 검사는 침〔타액 唾液〕으로 하는데 그 안에 Apo E4가 있으면 노인성 알츠하이머로 인한 치매에 걸릴 확률이 높아진다. 그런가 하면 혈관이 막혀 뇌에 충분한 혈액이 공급되지 못해 생기는 치매도 있다.

건망증이나 치매를 예방하려면 필수 지방산인 오메가-3, 오메가-6가 많이 함유된 식품, 생선, 잣, 호두를 많이 먹는 것이 좋다. 뇌 세포나 신경 섬유를 둘러싼 것들이 거의 지방으로 되어 있어 양질의 필수 지방산이 뇌의 기능에 중요하기 때문이다. 그 중에서 불포화 지방산이 뇌 세포의 활동과 관련이 많다. 불포화 지방산은 인체의 에너지 대사 과정에서 생기는 활성 산소에 의해서 쉽게 산화되기 때문에 비타민C나 비타민E와 같은 항산화제를 복용하는 것이 좋다. 오메가-3 속에는 대체로 항산화제가 함유되어 있는 경우가 많다.

뇌 세포의 막을 형성하는 것은 인지질이다. 신경 세포막의 안정성이 신경 세포가 원활한 활동을 하는데 절대적으로 중요하므로 뇌 기능이 떨어지거나 건망증이 심한 사람은 인지질이 많은 음식이나 영양제를 먹는 것이 좋다.

뇌에서 기억을 담당하는 것은 해마다. 해마에는 기억을 주로 담당하는 신경 전달 물질은 아세틸콜린이다. 아세틸콜린이 뇌에서 충분히 만들어져 활동을 하려면 콜린이 많은 음식을 먹거나 영양제를 먹어야 한다. 콜린은 기억과 관련 있는 아세틸콜린을 만드는 원료이고, 뇌혈관 장애를 일으키는 호모시스테인의 형성을 방해한다. 콜린은 뱃속 태아의 뇌 발육에도 관여하므로 임신중에는 콜린을 충분히 섭취하는 것이 좋다.

뇌는 인체에서 단위 면적 당 가장 많은 산소를 소비하는 기관이다. 그만큼 많은 에너지를 쓴다는 이야기이다. 에너지를 만들기 위해서는 마그네슘과 비타민B군이 필요하다 그 중에서 비타민B_1인 티아민을 충분히 섭취해야 한다. 또한 적절한 운동을 규칙적으로 하여 뇌에 자극을 주고 뇌와 관련이 있는 영양소를 충분히 섭취하는 것이 건망증과 치매를 예방하는 길이다.

복잡한 패턴으로 움직이는
사람의 머리뼈

바이킹의 후손들인 노르웨이 사람들은 전통적으로 건배를 하면서 '스컬(skull)'이라고 외치면서 술을 마실 때 눈알을 좌우로 돌리며 상대방을 쳐다보면서 마신다고 한다. 그들의 선조 시대부터 내려온 관습이라고 한다. 스컬은 해골이다. 해적의 깃발도 해골에 대퇴골 두 개를 X자로 교차시킨 것 아닌가. 상대방의 눈을 쳐다보면서 술을 마시는 이유는 보통 사람들처럼 술을 마시려고 머리를 숙였다가는 그 순간 칼을 맞을지 모른다는 이유 때문이라고 한다.

해골이라면 의학 용어로는 머리뼈, 또는 머리뼈이다. 사람들은 보통 머리뼈를 하나의 통뼈라고 생각하기 쉽다. 그러나 아니다. 뇌를 보호하는 것이 주 기능인 머리뼈는 하나의 뼈로 된 것이 아니라 8개의 뼈가 지그소 퍼즐(jigsaw puzzle ; 판자나 두꺼운 종이 등을 곡선형으로 자른 조각을 원래의 그림이 되도록 끼워 맞추는 퍼즐)처럼 끼워 맞추어져 있다. 이 뼈들이 만나는 곳을 봉합선이라고 하는데 현대 의학에서는 이 봉합선이 움직임 없이 고정되어 있다고 정의하고 있다. 그러나 정골 요법(Osteopathy), 자연 의학(Naturopathy), 카이로프랙틱에서는 머리뼈의 뼈들이 만나는 부위의 움직임뿐만 아니라 머리뼈 자체의 비틀림도 있다고 믿고 있다. 이 요법을 시술하는 의사들은 인간의 머리뼈는 숨을 쉼에 따라, 태어날 때부터 미세한 움직임이 있다는 것을 증명하였고, 100여 년 전부터 이것을 다양한 치료에 응용해 온 것이다. 필자도 1997년부터 머리뼈의 움직임에 이상이 있는 환자를 치료하고 있으며, 요즈음은 거의 모든 환자의 머리뼈에 대해 그 움직임 여부를 확인하고 있을 정도다.

머리뼈는 호흡과 관계없이 움직이는 패턴과 호흡에 따라 움직이는 패턴이 혼합되어 복잡하게 움직인다. 둘러싸고 있는 뼈인 머리뼈의 움직임은 또 그 내용물인 뇌와 척수를 둘러싸고 있는 뇌 척수액을 움직이게 한다.

1990년 우리나라의 치과의사들 중 턱 관절을 전문으로 진료하는 모임인 AAAFOT에서 머리뼈 치료의 전문가를 초청하여 세미나를 열었다. 초청된 전문가는 미국 LA의 비벌리힐스에서 개업하고 있는 마크 픽(Marc Pick) 박사였다. 그는 척수강 내에 조영액을 넣은 후 엑스레이 투시기를 통해 뇌 척수액의 움직임을 보여 주었다. 실험 대상이 된 환자의 뇌 척수액은 처음에는 경막으로 둘러싸인 채 척추강 안에서 축 처져 움직이지 않고 있었다. 픽 박사가 환자의 머리뼈와 골반의 엉치뼈를 만져 주자 환자의 뇌 척수액은 즉시 움직이기 시작하였다. 경막의 긴장도가 증가되는 것이었다.

머리뼈 치료의 가장 큰 문제는 머리뼈의 움직임을 손으로 느껴야 한다는 것이다. 그 움직임을 익숙하게 느끼려면 전문가 밑에서 약 2~3년간은 수련을 해야 한다. 임상을 통해 베테랑이 되어야 하는 것이다.

그러나 AK의학에서는 머리뼈의 움직임을 손으로 느낄 필요 없이 근육의 반응만으로 쉽게 진단할 수 있다. 필자는 1994년 미국 텍사스 달라스에서 8개월간 진행된 세미나에서 굿하트 박사가 개발한 근육 검사를 이용한 머리뼈 기능 이상의 진단 및 치료에 대해서 배웠다. 그 때부터 머리뼈 기능 이상에 대해서 본격적인 관심을 가지게 되었고 지금은 환자 치료에 아주 유용하게 활용하고 있다.

  뇌 기능 이상, 두통, 경추통, 턱 관절 장애, 요통, 시각 장애, 안압 상승, 축농증, 교통사고 후유증 등 매우 다양하고 광범위한 건강상의 문제가 머리뼈 기능 이상과 관련이 있다. 이런 환자들 중 많은 사람이 "환자가 힘들어 하는 증상을 의사들이 이해하지 못한다"고 불평하는 것은 정통 의학에만 매달린 의사들이 머리뼈 기능 이상을 인정하지 않기 때문이다. 이들은 '환자들이 의학적인 이론을 벗어나서 증상을 호소하는 것은 기능적인 이상이라기보다는 정신적인 문제'라고 치부한다. 만일 머리뼈의 기능 이상을 현대 의학에서 인정한다면 환자들의 이런 불만은 많이 사라질 것이다.

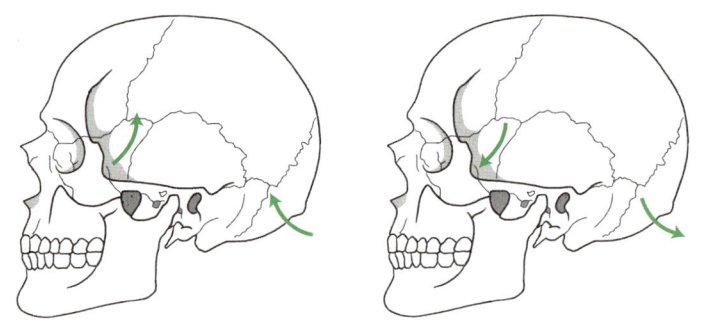

● 숨을 들이마실 때 머리뼈가 움직이는 방향(왼쪽)과 숨을 내쉴 때 머리뼈가 움직이는 방향(오른쪽).

머리뼈가 움직이지 않으면 병이 난다

다음에 소개하는 23세 남자 환자의 경우가 대표적인 머리뼈 기능 이상 사례다. 그는 15세 때부터 우측 어깨, 흉부, 허리가 쑤시고 몸이 한 쪽으로 기울어지는 증세가 나타났다. 항상 가슴이 답답하고, 코보다 입으로 숨을 쉬어야 편했으며 늘 피곤하고 생활에 활력을 느낄 수 없었다.

그는 이런 증상을 턱 관절 전문 치과에서 고친다는 말을 듣고 대학병원의 치과와 턱 관절 전문 치과를 찾아가 턱 관절 치료를 했지만 별 차도가 없었다. 이 환자가 본원에 온 것은 통증에 대한 치료를 하기 위해서였다.

머리뼈의 움직임과 기능 이상

검사 결과 이 환자의 가장 큰 문제점은 머리뼈 기능 이상이었다. 근육의 반사를 이용한 검사를 하면 머리뼈의 기능 이상, 즉 머리뼈의 움직임 패턴이 어떻게 정상적인 상태에서 벗어났는지를 정확하게 찾아낼 수 있다. 머리뼈의 기능 이상을 치료하고 나서 이 환자는 15년 만에 처음으로 자연스럽게 코로 숨을 쉬게 되었으며 통증도 없어졌을 뿐만 아니라 자세의 이상도 바로잡혔다.

머리뼈의 기능 이상을 치료하면 교통사고로 비롯되어 수개월 혹은 수년이 지나도 호전되지 않거나, 시간이 갈수록 악화되기도 하며, 증상의 부위가 더 넓어지기도 하는 만성 통증이나 기능 이상 환자들에게 큰 도움이 된다. 이런 환자는 일반적인 검사나 방사선 사진, 근전도 검사, 심지어 MRI에도 이상 소견이 나타나지 않기 때문에 많은 의사들이 보상 신경증이라는 진단으로 정신과적인 치료를 받도록 의뢰를 하고 만다. 이렇게 지나치게 정통 의학적 치료에만 매달리다가 실패한 환자들은 나중에는 의학적인 테두리를 벗어난 여러 가지 치료 방법을 찾는 과정에서 경제적·시간적 낭비를 감수할 수밖에 없게 되니 여러 면에서 낭비가 아닐까.

알아두면 좋은 것

보상 신경증

교통사고나 산업 재해로 인해 다친 후, 적절한 치료를 충분한 기간 동안 하였음에도 불구하고 지속적인 증상을 호소하거나, 이런 증상들을 지속시킴으로 인해서 보상을 받을 기회가 증가할 것으로 믿는 사람에게 일어나는 신경증 현상. 보상을 받으면 증상들은 빠른 시간 내에 좋아진다는 것이 통설이다.

자연 치료법을 이용하는 의사들이 머리뼈의 움직임과 머리뼈의 기능 이상에 대한 지식을 임상에 응용한지 약 100여 년이 되었다. 1964년 AK의학이 탄생하기 이전에도 머리뼈가 호흡과 관련해서 움직이는 시스템, 즉 두개 호흡 기전은 이론화되어 있었고 자연 치료법 의사들이 이용하고 있었다.

두개 호흡 기전은 머리뼈와 엉치뼈(골반 뒷면의 뼈로서 척추를 받치고 있음)에 대한 깊은 이해를 필요로 한다. 대부분의 의사들은 머리뼈의 일차적인 기능은 뇌를 보호하는 것이라고 알고 있다. 그러나 머리뼈는 이러한 기능 이외에 다른 중요한 기능을 한다는 사실이 최근 연구에 의해 밝혀졌다.

살아 있는 인체에서 8개의 머리뼈들 사이에는 머리뼈가 미세하게 움직일 수 있도록 일종의 관절이 형성되어 있다. 이 움직임은 너무 미세하기 때문에 눈으로 볼 수는 없고 고도로 숙련된 의사들에 의해서 느낄 수 있을 뿐이다. 정상적인 경우 머리뼈의 움직임은 특정한 방향이므로 예측 가능하다. 또 인체의 다른 부분의 움직임과는 별도로 독립적으로 움직이며 호흡 패턴에 의해서 그 움직임이 더 강조될 수 있다.

머리뼈가 동시 다발적으로 움직이는 것은 인체의 정상적인 신경 및 에너지 패턴을 유지하기 위해서 필수 불가결하다. 이 움직임은 뇌척수액의 생성과 기능을 조절하는데 뇌와 척수를 둘러싸고 있는 뇌척수액은 중추신경계와 관련한 많은 기능들이 있다. 그 중에서 뇌와 척수를 보호하고 충격을 흡수하며 영양을 공급하는 기능이 가장 대표적이다.

머리뼈 기능 이상을 검사할 때는 숨을 들이 쉬고 멈추거나 완전히 내쉬고 멈추는 등 호흡의 패턴에 따른 근육 검사를 한다. 이런 방법으로 머리뼈가 어떻게 기능을 하는가에 대한 체계적인 검사가 가능하다. 만일 머리뼈에 기능 이상이 있다면 근육 검사를 통해서도 드러난다.

머리뼈 기능 이상의 교정은 머리뼈를 특정한 방향으로 약하게 눌러서 한다. 이렇게 하는 동안에 숨을 들이 마시게 하거나 내쉬게 하면 교정의 효과가 높아질 수 있다. 이 요법은 그다지 아프지도 않고 한번 교정하면 그 효과가 비교적 오래 지속된다.

부적절한 두개 호흡 기능의 원인은 다양하다. 우선 출생 때 좁은 산도(產道)를 통과하면서 머리뼈 기능 이상이 생길 경우다. 이 시기의 머리뼈는 매우 부드럽고 잘 움직이는데 산도의 압박으로 뼈들 사이가 중첩되면 나중에 기능 이상으로 발전할 수 있다. 난산으로 기구를 이용해 분만했을 때 기구의 압박이 원인이 될 수 있다. 그런가 하면 머리뼈 기능 이상은 머리를 부딪쳤을 때도 생긴다. 교통사고로 목이 뒤로 젖혀졌을 때도 마찬가지다. 이런 외부의 물리적인 충격 외에 몸 안에서 생기는 독소, 외부에서 들어온 독소를 간에서 충분히 해독하지 못 했을 때도 머리뼈 기능 이상이 생긴다. 일상생활에서는 특정 영양소의 결핍, 특히 무기질 중에서 아연이 모자라면 머리뼈 기능 이상이 반복해서 재발한다.

머리뼈 기능 이상은 온몸의 신경과 에너지 패턴에 영향을 주기 때문에 어느 곳에서나 그 증상이 생길 수 있다. 흔한 증상들로는 두통, 경추통, 턱 관절 장애, 어지러움증, 성격 장애, 요통, 안면통, 치통 등을 들 수 있으며 그 외에도 여러 가지 건강상의 문제를 일으킬 수 있다.

독소와 머리뼈 기능 이상

음식이나 공기를 통해서 몸속으로 들어온 독소들은 모두 간에서 해독된다. 흔히 마시는 술 역시 간에서 해독된다. 간의 해독 과정을 포함해 인체의 대사 과정에서 가장 많이 사용되는 미네랄 중의 하나가 아연이다. 아연은 뇌 척수액을 만드는 과정에서도, 위산이나 췌장의 소화 효소를 만드는 과정에서도 조효소로 사용된다. 만일 인체 내에 독소가 많아서 해독을 많이 해야 하면 아연이 많이 소모될 것이고 결국은 아연이 모자라게 된다. 그러므로 해독할 게 많은 요즘 세상에서 아연은 인체에 매우 중요한 무기질임에 틀림없다. 그런데 화학비료를 많이 사용하면 사람이 먹는 야채나 곡식에 아연이 부족해진다. 식품을 통해 아연을 충분히 공급받지 못하는 이유가 바로 여기에 있다.

몸에 들어오는 독소는 많은데 아연이 부족하면 어떤 일이 벌어질까. 40대 중반의 한 고등학교 과학 교사의 경우가 그 답을 말해 준다. 그 환자는 몸의 좌측에 반복되는 두통, 이명(耳鳴) 및 청력 저하가 심했다. 머리뼈 기능 이상을 발견하고 치료를 하였다. 그러나 증상은 잠시 좋아졌다가 다시 재발하고는 했다. 아연이 들어 있는 영양제를 먹어도 이명, 귀가 답답한 증상 및 두통이 재발했다. 문진(問診)을 더 해본 결과 학교에서 실험 시간에 수은과 납에 접촉한 적이 있었다고 했다. 수은과 납의 항원을 가지고 AK검사를 했더니 수은과 납이 몸에 축적된 것으로 나왔다. 여러 차례에 걸쳐 수은과 납의 해독을 위해 킬레이션(chelation)을 하여 몸속에 수은과 납을 제거했더니 머리뼈 기능 이상이 바로 잡히고 두통도 없어졌다. 이명은 완전히 좋아지지는 않았지만 많이 호전되었다.

머리뼈 기능 이상이 반복해서 생기면 우선 아연 부족을 의심하는 것이 보통이다. 단순히 아연 섭취 부족으로 인한 것이라면 아연 영양제를 먹으면 기능 이상은 치료된다. 그러나 독소로 인해 해독 과정에 아연이 많이 소모되면 머리뼈 기능이상은 반복된다. 그러므로 독소를 제거하는 것이 우선적이고 근본적인 치료임은 물론이다.

여러 원인으로 생긴 두통, 반드시 낫는다

살면서 누구나 한 번 이상은 감기, 두통, 요통을 경험한다. 그 중 두통은 흔하면서도 원인을 찾지 못해 장기간 고생하는 사람들이 많은 '골치 아픈' 병이다. '두통, 치통, 생리통에~ ○○○'이라는 광고가 사람들에 뇌리에 각인되어 있을 정도다. 이 제품 외에도 수없이 많은 진통제들이 방송이나 신문, 잡지를 통해서 사람들의 머리를 더 아프게 만들고 있다.

대부분의 사람들은 이런 약들이 일시적으로 통증을 가라앉히는 것이라는 사실을 잘 알고 있다. 그러면서도 찾는 이유는 참고 지내기에는 두통은 너무 고통스럽기 때문이다. 오랫동안 이런 임시변통의 진통제를 상복하는 사람도 있다. 잘 알려진 대로 이런 약들은 일시적인 두통에는 도움이 될지 몰라도 근본적인 원인을 없애지는 못한다. 특히 장기간 지속되는 두통은 꼭 그 원인을 찾아서 치료해야 한다.

종양, 뇌출혈, 뇌경색과 같이 명백한 원인이 있는 것을 제외하고, 두통은 크게 기계적인 원인에 의한 것과 혈관성 두통으로 나눌 수 있다. 이런 두통들은 근본적인 원인을 찾아서 치료한다. 기계적인 원인의 두통은 주로 뒷목의 미세한 비뚤어짐, 턱 관절의 장애, 외상, 머리뼈 기능 이상으로 생긴다. 혈관성 두통은 자율 신경의 이상으로 인한 혈관의 수축 때문이다.

두통을 전달하는 뇌신경은 제5번 뇌신경으로 일명 삼차신경이라고도 한다. 삼차신경의 핵은 크게 4부분으로 나누어지는데 각각 그 맡은 임무가 다르다. 우선 가장 위쪽은 중뇌핵으로 안면의 근육과 턱관절로부터 나오는 고유 감각을 받아들인다. 중뇌 바로 아래의 다리뇌에 있는 삼차신경의 핵은 압력과 촉각을 받아들이고, 운동핵은 음식을 씹는 근육에 신경을 보내서 그 근육들이 수축할 수 있도록 해준다. 다리뇌에서 숨뇌(연수, medulla)를 거쳐서 목뼈 2~3번까지 내려가는 척수핵은 통증과 온도를 담당하며 얼굴, 두피, 눈, 코, 구강, 턱관절, 인후부, 머리 안의 경막 등으로부터 통각을 받아들여서 대뇌로 전달한다.

두통을 일으키는 자극은 삼차신경 핵의 가장 아랫부분에 있는 긴 척수핵을 통해 시상(thalamus)을 거쳐서 대뇌의 중심부인 변연계로 전달된다. 이 자극은 고통을 느끼게 하고 대뇌피질의 두정엽으로 전달되어 통증의 위치를 알게 한다.

경추성 두통

목의 문제가 만성 두통의 원인이 되는 경우도 많다. 10년 동안 두통을 달고 살아 온 40대 후반의 남자 환자가 그 좋은 예다. 그 환자는 MRI, CT, 뇌파 검사, 혈액 검사 등 검사란 검사는 안 해본 것이 없었다. 그러나 원인을 찾아내는 데는 실패했다. 그는 치료를 포기하고 두통이 심하면 진통제를 먹어가며 두통과 친구처럼 지내기로 작정한 사람이었다. 이 환자를 검사해 보니 상부 경추(頸椎 ; 뒷목)에 미세한 비뚤어짐이 있었다.

미국에는 카이로프랙틱의 치료법이 매우 다양하다. 치료 방법만

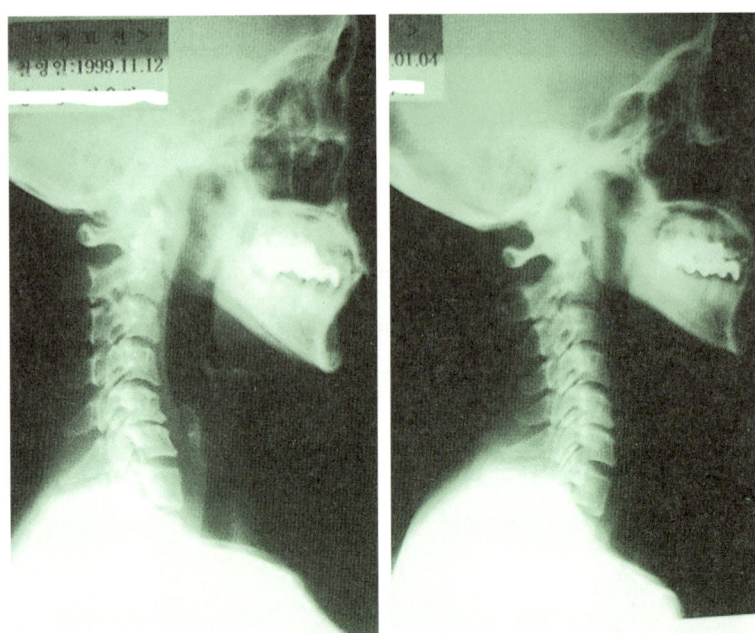

● 상부 경추 치료법 시술 전(왼쪽)과 후(오른쪽)의 측면 사진. 목뼈가 뒤로 휘어졌던 것이 바르게 펴졌다.

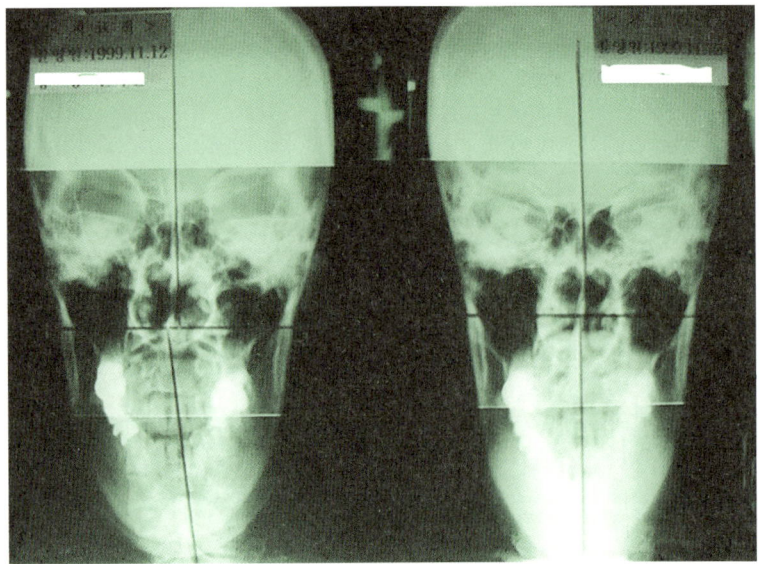

● 상부 경추 치료법 시술 전(왼쪽)과 후(오른쪽)의 정면 사진. 비뚤어졌던 것이 바르게 펴졌다.

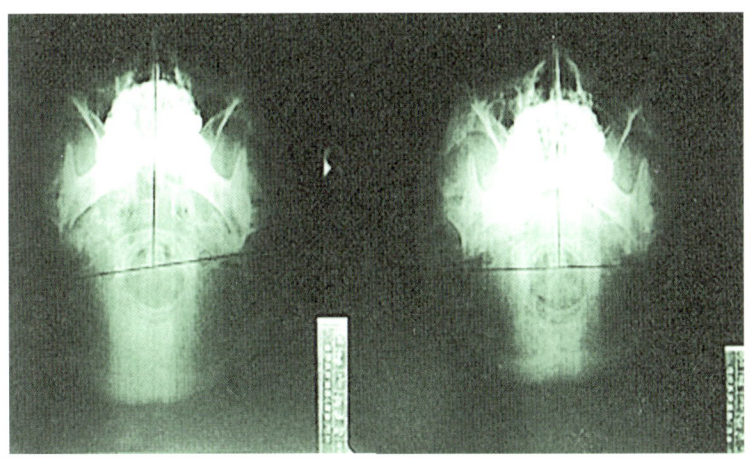

● 목 뼈 1번의 회전 변형(왼쪽)이 치료 후에 바르게 교정(오른쪽)되었다.

100여 가지가 넘는다고 한다. 그 중에서 상부 경추 치료법(Atlas orthogonality)이라는 것이 있다. 머리를 받치고 있는 목뼈 1번의 미세한 비뚤어짐을 3차원 방사선 사진을 찍어 확인한 뒤 특수한 치료용 테이블에 환자를 눕혀 놓고 약한 힘을 이용해서 치료를 하는 방법이다. 이 치료법으로 시술하는 의사들은 거의 모든 문제를 목뼈 1번으로만 고친다. 예를 들어 허리의 통증도 목뼈 1번을 통해서 치료한다.

이 환자도 목뼈 1번의 이상을 치료한 다음날부터 10년 동안 지속되었던 두통이 신기하게도 말끔히 사라졌다.

이 환자의 두통은 경추성이었다. 상부 목뼈의 미세한 비뚤어짐이 두통을 일으키는 통각을 받아들이는 삼차신경의 척수핵을 자극해 왔던 것이다. 이처럼 상부 목뼈나 턱 관절의 생역학적인 이상은 통각을 증가시켜 삼차신경의 통증을 받아들이는 척수핵을 자극한다. 이 자극이 시상을 거쳐 전두엽의 중심부에 있는 변연계에 전달되면 환자는 고통을 느끼게 되는 것이다. 이 자극은 또 두정엽으로 전달되면 두통, 경추통, 턱 관절통, 안면통 등으로 나타난다.

경추성 두통은 AK의학으로 쉽게 진단된다. 치료는 도수 치료를 하거나 상부 경추 치료법을 이용한다. 만일 턱 관절의 이상 때문이라면 씹는 근육들의 균형을 맞추어야 하고 부정 교합이 있으면 치과적인 치료가 필요하다.

갑상선 기능 저하로 인한 두통

머리뼈의 움직임이 정상적이 아닐 때를 머리뼈 기능 이상이라고 한다. 그 증상은 매우 다양하지만 두통이 흔한 증상 중 하나다. AK의학은 머리뼈 기능 이상은 효과적으로 진단할 수 있다. 머리뼈 기능 이상은 대증 치료 외에 근본적인 원인을 찾아서 치료하는 것이 중요하다.

봄과 가을에 계절이 바뀌면 두통이 심해지는 남자 고등학생 환자가 있었다. 그 환자는 대학병원을 비롯하여 여러 병원에서 진료를 받았지만 원인을 알 수가 없다고 호소해 왔다. 검사를 해보니 머리뼈 기능 이상과 목뼈 이상이 있었다. 도수 치료를 몇 번 하고 나니 증상이 좋아졌다. 약 3개월 뒤, 태풍 탓으로 더위가 한 풀 꺾여 아침저녁으로 서늘해졌을 때 즈음 그 환자가 머리가 아프다며 다시 찾아 왔다. 이번에는 전두골에 기능 이상이 있어 치료를 해 두통을 없앴다. 그런데 그 다음날 머리가 너무 아파서 학교를 갈 수가 없다며 다시 호소해 왔다. 환자는 너무 심한 두통으로 힘마저 빠진 듯 축 늘어져 있었다.

검사해 보니 머리뼈에는 이제 이상이 없었다. 이제 해결의 열쇠는 봄과 가을에만 두통이 온다는 사실이었다. 이 사실을 근거로 갑상선에 문제일 가능성이 있다는 추측 아래 갑상선과 관련된 근육인 소원근(小圓筋 teres minor)을 검사해 보니 역시 약했다. 요오드를 입에 넣고 다시 검사해 보니 강해져 있었다. 요오드를 하루 필요량의 3배를 먹게 하고 요오드가 많이 함유된 생선, 미역, 다시마를 먹도록 처방했다. 그러자 다음날 아침까지 증상이 없었고 학교에 가서 약간의 두통이 있은 뒤 그 뒤로는 생기지 않았다. 이 환자의 두통은 갑상선 기능 저하로 인한 머리뼈 기능 이상에서 비롯된 것이라는 추론이 가능한 경우다.

외상성 두통

통증을 호소하는 사람들에게는 이전에 다쳤던 적이 있는지를 반드시 물어 봐야 한다. 환자도 과거의 외상이 있으면 기억해서 의사에게 알려 주어야 한다. 미국의 슈미트 박사는 '외상을 입으면 회복된 후에도 중추신경에 그 외상이 메모리되어 지속적으로 통증을 일으키거나 자율 신경의 이상을 일으키는 경우가 있다'는 사실을 밝혀냈다. 근육 검사를 이용하면 중추신경에 최근 발생한 급성 외상뿐만 아니라 수십 년 전의 외상까지도 메모리되어 있다는 사실을 알아낼 수 있다.

우리 몸은 자신에게 문제가 있다는 사실을 여러 가지 신호를 통해서 밖으로 드러낸다. 통증도 그 중의 하나이고 특히 근육의 반응은 의사들이 객관적으로 관찰할 수 있는 좋은 정보를 제공해 준다. 근육 검사의 경험이 많은 의사는 '우리 몸이 무엇을 말하려고 하는지'를 정확하게 알 수 있다.

어린 시절 해당 부위를 다친 적이 있었던, 후두부 두통을 앓아 온 30대 중반의 남자 환자의 경우가 바로 외상이 만성 두통으로 이어진 예다. 이 환자에게 후두부에 손을 댄 채 머리를 뒤로 젖히게 하였더니 강했던 지표 근육이 약해졌다. 이는 외상의 기억으로 인한 지속적 두통이 있다는 의미였다. 치료를 위해 통증이 있는 곳에 손을 대고 후두부와 목뼈 사이를 가볍게 굴곡시켰다. 그런 다음 외상의 기억이 지워졌는지 확인해 보았다. 이 치료로 수 십 년 동안 그 환자에게 고통을 주었던 두통이 사라졌다. 외상에 메모리되었던 기억이 사라진 것이다.

스트레스로 인한 긴장성 두통

좁은 땅에서 많은 사람들이 경쟁하는 우리나라에는 정신적인 스트레스로 고생하는 사람들이 많다. 적절한 스트레스는 면역력이나 정신 활동을 높여 주지만, 과도한 스트레스가 지속적으로 가해지면 자율 신경 이상이나 부신 스트레스 증후군 등 인체에 나쁜 영향을 주게 된다.

정신적인 스트레스가 환자에게 어떤 영향을 주는지는 AK의학으로 쉽게 알아낼 수 있다. 이마의 신경 감정 반사점에 손을 대고 근육의 반응을 보면 된다. 이 검사를 해보면 정말 많은 직장인들이 스트레스로 고생하고 있음을 알 수 있다. 스트레스가 장기간 지속되면 부신의 피질, 수질에 있는 호르몬들이 많이 분비되고 교감신경이 항진(亢進)되어 뇌혈관이 수축된다. 뇌혈관이 수축되면 그 부위의 뇌 속 혈액 순환이 저하되는 허혈성 변화가 생기고 이것을 보상하기 위해서 혈관이 반사적으로 확장된다.

혈관이 확장되면 혈관 주위의 신경들을 자극하여 통증을 유발하게 되는데 이것이 바로 두통인 것이다. 이런 두통은 정신적인 스트레스를 해결하는 몇 가지 방법(111페이지 참조)을 써 보면 곧 해결된다. 종교를 믿는 사람, 규칙적으로 운동을 하는 사람들에게는 스트레스로 인한 나쁜 반사가 잘 발생하지 않는다. 명상이나 운동이 긴장성 두통의 예방과 치료에 도움이 된다는 사실을 기억하면 좋다.

전형적인 편두통

편두통은 중년의 여자에게 많이 발생하는 혈관성 두통이다. 사람의 머리 부분에서 뇌 바깥의 혈관이 이완되면 혈류량을 유지하기 위해 뇌혈관 수축이 유도된다. 혈관이 수축되면 수축된 혈관에 의해 피를 공급받는 뇌 조직은 혈액 순환이 감소하는 허혈성 변화가 일어나게 된다. 뇌 조직에 피 순환이 잘 안 되는 허혈은 전구 증상이나 두통을 유발하는데, 신경 세포의 탈분극(anoxicspontaneousdepolarzation)은 이것이 발생하는 뇌의 위치에 따라 시각, 청각, 운동기관 등 여러 곳에서 전구 증상을 일으킬 수도 있다. 그러므로 장기간의 편두통이 있으면 MRI, CT 등의 검사를 통해 뇌의 허혈이나 경색 부위가 있는지 확인해 봐야 한다.

뇌혈관 수축이 일정 시간 지속되면 세로토닌(serotonin)과 산화질소(EDRF ; nitric oxide)에 의해 반사성 혈관 확장이 생기게 됨으로써 혈관 주위의 신경얼기를 자극하여 두통이 일어날 수 있다. 또 혈관이 수축되면 혈압이 높아지므로 이로 인한 혈관 손상이나 파열을 막기 위해 노르에피네프린(norepinephrine)을 억제하는 세로토닌과 산화질소가 분비되기도 한다.

이에 대한 치료는 혈관 운동상 긴장(vasomotor tone)을 적절히 유지할 수 있도록 자율 신경을 조절하고 허혈성 부위에 적절한 혈류량과 산소가 공급되게 해주는 것이다. 또 뇌 활동이 적절히 증가하도록 뇌 자극 치료도 한다. 늑골 혹은 빗장뼈에 생역학적 이상이 있을 때는 이 부위에 도수 치료를 하여 뇌에 산소를 충분히 공급할 수 있도록 하는 것도 중요하다. 이런 치료로도 증상이 좋아지지 않는 편두통은 적절한 약물을 선택하여 치료해야 한다.

횡격막의 기능이
전신 건강을 좌우한다

건강을 유지하기 위해서는 횡격막의 기능이 좋아야 한다. 이렇게 말하면 횡격막의 기능이 왜 건강에 도움이 되는지 의아하게 생각하는 사람들도 많다. 횡격막이 어디 있는지, 어떤 기능을 하는지 관심조차 없는 사람도 많다. 의사들도 횡격막이 호흡에 필수적인 기관인 줄은 알지만 횡격막의 기능적인 이상이나 그로 인한 문제점들과 치료에 대해서는 별로 관심이 없다.

횡격막은 호흡에 가장 중추적인 역할을 하는 근육이다. 횡격막이 움직임으로써 비로소 폐가 공기를 빨아들여 핏속에 산소를 들어오게 하고 이산화탄소를 바깥으로 배출시킨다. 산소는 사람이 살아가는 데 쓰이는 에너지를 발생시키는 기본적인 물질이다. 인체가 섭취한 포도당과 같은 에너지원은 산소가 들어가는 산화과정을 거쳐야 에너지로 바뀐다.

횡격막은 흉강과 복강을 나누는, 넓고 위로 볼록한 돔 형태의 근육이다. 이 기관은 호흡의 통합적인 운동에서 중요한 근육임이 오래 전부터 알려져 왔다. 횡격막이 수축할 때 돔 형태의 위로 볼록한 부분이 평평하게 펴지면서 흉강 내에 음압이 생긴다. 이 음압으로 인해 공기가 흉강으로 들어와 숨을 들이 마시게 된다. 이 횡격막이 수축하면 늑간 근육도 수축하여 늑골로 눌러 싸인 흉강을 팽창시키고, 동시에 복부 근육은 이완되어 공기가 충분히 폐로 들어오도록 작용한다. 반대로 복부 근육이 수축하고 횡격막이 이완되면 위로 볼록하게 돔을 형성하면서 공기가 폐에서 밖으로 배출된다.

횡격막을 움직이는 것은 숨뇌(연수)와 다리뇌에 있는 호흡 중추다. 호흡 중추는 우리 의지와 관계없이 움직이므로 대뇌와는 크게 상관없다고 생각하지만 그렇지 않다. 호흡 기능이 떨어지면 뇌로 가는 산소 양이 줄어든다. 인체에서 단위 면적 당 가장 산소를 많이 사용하는 곳이 뇌인데 뇌로 가는 산소의 양이 떨어지면 뇌의 활동도 저하된다. 이렇게 되면 뇌는 즉시 호흡 중추에 명령을 내려 횡격막을 자주 움직이게 한다. 호흡수가 증가하면 오히려 이산화탄소-산소의 교환이 충분히 이루어지지 않는다. 그 결과 산소를 만들어 내는 능력이 떨어지며 그러면 다시 뇌로 가는 산소 공급이 줄어들게 되고, 뇌는 산소를 많이 가져오기 위해 호흡 중추를 닦달해 숨을 더 많이 쉬게 한다. 뇌는 우리 몸 전체로 볼 때는 자기만 위하는 아주 탐욕스러운 기관이라고 할 수 있다. 뇌에 산소량이 부족하면 더 호흡을 빨리 하도록 명령하지만, 호흡수가 증가되면 오히려 산소 공급이 줄어드는 악순환이 반복된다. 이때 횡격막과 복근을 최대로 번갈아 수축시키는 복식 호흡을 하여 산소가 충분히 공급되면 뇌의 활동도 증가되고 호흡 중추도 적절한 호흡으로 되돌아가도록 명령을 내릴 것이다.

사람의 대뇌 중에는 '변연계'라는 부분이 있다. 변연계는 뇌의 중심부에 있으며 사람이 살아가는데 필요한 기본적인 욕구인 식욕, 수면욕, 종족 보존을 위한 성욕, 고통, 슬픔 등의 감정을 담당하는 곳이다. 호흡은 바로 이 변연계의 활동에 따라 달라지기도 한다. 통증이 심하거나 섹스를 할 때 호흡이 빨라지는 것이 그 예다. 변연계가 호흡 중추를 자극하여 호흡을 빠르게 만드는 것이다.

> **기억하세요**
>
> 횡격막은 호흡에 가장 중추적인 역할을 하는 근육이다.
> 횡격막을 움직이는 것은 숨뇌(연수)와 다리뇌에 있는 호흡 중추다.
> 대뇌는 호흡 중추에 명령을 내려 횡격막을 조절한다.
> 역으로 횡격막을 이용한 복식 호흡은 호흡 중추와 대뇌의 기능을 좋게 한다.
> 횡격막은 호흡 외에도 기(氣)의 축적과 흐름에 관계한다.

횡격막은 호흡 외에도 기(氣)의 축적과 흐름에 관계한다. 사람 몸에서 기가 가장 많이 축적되어 있는 곳은 단전이다. 숨은 코로 들이마시고 기는 머리의 맨 위에 있는 백회(百會)를 통해서 단전에 축적된다고 한다. 단전이란 배꼽, 허리, 꼬리뼈, 치골의 4점을 연결한 사각형의 중심부라고 보면 무난하다. 이 부위에 기를 축적시키려면 코로 흡입된 공기가 회음부에 가득 찬다고 의식적으로 상상하면서 숨을 들이 쉬면 된다. 결과적으로 배꼽 아래의 배 부분이 위로 불룩 나오도록 호흡하는 것이다. 이것이 바로 단전호흡이다. 일반적인 복식 호흡이 복근 전체가 위로 불룩 나오도록 호흡을 하는 것인 것에 비해 단전호흡은 복근 아래가 나오도록 호흡하는 것이다. 그 상태에서는 횡격막이 최대로 수축된다. 횡격막이 최대로 수축되는 위치와 기가 가장 많이 축적되는 호흡과는 일치한다는 것이다. 뒤집어 말하면 횡격막의 기능이 떨어지면 기도 떨어지고 건강에 적신호가 켜진다는 이야기다.

굿하트 박사는 횡격막의 기능이 떨어지면 경락을 통한 전자기적인 에너지가 떨어진다고 하였다. 그는 횡격막 기능이 떨어진 사람의 임맥(任脈)과 독맥(督脈)이 만나는 입술 위에 납을 올려놓으면 지표 근육이 약해지는 것을 밝혀냈다. 반면에 횡격막 기능이 정상적으로 작동하는 사람에게는 납을 입술 위에 올려놓아도 근육의 변화가 없다. 이것으로 횡격막의 활동이 기의 순환에 관여한다는 사실을 알 수 있다.

의식이 가는 곳에 기가 간다는 말이 있다. 사람은 몸의 특정 부위에 통증이 있으면 그 쪽에 계속 신경이 쓰인다. 그 곳으로 기를 많이 보내서 빨리 통증을 없애려는 인체의 자연 치유 과정이다. 한방 이론에도 문제가 있는 신체 부위에 의식을 집중하면 좋아진다고 하는 이론이 있다.

정신적인 스트레스가 많은 사람들은 뇌의 변연계에 과도한 부하가

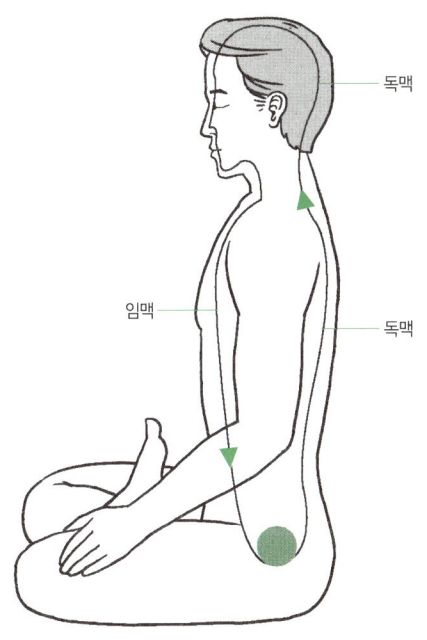

● **임맥과 독맥의 기 회전**
임맥 회음부에서 시작하여 아랫입술에서 끝난다.
독맥 꼬리뼈에서 시작하여 윗입술에서 끝난다.
임·독맥의 기 회전 회음부에서 시작하여 독맥을 따라 척추, 머리의 중심부를 지나 입술에서 임맥과 만난 뒤 복부의 중심을 따라 내려가 회음부에서 끝난다. 흥미로운 것은 AK의학에서도 임맥의 흐름을 입술에서 회음부로 흐르는 것으로 설명하고 있다는 사실이다. 이는 원래의 경락 방향과 반대인데, 단전호흡에서 하고 있는 것과 AK의학의 설명이 일치한다.

걸린다. 이때 기가 많이 축적된 단전에 의식을 두면 스트레스로 인한 변연계의 이상이 좋아진다. 스트레스로 변연계의 기능이 떨어지면 이상이 없어도 척추, 팔, 다리에 조직에 통증이 생길 수 있다. 이것은 머리의 기능적 이상에 의한 통증인데 중심성 통증이라고 부른다. 이 경우에도 의식을 단전에 두고 위에서 설명한 호흡을 하면, 변연계의 기능이 정상으로 회복되고 뇌 전체에 충분한 산소가 공급되므로 통증이 완화되고, 정신적인 스트레스도 줄어든다. 정신적인 스트레스가 많은 사람들을 검사해 보면 대부분 횡격막의 기능이 떨어진 것을 볼 수 있다. 역으로 횡격막의 기능이 떨어진 사람은 스트레스도 쉽게 받는다.

한편 폐활량은 횡격막의 수축과 이완의 크기에 따라 결정된다. 폐활량이 커지기 위해서는 가슴을 펴고 머리를 반듯하게 하는 것 말고도 더 중요한 것이 있다. 허리를 곧게 펴는 것이다. 허리는 정상적으로 앞쪽으로 볼록하게 휘어져야 한다. 그래야 요추에 붙어 있는 횡격막 부분이 좀더 아래로 팽팽하게 당겨져 수축 시에 충분한 공기가 폐로 들어오게 된다.

> **기 억 하 세 요**
>
> 정신적인 스트레스가 많은 사람들을 검사해 보면 대부분 횡격막의 기능이 떨어진 것을 볼 수 있다. 역으로 횡격막의 기능이 떨어지면 쉽게 스트레스를 받는다.

횡격막의 기능과 역류성 식도염

가스가 찬 듯 뱃속이 더부룩한 증상, 위궤양과 유사하게 속이 쓰린 증상, 상복부에서 가슴 쪽으로 퍼지는 듯한 통증, 심장 질환과 같은 날카로운 가슴의 통증, 위 속 음식이 역류하는 증상 등으로 수 년 동안 고생해 온 중년 부인이 있었다. 병원을 찾았더니 역류성 식도염이라는 진단이 내려졌다. 처방은 위산 분비 억제제와 위 운동 개선제를 먹고 식사 후 1~2시간 동안은 눕지 말 것, 눕더라도 상체를 약간 높여서 역류가 일어나지 않도록 할 것, 위를 자극하는 술, 담배, 커피와 지방이 많은 음식을 금할 것, 과식을 하지 말 것 등이었다. 그러나 이런 치료에도 불구하고 증상의 호전과 악화가 반복되었다.

역류성 식도염이란 위장과 식도 사이의 괄약근이 약해져서 위장에 있던 음식물이 위산과 함께 식도로 역류하는 것을 말한다. 식도는 위장과 달라서 위산에 대한 보호막이 없기 때문에 위산이 역류하면 식도에 염증과 궤양을 일으킨다. 속이 쓰리므로 위염이나 위궤양으로 오인하기도 하고 가슴 통증 때문에 심장 질환으로 잘못 알 수도 있다.

역류성 식도염은 치료를 해도 호전과 악화가 반복된다. 그 이유는 근본적인 원인을 치료하지 않았기 때문이다. 단순히 위산을 억제하거나 위 운동을 개선하는 것은 근본적인 치료가 아니다. 식사 후 바로 눕지 않는 것뿐만 아니라 평소에도 상체를 세워야 한다.

역류성 식도염이 생기는 근본적인 이유는 위와 식도 사이의 괄약근이 약한 때문이라고 했는데, 이 괄약근이 있는 부위가 바로 횡격막이다. 횡격막의 기능이 떨어지면 괄약근이 약해지고 이 때문에 역류성 식도염이 생기는 것이다.

횡격막에는 흉강에서 복강 쪽으로 식도 및 혈관과 신경이 지나가는 몇 개의 구멍이 있다. 굿하트 박사는 횡격막이 약하면 식도가 지나가는 구멍(열공)이 약해진 틈으로 위장이 흉강 쪽을 향해 약간 밀려 올라온다고 하였다. 이것을 열공성 탈장이라 하고 역류성 식도염의 원인이라고 보았다. AK의학으로 횡격막의 약화는 쉽게 진단된다. 위장이 있는 부위를 만져서 횡격막 쪽으로 밀면 강한 지표 근육이 약해지는 것이다.

치료는 간단하다. 환자가 숨을 크게 들이쉬었다가 내쉴 때 위장을 잡고 아래로 당기면 된다. 이 동작은 환자 혼자서도 할 수 있다. 역류성 식도염으로 고생하는 환자들은 평상시에 이 동작을 하면 좋다. 대부분의 환자들은 이 동작을 하고 나면 곧 좋아진다. 속이 더부룩한 증상이 시작될 때도 이 동작을 하면 좋아진다.

중요한 것은 평소에 횡격막을 강화하는 일이다. 이를 위해서는 숨을 크게 들이 마시면서 하복부가 불룩하게 나오도록 하는 단전호흡을 하는 것이 좋다. 횡격막의 림프 반사점들은 복장뼈와 갈비뼈에 있다. 그러므로 복장뼈와 갈비뼈를 문지르거나 가볍게 두드리는 것도 좋다.

이 환자도 숨을 들이쉬고 내쉴 때 위장을 아래로 당기는 동작을 스스로 하도록 시키고 횡격막을 강화하는 치료를 하자 다시는 재발하지 않았다.

횡격막이 약해지는 원인

걷기, 달리기, 등산, 수영 등의 유산소 운동은 횡격막을 활발하게

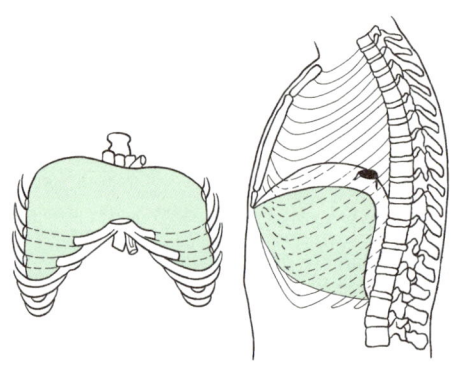

숨을 내쉰 상태. 횡격막이 돔처럼 위로 올라와 있다.

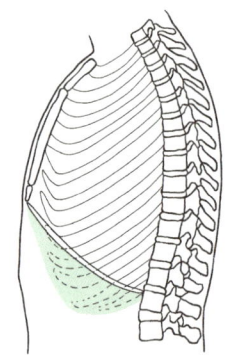

숨을 들이쉰 상태. 횡격막이 수축하여 평평해지면서 음압이 생겨 폐로 공기가 들어간다.

● **횡격막의 운동**

움직이게 한다. 요가나 국선도의 단전호흡도 횡격막을 강화시키는 좋은 방법이다. 횡격막이 약한 사람들을 살펴보면 대부분 평소에 운동을 잘 하지 않는 사실을 알 수 있다.

횡격막은 목뼈에서 내려오는 횡격막 신경의 지배를 받는다. 목뼈의 미세한 비뚤어짐이나 디스크 등으로 인해 신경의 흐름이 방해를 받으면 횡격막의 기능은 떨어진다. 횡격막의 움직임에 관여하는 신경은 목뼈의 횡격막 신경 이외에 등뼈와 허리뼈에서 나오는 신경의 지배를 받는다. 그래서 흉추(등뼈)와 요추(허리뼈)가 만나는 부위의 척추 움직임이 저하되어도 횡격막이 약해진다.

요추의 앞에 있는 가장 큰 근육인 엉덩 허리근도 횡격막과 밀접한 관계가 있다. 엉덩 허리근의 윗부분은 횡격막에 붙어 있어 과긴장되면 횡격막을 잡아당겨서 횡격막의 움직임을 방해한다.

늑골과 흉추의 미세한 비뚤어짐도 횡격막이 약화시키는 원인이 된다. 횡격막이 늑골의 아래 면과 척추에 붙어있기 때문이다. 이 흉곽 비뚤어짐이 원인이 되어 횡격막이 약해진 경우라면 치료 후 바로 좋아진다.

뇌기능이 저하되면 호흡이 빨라져 횡격막이 제대로 움직이지 못하므로 횡격막이 약해진다. 이 때 뇌의 활동을 증가시키도록 척추를 치료하거나, 시각, 청각, 후각, 미각을 자극함과 동시에 호흡 운동을 충분히 하면 좋아진다.

> **알|아|두|면|좋|은|것**
>
> **횡격막이 약한지 간단히 검사하는 방법**
> 숨을 들이쉬고 난 후 참는다. 참을 수 있는 시간이 40초를 넘지 못하면 횡격막이 약한 상태다.
> 입에서 15cm 떨어진 곳의 촛불을 입을 크게 벌린 채 '하' 하고 불어서 끌 수 있어야 한다.

정신적인 스트레스가 많아도 횡격막은 약해진다. 호흡 운동과 스트레스를 감소시키는 여러 가지 방법들을 이용하면 좋아진다.

횡격막을 강화하는 운동

횡격막을 강화하기 위해서는 숨을 들이 마실 때 횡격막이 충분히 아래로 내려오도록 해야 한다. 그러기 위해서는 복부의 배꼽 아래 부분이 앞으로 볼록 나올 때까지 들이 쉰다. 어떤 사람은 숨을 들이 쉴 때 배를 집어넣는데, 이런 사람은 횡격막의 기능이 저하되며 동시에 기의 순환도 떨어지므로 건강상의 여러 가지 문제를 가지고 있다고 볼 수 있다. 호흡을 정확하게 하도록 훈련하면 몸이 좋아진다. 숨을 내쉴 때는 복근이 충분히 들어가도록 한다.

호흡 운동을 할 때 처음에는 5초 들이쉬고 5초 내쉬는 호흡을 한다. 이때 의식을 단전에 두고 호흡하면 좋다. 단전호흡을 오랫동안 수련한 사람들은 1분에 한 번 호흡하기도 한다. 국선도 수련을 오래 한 임경택교수의 책 《숨 쉬는 이야기》에 따르면 이 사회의 엘리트라

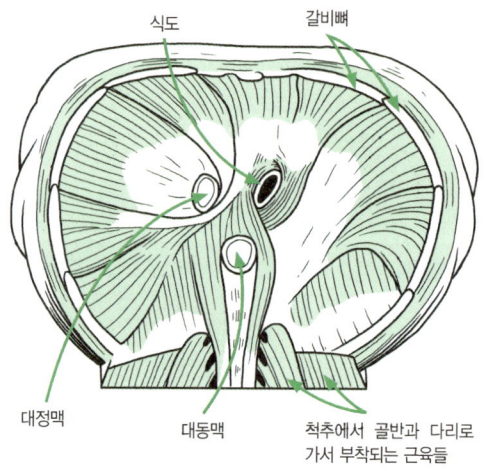

● 횡격막을 아래에서 본 모습

면 1분대 호흡은 할 수 있어야 한다고 한다. 그 정도 호흡이어야 사고와 감정의 갈등이 없고 심신의 건강을 스스로 조절할 수 있다는 주장이다.

호흡이라는 것은 단순히 산소를 마시고 이산화탄소를 내뱉는 것 외에도 인체의 기 에너지와 관련이 있는 행위다. 그러므로 횡격막의 기능을 좋게 하면 육체적, 정신적으로 건강한 삶을 누릴 수 있을 것이다.

Applied Kinesiology

섭생과 영양이 만병을 예방하는 첫 수단

CHAPTER 06

사람의 얼굴이 제각각이듯이 음식을 먹었을 때의 소화 능력이나 인체의 에너지 대사 능력과 호르몬의 활동은 개개인마다 다르다. 어떤 경우라도 "신이 만든 것은 어떤 것이든지 먹어도 좋지만 인간이 만든 것은 항상 조심해야 한다"라는 내용을 명심하면 성공적인 섭생을 한 것이다.

건강하려면
무엇을 어떻게 먹어야 할까

무엇을 먹고 무엇을 먹지 말아야 할 것인가. 아무거나 먹을 것만 있으면 되고, 배만 채우면 되었던 시절도 있었다. 이에 비해 지금은 우리 전통의 식단에 서구의 먹을거리들이 밀려와 골라 먹어야 할 것, 먹지 말아야 할 것들을 잘 알아야 건강을 유지할 수 있게 되었다. 다음은 굿하트 박사의 60년간 진료 경험에 의한 식사법을 참고하여 정리한 내용이다.

생선

생선은 완전식품(perfect diet)이라고 한다. 생선에는 단백질뿐만 아니라 필수 지방산 오메가-3가 많아 뇌를 비롯한 신경 세포의 구성과 기능에 도움을 주고, 피의 점성(粘性 ; 끈적끈적함)을 낮춰 뇌혈관 및 심장질환을 예방하며, 체지방의 분해를 촉진시켜 체중을 줄이는 데 도움이 된다.

필수 지방산은 걷기 · 등산 · 수영 등 유산소 운동에 쓰이는 에너지 공급원인 '베타 산화를 거친 지방'이 에너지원으로 이용되기 위해 꼭 필요한 요소다.

좋은 지방

생선이외에 좋은 기름(지방)을 먹는 것도 도움이 된다. 참기름, 까치밥나무기름(black currant oil), 달맞이 종자유(evening prime rose oil), 호두 등 오메가-3과 오메가-6이 많이 함유된 식품을 먹는다. 특히 까치밥나무기름은 오메가-6 지방산 중 감마리놀산(GLA ; gamma linolenic acid)이 가장 많이 함유된 식품이다. GLA는 인체의 지방 조직을 분해하는 작용을 하므로 체중 조절하는 사람들에게는 절대적으로 필요한 요소다.

유기농 채소

채소의 색깔은 그것에 포함된 항산화제가 내는 빛깔이다. 그러므로 다양한 색깔의 채소를 두루 섭취하는 것이 몸에 좋다. 채소에는 비타민과 무기질뿐만 아니라 섬유질도 많다. 섬유질은 담즙에서 배출되는 콜레스테롤을 간이 재흡수하지 못하도록 하고 대변으로 배출시키는 작용을 한다.

콜레스테롤은 너무 많아지면 뇌혈관 및 심장 질환을 일으키는 원인이 되지만, 호르몬 형성의 기본 구조가 되는 중요한 물질이다. 혈중 콜레스테롤의 약 80%는 간에서 생산되며 나머지 20% 정도는 음식을 통해서 흡수된다. 콜레스테롤은 인체에서 사용되고 나면 대사되어 담즙을 통해서 소장으로 배출된다. 대부분의 콜레스테롤은 소장의 끝에서 다시 흡수되어 간문맥(portal system)을 통해 다시 간으로 가게 되는데, 이때 섬유질이 재흡수를 방해하므로 채소는 혈중 콜레스테롤이 높거나(고 콜레스테롤 혈증), 비만, 동맥경화증 등이 있는 사람에게 도움이 되고 변비를 예방하거나 배변을 원활하게 해주는 것이다.

대변은 장내의 독소(toxin)를 몸 밖으로 배출시키는 역할을 한다.

만일 장내 독소를 빨리 배출시키지 못하면 이 독소들은 유문을 따라서 간으로 이동되어 간의 기능, 특히 해독 작용을 떨어뜨린다. 이들 독소가 간에서조차 해독되지 않으면 신장으로 배출되거나 피부나 목의 점막을 통해 배출되어 목감기와 같은 증상이 생기거나 피부에 냄새가 나고 피부염이 발생한다.

정미가 덜 된 곡식

현미와 잡곡밥을 먹는다. 현미는 쌀눈에 비타민B군을 포함한 영양소가 풍부하고 섬유질이 많아 변비에 도움이 된다. 빵도 흰 밀가루보다는 통밀을 갈아 만든 것을 먹는 게 좋다. 밀 껍질에는 비타민E, 필수 지방산, 호르몬 전구물질을 포함한 여러 영양소가 있기 때문이다. 빵을 살 때는 성분이 적힌 것을 자세히 읽어 보고 가공 버터(margarine, 마가린)가 들어 있는 것은 삼간다. 마가린의 주성분인 트랜스 지방(경화유)은 우리 몸 안에서 필수 지방산의 활동과 호르몬의 형성을 방해하며 혈액의 점성을 높이고 심혈관 벽에 지방의 침착(沈着)을 촉진하여 동맥경화를 비롯한 심혈관 질환을 유발할 수 있다.

> **알아두면 좋은 것**
>
> **굿하트 박사의 식사에 관한 기본 지침**
>
> 식단을 크게 탄수화물을 위주로 한 식사와 지방이나 단백질을 위주로 한 식사의 두 가지로 나누어 매 끼니마다 그 중 한 가지를 택한다. 예를 들어 탄수화물을 위주로 하려면 밥, 된장국, 야채나 빵에 잼을 발라서 차와 함께 먹는다. 지방이나 단백질을 위주로 하려면 생선에 야채나 고기에 야채를 먹는다. 탄수화물과 단백질을 섞어 먹으면 단백질을 분해하는 위산이 탄수화물에 희석되어 단백질이 분해되지 않고 소장으로 내려가 거대 분자로 흡수되면 알레르기나 자가 항체 면역 반응이 생길 수 있고, 소장에서 단백질이 균에 의해서 분해되면 유해 물질이 생겨 위장 장애가 생길 수도 있다. 위산으로 충분히 산성화된 음식물이 소장으로 내려가야 췌장에서 알칼리성의 트립신, 아밀라아제(Amylase), 리파아제(Lipase) 등의 소화 효소가 많이 분비되는데 위산이 탄수화물에 희석되면 이들

> 소화 효소의 분비를 저해하여 위의 증상이 더 심해진다. 굿하트 박사는 한 끼니에 탄수화물과 지방, 단백질이 섞인 식사를 하면 퇴행성 변화가 촉진된다고 하였다. 기계에 비유하자면 마모가 심해진다는 것이다. 예를 들어 우리나라 사람들이 즐겨 먹는 방식 — 고기를 구워 먹고 나서 냉면, 누룽지, 밥을 먹는 식단은 좋지 않다.

먹지 말아야 할 것들

굿하트 박사가 한 다음의 말은 음식 섭취 시 지켜야 할 기본 사항이다.

"신이 만든 것은 어떤 것이든지 먹어도 좋지만 인간이 만든 것은 항상 조심해야 한다(Whatever God makes, eat it ; and whatever man makes, be careful)." 소시지보다는 스테이크를 먹고 오렌지 주스보다는 오렌지를 먹어라. 백설탕, 조미료, 인스턴트커피, 가공 버터, 포화 지방산이나 산화된 식용유, 콜라, 술, 초콜릿, 튀기거나 가공 버터가 함유된 과자, 당분이 많은 과자, 가공 버터가 들어 있는 빵, 튀김, 기타 여러 가지 패스트푸드(fast foods), 정크 푸드(junk foods)는 먹지 말아야 한다. 식용유보다는 올리브유를 사용하고 가공 버터(마가린)보다는 순수한 버터를 먹는 것이 좋다.

체중 조절을 위한 식단

사람의 얼굴이 제각각이듯이 음식을 먹었을 때의 소화 능력이나 인체의 에너지 대사 능력과 호르몬의 활동은 개개인마다 다르다. 어떤 사람은 많이 먹어도 살이 찌지 않고 어떤 사람은 물만 먹어도 살이 찐다고 엄살을 떤다. 특히 갑상선 저하인 사람은 식사량을 줄이는 것이 좋다. 갑상선 호르몬 검사에서 이상이 없었다고 하더라도 30일 동안 측정한 기초 체온이 36.5℃ (97.8°F) 이하이거나, 아침에 일어나기 힘들며 손발이 차고 머릿결이 나빠지고 늘 피곤한 등등의 증상이 있으면 기능적인 갑상선 저하를 의심해 볼 필요가 있다. 갑상선 저하인 사람은 에너지 대사가 많이 떨어져 있기 때문에 하루에 700cal만 있어도 충분히 살아간다. 보통의 식사로도 체중이 증가할 수밖에 없는 것이다.

과학적으로
체중을 줄이는 방법 베스트 11

 탄수화물을 줄인다

 탄수화물을 열량으로 사용하고 있는 동안에는 지방이 분해되지 않는다. 다시 말하면 탄수화물을 열량으로 사용하면 함께 섭취한 지방은 몸에 축적되는 것이다. 탄수화물을 섭취할 때는 지방이나 단백질을 함께 먹지 말라는 이유가 여기에 있다. 지방이나 단백질을 탄수화물과 섞어 먹으면 체중도 불고 알레르기, 소화 장애 등의 여러 가지 문제가 생길 수 있다. 탄수화물도 정제가 덜 되거나 안 되어서 당 지수(glycemic index ; 탄수화물을 섭취한 후 포도당으로 변환되는 수치로서 흰 빵을 100으로 하여 여러 식품을 비교한 것)가 낮은 현미, 통밀, 잡곡을 먹는다. 또한 앞에서 언급한 '먹지 말아야 할 것'들을 철저히 지킨다.

동물성 단백질을 먹는다

 단백질은 조직의 재생과 성장에 필수적이다. 이런 식품들에는 콜레스테롤, 지방이 많다고 하지만 지방 이동 인자들도 함께 다량 포함하고 있기 때문에 포화 지방산이 주성분인 식물성 식용유보다는 체지방 감소에 도움이 된다.

좋은 지방을 먹는다

뇌 조직은 거의 60~70%가 지방으로 구성되어 있다. 뇌가 정상적인 기능을 하기 위해서는 좋은 지방이 많이 필요하다는 말이다. 뇌를 많이 사용하는 사람이나 뇌에 손상이 있는 사람은 특히 좋은 지방의 섭취가 필수적이다.

지방의 분해를 위해서는 필수 지방산이 있어야 한다. 만일 지방이 탄수화물과 함께 섭취되면 지방이 분해되지는 않고 오히려 지방 조직에 축적된다. '식물성 지방은 좋고 동물성 지방은 나쁘다' 는 것이 상식처럼 되어 있지만 이것은 사실과 다르다. 에스키모 인들은 지방이 풍부한 생선과 바다표범 등을 주식으로 하지만, 동맥경화증이나 심장, 뇌혈관 질환의 발생 빈도는 다른 종족보다 훨씬 낮다고 알려져 있다. 주목할 것은 이들 중 네덜란드로 이주하여 식습관이 서구화된 사람들 중에 비만이나 뇌혈관 질환, 심장 질환이 더 많이 발병했다는 보고가 있다. 그 이유는 원래 풍부한 필수 지방산(오메가3)을 섭취해와 혈액의 점성이 낮고 뇌의 활동과 순환도 좋은 상태였던 이들의 식단이 서구화된 이후 탄수화물과 나쁜 지방의 섭취가 늘었기 때문으로 추측된다.

오메가6중 GLA(gamma linolenic acid)는 지방의 분해에 특히 중요한 역할을 한다. 지방의 분해를 촉진시키고 싶은 사람은 이것이 많이 포함된 까치밥나무기름(black currant oil) 이나 달맞이종자유(evening prime rose)를 장기간 먹는 것이 좋다.

식사 사이나 자기 전에 음식을 먹지 않는다

자기 전에 음식을 먹는 것은 체중 조절뿐만 아니라 몸에 해롭다. 먹은 음식을 소화시키는 것뿐만 아니라 몸속의 지방을 분해할 수 있는 시간을 주어야 하기 때문이다. 잠자는 동안 다른 장기들은 쉬고 있는

데, 위장만 활동한다면 위장의 기능도 떨어진다. 더구나 밤에는 인체의 생리 기능이 전체적으로 저하되는 시간이므로 더더욱 해롭다.

야채를 되도록 많이 먹는다

야채 속의 섬유질은 음식과 변이 장 내에 머물러 있는 시간을 단축시키기 때문에 비만 방지에 도움이 되고 담즙 속의 콜레스테롤이 소장의 끝에서 재 흡수되어 간으로 돌아가는 것을 막아 주어 혈중 콜레스테롤 수치를 떨어뜨린다.

어떤 사람들은 달걀의 노른자는 콜레스테롤이 많다고 버린다. 이것은 잘못된 생각이다. 노른자에는 지방을 이동시키는 인자(fat mobilizing factor)들인 이노시톨(inositol), 콜린(choline), 베타인(betaine) 등이 있기 때문에 달걀을 많이 먹는다고 콜레스테롤이 높아지거나 체중이 증가되지 않는다. 우리 몸의 콜레스테롤의 80%는 간에서 만들어지고 20%만 음식을 통해서 들어오기 때문에 콜레스테롤이 많이 함유된 달걀, 새우 등을 먹어도 그 자체의 지방 이동 인자의 기능 때문에 큰 문제가 되지 않는다.

나쁜 식물성 기름을 먹지 않는다

대부분의 사람들은 고기의 기름은 좋지 않고 식물성 기름은 좋다고 믿고 있다. 그러나 식물성 기름 중 포화 지방 혹은 경화유(hydrogenated fat)로 이루어진 식용유, 식물성 마가린은 오히려 동물성 지방보다 훨씬 해롭다. 동물성 지방에는 지방 이동 인자가 있을 뿐만 아니라 대부분의 지방산이 아리키돈 산(arachidonic acid)으로서 4개의 이중 결합을 가진 불포화 지방산이기 때문이다. 이것은 프로스타글란딘-2를 생산하여 통증이나 혈액의 점도를 증가시키는 등의 부작용이 있지만, 불포화 지방산이기 때문에 쉽게 다른 물질로 변환되어 우리 몸에 필요한 호르몬이나 성장 관여 물질로 사용될 수 있다. 체중 조절 시에는 이런 내용까지 참고하여 식단을 구성하는 것이 좋다.

식사 후 바로 물, 차, 음료수를 먹지 않는다

식후에 마시는 물이나 음료는 위산을 희석시킨다. 위산이 희석이 되면 소장에서 분비되는 소화 효소의 분비량이 줄기 때문에 소화 기능이 떨어진다. 소화가 덜 되어 완전 분해되지 않은 물질이 소장에 남아 있으면 이것들은 균에 의해 부패되어 해로운 세균이 많이 번식하게 되고 이 균들에서 나오는 독소들이 간 문맥을 따라 간으로 가게 된다. 간에서 이 독소들을 완전히 해독시키지 못 하면 독을 희석하기 위해서 몸은 붓게 되어 살이 더 찌게 된다.

그런가 하면 위산이 묽어지면 단백질을 아미노산으로 분해하는 기능도 떨어진다. 위장에서 채 분해되지 않은 단백질이 소장으로 내려가 흡수되면 이 거대 분자가 알레르기의 원인이 된다.

우유를 마시지 않는다

우유가 위에 들어가면 위산을 희석시킬 뿐만 아니라 소화를 시키기 위해 많은 위산이 사용된다. 더구나 우유는 알칼리성이므로 몸의 산화를 지연시켜 지방을 더 축적시키는 원인이 된다. 또 우유 단백에 의한 항체(bovine antibody)가 형성되어 알레르기의 원인이 될 수도 있다. 우유에 있는 칼슘은 인체가 이용하기에 부적절한 것이 많고 신장으로 배출되면서 오히려 신장에 부담을 준다. 우리나라에도 번역·소개된 프랭크 오스키 박사의《오래 살고 싶으면 우유를 절대로 마시지 마라》(Don't drink your milk)에서 주장된, 우유에는 좋은 점보다 나쁜 점이 더 많다는 논리에 필자도 동의한다. 우유를 입에 넣고 근육 검사를 해보면 상당히 많은 사람들에게서 근육이 약해지는 것을 볼 수 있다. 알레르기 검사에서도 우유에 대한 항체가 가장 많이 나타난다. 우유는 완전식품이 아니라는 것이 필자의 생각이다.

술을 마시지 않는다

술이 1g당 7cal의 고열량이어서 술과 같이 먹은 음식들이 지방으로 축적된다.

적절한 운동을 한다

유산소 운동, 걷기, 수영, 가벼운 등산이 건강에 도움이 된다는 것은 상식이다. 그러나 여기에도 기본적으로 지켜야 할 수칙이 있다. 적어도 1회에 40분 이상, 일주일에 5회 이상 해야 한다는 것이다. 위의 운동 외에 국선도, 요가, 태극권 같은 운동도 건강 유지뿐만 아니라 체중 조절에 도움이 된다. 필자도 약 3년 전부터 매일 아침 1시간 반 정도 국선도를 수련하고 있다. 덕택에 체중도 적절히 유지되고 머리가 맑아졌으며 일이 많아도 피곤하지 않고 일상생활에 여유가 생겼다.

두뇌 활동을 많이 한다

뇌는 우리 몸에서 단위 면적당 가장 많은 산소와 칼로리를 소비하는 기관이다. 뇌의 활동을 많이 하면 비만뿐만 아니라 건강에 도움이 된다.

위의 11가지 방법을 필자 스스로 해보았더니 키 181cm에 82kg 정도 되던 몸이 지금은 73kg으로 줄었다. 고등학교 시절의 체중으로 돌아간 것이다. 요즘에는 만나는 사람마다 살이 너무 빠졌다고 한다.

몇 년 전에 치료받았던 환자들이 다시 내원해서는 "지난 번 그 의사 선생이 맞느냐"고 물어 보기도 한다. "이렇게 젊은 사람이 아니었는데"라는 반응이다. 체중이 줄면 젊어지기까지 한다.

부엌에 두지 말아야 할
식품들

▎경화유는 독(毒)이다. 마가린(가공 버터)은 대표적인 경화유 식품이다. 라벨에 '마가린' 혹은 '가공 버터'라고 적혀 있거나 영어로 'hydrogenated fats or oils' 혹은 'partially hydro-genated fats or oils'이라고 씌어 있으면 경화유가 들어 있다는 표시다. 이런 식품은 먼저 당신 자신이 먹지 말고, 여러분의 가족 혹은 친구가 먹지 않도록 하는 것이 좋다. 부엌에서 이것들을 즉시 치워 버리는 것이 상책이다.

음식 속의 독

왜 경화유(가공 버터)를 먹지 말아야 하는가. 독의 정의에 따르면 경화유(가공 버터, partially hydrogenated fats & oils)는 독이기 때문이다. 돌랜드(Dorland) 의학사전을 살펴보면 독은 다음과 같이 정의되어 있다. '상대적으로 적은 양을 먹었음에도 그 물질이 인체 구조에 해를 끼치거나 기능의 장애를 일으켜 증상이나, 병을 만들거나 죽음에 이르게 하는 것.'

가공 버터는 자연 상태로는 존재하지 않는다. 그것은 자연적인 지

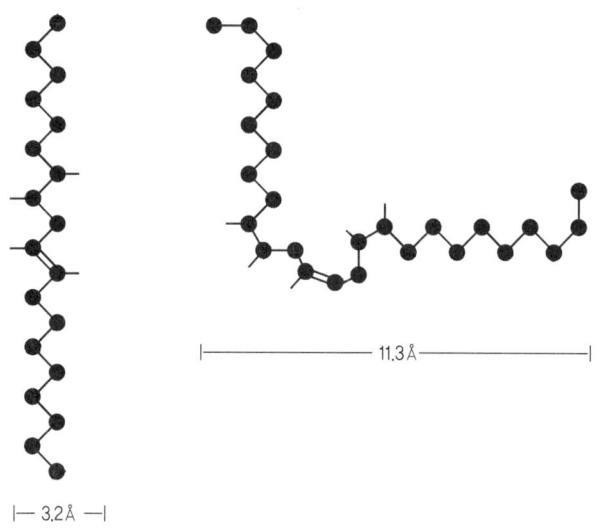

● 가공된 트랜스 형 지방, 자연 그대로의 시스형 지방

방이나 기름을 가공해서 만든 것이다. 자연 그대로 식용 가능한 지방이나 기름은 그 구조가 시스(cis)형이다. 자연 그대로의 지방인 시스형에 고온에서 수소 가스를 넣으면 경화유인 가공 버터(partially hydrogenated)가 되면서 그 구조가 트랜스(trans)형으로 바뀌게 된다. 천연 그대로인 시스형은 구부러져 있는 반면에 트랜스형은 똑바로 펴진 분자 구조다. partially hydrogenated라는 말과 trans fat이라는 말이 혼용되는 이유가 이것이다.

시스와 트랜스의 형태 차이는 매우 중요하다. 인체에 들어온 지방이나 기름은 세포막의 구성 성분이 된다. 시스형과는 달리 트랜스형 지방은 세포막의 미세한 구조를 바꾼다. 더 나아가서 트랜스형 지방은 정상적인 지방의 대사를 파괴적인 방식으로 방해한다. 지방의 대사 과정에 필요한 효소를 억제함으로써 중요한 신체의 기능을 떨어뜨리는 것이다. 이런 이유로 트랜스형 지방은 '독'으로 정의되기에 충분한 조건을 갖추었다.

시스형 지방은 몸 안에서 쉽게 분해되는데 18일이 경과하면 이 중의 반이 없어진다. 이것을 반감기라고 한다. 반면에 트랜스형 지방은 체내로 들어온 양의 반을 대사하는 데에 51일이 걸린다. 이 말은 오늘 트랜스형 지방을 먹으면 51일이 지난 뒤까지 여전히 반이 남아서 여러분의 몸에 필수적인 효소 체계를 억제한다는 것을 의미한다.

어떤 식품영양학자는 지금의 의학에서라면 절대로 트랜스형 지방을 만들지 않았을 거라고까지 단언한다. 이것이 처음 만들어질 당시에는 이 정도로 해롭다는 것을 몰랐으므로 식품이 될 수 있었지, 지금 같으면 식품으로 허가받을 수 없을 것이라는 이야기다.

만성 질환의 주요 원인

우리 인체의 많은 필수 기능은 프로스타글란딘(prostaglandin, PGs)이라고 불리는 호르몬에 의해 좌우되는데 좋은 프로스타글란딘인 PG1, 3과 나쁜 프로스타글란딘인 PG2가 대표적이다. 만성 질환으로 인한 통증은 주로 PG2에 의해 발생하거나 더 심해진다. PG2가 많아지면 아래와 같은 질환들이 생길 수 있다.

- 심장마비, 중풍
- 심혈관계 질환
- 암
- 염증성 질환
- 자가 면역 질환

쇠고기, 조개류, 버터 등의 지방에서 생성되는 PG2는 인체에서 혈액의 응고 촉진, 혈압 상승, 콜레스테롤의 증가, 기타 심장 질환을 일으키는 위험 요소로서 작용을 한다. PG2는 외상에서 자가 면역 질환에 이르기까지 염증 활동을 촉진시켜 조직을 손상시킨다. 또한 우리 몸에서 암 세포와 싸우는 면역 세포(natural killer cell)의 활동을 감소시키기도 하는데 실제로 PG2의 영향아래서는 암의 크기가 더 커진다.

반대로 불포화 지방산에서 생성되는 PG1, 3은 PG2의 나쁜 작용과는 반대의 기능을 한다. 이 호르몬들은 혈액의 응고를 감소시키고, 혈압을 낮추어 주며, 콜레스테롤을 감소시킨다. 또 염증을 억제하고, 암 세포와 싸우는데 필요한 면역 기능을 증가시킨다.

트랜스 지방(trans-fat)이 우리 몸에 나쁜 이유는 좋은 PG의 생성은 억제하고 나쁜 PG의 생성을 촉진하기 때문이다. 가공 버터와 같은 경화유를 많이 먹으면 PG2가 늘어나 현대 사회에서 문제가 되고 있는 만성 질환의 원인이 된다. 특히 최근에는 심장 질환에 대한 트랜스 지방의 나쁜 영향을 밝힌 과학적인 논문들이 많이 발표되었으므로 참고삼을 일이다.

트랜스지방의 폐해

트랜스 지방이 좋은 PG의 생성을 억제하고 나쁜 PG를 많이 만들면 위에서 언급한 이외에도 여러 증상들이 생길 수 있다. 예를 들면 다음과 같은 것들이다.

- 두통
- 관절과 허리의 통증
- 관절염
- 천식
- 피부 증상
- 생리통

수많은 사람들이 이런 증상들 때문에 아스피린, 타이레놀 등의 진통제를 복용하고 있는데 이 약들의 공통점은 모든 PG의 형성을 억제한다는 것이다. 나쁜 PG인 PG2도 억제하지만, 좋은 PG의 형성도 억제하는 부작용도 있다. 위의 증상들은 가공 버터와 같은 경화유를 먹지 않고 천연의 지방과 기름을 먹으면 3~4주 내에 소실된다.

만일 자신이나 주위 사람들 중 누군가 위의 증상들이 있고 아스피린, 타이레놀 등의 진통제로 증상이 완화된다면, 그 원인들 중 첫 번째는 지방산 대사의 불균형 때문이라는 것이 거의 확실하다.

필수 지방산으로 된 영양제도 이런 증상을 해소하는 데 도움이 된다. 좋은 PG를 만들어 내는 지방산 영양제로는 생선 기름, 까치밥나무 종자유, 달맞이 종자유, 유리치치 유(borage oil), 아마 종자유(flaxseed oil) 등을 들 수 있다. 지방산 영양제 중 어느 것이 자신에게 적합한지는 담당 의사와 상담한 후에 복용하는 것이 좋다.

일상적인 통증의 해결책

많은 사람들은 일상적으로 느끼는 통증을 정상으로 간주하는 경향이 있다. 예를 들면 약간의 두통, 요통, 관절통, 생리통과 같은 것들이다. 이런 증상들은 놀랍게도 가공 버터와 같은 경화유가 들어 있는 음식만 먹지 않아도 점차 사라진다. 여러분들을 괴롭히는 이런 증상들은 결코 정상이 아니며 의례적인 노화 과정도 아니다.

경화유, 트랜스 지방은 인체에 남아 있는 기간이 길기 때문에 이것이 들어 있는 음식을 먹지 않는다고 해서 즉시 증상이 좋아지는 것은 아니다. 대개 몇 주 혹은 몇 달이 경과되면서 증상이 좋아지는 것을 느낄 수 있다.

꼭 읽어야 할 가공 식품의 라벨

식품의 라벨을 반드시 읽어라. 여러분의 생명이 식품의 성분에 의해서 좌우될 수도 있기 때문이다. 상점에서 파는 많은 식품 속에 경화유가 들어있다. 마가린(가공 버터)이 그 대표적 예지만 그 외에도 과자, 튀김 과자(chips), 캔디, 케이크, 팝콘, 스낵 그리고 패스트푸드 등에도 함유된다. 땅콩버터, 캔에 들어있는 수프 그리고 건강식이라고 부르는 식품조차도 라벨을 자세히 살펴보면 경화유(partially hydrogenated fat, trans fat)가 포함되어 있다는 사실에 놀라게 된다.

불행히도 경화유가 심장 질환을 일으키는 등 몸에 나쁜 영향을 준다는 사실을 잘 모르는 의사들도 있다. 과거에는 심장 질환을 호전시키거나 예방하기 위해서 동물성 지방인 버터보다는 식물성 지방인 마가린을 권유한 적도 있었다. 마가린에 포함된 경화유는 일반적인 음식 속에 있는 포화 지방산보다 심장 질환의 위험성을 약 2배정도 더 증가시킨다. 그럼에도 불구하고 어떤 환자들은 아직도 마가린이 버터에 비해 심장 질환을 일으킬 위험이 낮을 것이라는 잘못된 믿음을 가지고 있다.

건강하려면 하루 빨리 가공된 경화유 대신 자연 지방이 함유된 식품으로 바꾸어 독의 섭취를 끊어야 한다. 그러지 않으면 지속적인 퇴행성 과정을 겪어야 하고 급기야 중증의 병변으로 진행되어 여러 가지 통증을 일으키는 것이다.

왜 이런 식품들을 부엌에서 치워 버리라는지는 이제 분명해졌다. 부엌에 '독'을 두지 말라.

> **기 억 하 세 요**
>
> 건강을 위해서 가공 버터(마가린)을 먹지 말자.
> 식품의 라벨을 잘 살펴보자.

화학조미료의 글루탐산이
몸을 해친다

지금 신사동에서 키다리 재활의학과의원을 개원하고 있는 이제운 선생은 2년여 동안 필자와 같이 근무를 했었다. 두 사람은 인간적으로는 친하게 지냈지만, 생리적으로는 다른 점이 많았다. 필자는 점심 식사를 하고 나면 졸려서 10분이라도 눈을 붙여야 오후 진료가 편하다. 반면에 이제운 선생은 점심을 먹고도 바로 책을 보거나 환자를 봐도 별로 피곤한 기색이 없었다.

그런데 이제운 선생이 점심 식사 후 맥을 못 추는 경우가 있다. 조미료가 많이 들어간 음식을 먹었을 때다. 워낙 민감하기 때문에 음식 맛을 보면 즉시 조미료를 많이 사용했는지 여부를 알아내곤 했다. 점심에 먹었던 것이 좀 이상하다고 하면 그날은 오후에 머리가 아프고 힘이 빠지고 졸음이 쏟아진다고 했다.

이것을 '중국음식 증후군'이라고 한다. 1968년 곽호만이라는 중국인 의사가 조미료가 많이 들어간 중국음식을 먹고 나면 뒷목이 당기고 머리가 아프며 피곤해지는 증상에 대하여 이렇게 이름 지었다.

우리는 클리닉 근처에 있는 상해식 중국 음식점에 자주 갔었는데, 그 중국 음식을 먹었을 때는 괜찮았다. 오히려 한식 중에서 조미료를 많이 사용하는 음식을 먹으면 이런 증상이 생긴다. 그러므로 이 증상은 '중국 음식 증후군'이라고 부르기보다는 '조미료 증후군'이라고 부르는 것이 더 정확한 표현이다.

화학조미료는 주성분이 MSG(Mono Sodium L-Glutamate)다. 이것은 1908년 일본 도쿄대학의 기쿠나이 이케다 박사에 의해서 다시마에서 추출된 것으로 감칠맛을 느끼게 해준다. 이 물질은 2차 대전 이후 일본에 진주했던 미군들에 의해서 미국으로 전해져 전 세계의 음식 및 가공 식품의 첨가물이 되었다.

글루탐산(Glutamic acid)은 신경 전달 물질 중 뇌에 가장 많이 분포하고 있는 것으로 흥분성 신경 전달 물질이다. 소아에게 이것을 장기간 먹이면 과잉 행동 장애로 발전되고 학습 장애로 이어지는 경우도 있다. 과도한 양이 들어가면 뇌 세포 세포막의 투과도가 증가되어 간질과 같은 뇌 질환을 앓고 있는 소아들에게는 나쁜 영향을 미칠 수도 있다. 또한 혈중에 산성을 증가시키므로 뼈 속에서 칼슘이 빠져 나오도록 만들고 신장에서의 칼슘 흡수를 감소시킨다. 골다공증이 있는 사람은 절대로 화학조미료를 먹으면 안 되는 것이다.

AK의학으로 근육 검사를 해보면 어떤 물질이 우리 몸에 나쁜 영향을 주는 물질인지의 여부를 즉시 알 수 있는데, 거의 대부분의 사람들에게서 나쁜 근육 반응이 나타나는 몇 가지 중 하나가 바로 화학조미료다. 특히 아토피, 천식, 피부 알레르기가 있는 사람들에게는 화학조미료 적합성 검사가 필수적이다. 특별한 원인이 없이 머리가 아프거나 피곤한 경우에도 이 검사를 해보면 좋다.

요즈음은 웰빙에 대한 관심이 높아서 화학조미료를 식탁에서 멀리하는 사람들이 많아졌다. 외식을 많이 하는 직장인들은 특히 화학조미료를 사용하지 않는 식당을 찾아 단골로 삼는 것이 건강에 좋다. 또한 무심코 먹는 가공 식품에도 화학조미료가 첨가된 경우가 많으므로 과자 등을 먹을 때 라벨을 잘 살펴보는 노력이 중요하다.

> **기 억 하 세 요**
>
> 화학조미료가 들어 있는 음식을 먹지 말자.

식품첨가물,
안전치 이하라도 축적되면 위험

필자의 부친은 부산수산대학교(부경대학교의 전신)에서 식품가공학을 가르치시다가 1999년 정년퇴직하셨다. 멸치에 대한 연구로 박사 학위를 받으셨기 때문인지 우리 집 식탁에는 거의 멸치 볶음이 올라왔고 된장과 국에는 어김없이 멸치가 들어갔다. 멸치를 먹으면서 아버님께서는 멸치가 우리 몸에 얼마나 유익한 음식인지 여러 번 말씀하신 기억이 난다. 칼슘, 필수 지방산(오메가3), 단백질 등이 풍부해 몸에 좋은 것이라고 하셔서 다른 사람들은 건져내고 먹는 된장이나 국에 들어 있는 멸치를 우리는 마치 생선인 것처럼 머리도 떼지 않고 먹었다.

아버님께서는 제자들과 술 드시기를 좋아하셨다. 필자가 초등학생이었을 때 제과 회사에 근무하던 아버님 제자들이 집에 놀러와 밤새 술을 드시다가 자고 간 적이 있다. 동생과 같이 쓰던 방을 비워 주고 우리는 부엌 옆의 작은 방에서 자고 아침에 일어났더니 제자들은 출근 때문인지 일찍 가고 없었다. 우리 방으로 돌아왔더니 과자 냄새가 나서 과자가 어디 있나 아무리 찾아도 없었다. 혹시 손님들이 선물로 과자를 사왔는가 잔뜩 기대를 하고 어머님께 여쭈어 봤더니 술만 사오시고 과자는 없다고 하셨다. 그래도 우리 형제는 한참 동안 과자가 있는지 찾았다. 과자 만드는 공장에 근무하면서 과자에 첨가하는 향신료 냄새가 손님들의 옷에 배여 있었기 때문이었을 것이다. 정말 아쉬운 일이었다.

그때는 라면이 막 나오기 시작할 때였다. 라면을 먹는 것이 삼계탕 먹는 것보다 더 신나고 좋았다. 큰 기업에서 과자를 만들기 시작했지만, 요즘처럼 흔하게 집에서 먹을 수 있는 것이 아니었다. 우리 집은 대학교수 월급으로 넉넉하지 못한 살림이었기 때문에 어머님께서는 여러 종류의 빵을 집에서 만들어 주셨다. 식품가공학과 교수댁이면서도 가공 식품은 별로 먹지 못했던 것 같다. 어릴 때는 추석이나 설 때 선물로 들어온 생선과 같은 수산 가공 식품 외에 요즈음 이야기 하는 웰빙 식품만을 먹은 것이다. 그 때는 어린 마음에 아쉬웠지만 그 덕에 2남 1녀인 우리 형제들은 지금 건강하게 사회 활동을 하고 있다.

선진국일수록 자연식품보다 가공 식품의 종류가 많다. 가공 식품에는 대부분 식품 첨가물이 들어 있다. 식품 첨가물의 종류를 보면 방부제, 감미료, 화학조미료, 착색제, 발색제, 팽창제, 산화 방지제, 표백제, 살균제, 향신료 등 다양하기 이를 데 없다. 식품 첨가물의 허용량은 세계보건기구(WHO)와 유엔식량농업기구(FAO)이 위촉한 이 방면의 권위자들이 실험쥐를 대상으로 얻어낸 안전치의 1/100이하로 그 사용량을 규정하기 때문에 일생 동안 먹어도 몸에 별 이상이 없다고 한다.

그러나 여기에도 허점은 있다. 우리 몸에 좋은 음식도 사람에 따라서는 알레르기 반응을 일으키거나 숨어 있는 알레르기 인자를 자극해 인체에 여러 가지 문제를 일으키는데, 아무리 안전치보다 훨씬 적은 양이라고 하더라도 식품 첨가물을 장기간 섭취할 때 몸에 나쁜 영향을 주는 것은 당연하다. 그러므로 가능하면 먹지 않는 것이 상책이다.

현대 의학의 가장 큰 오류를 들라고 하면 각 개인의 구체적 몸을 고려해 질병을 치유하지 않고 일반론에 입각해 특정 질병을 없애는 데 치중한다는 것이다. 이렇게 되면 사람에 따라 치료 방법이나 치료제를 다르게 적용해야 함에도 약의 용량을 거의 일정하게 정하는 등의 오류를 범할 수 있다. 술의 경우 맥주 한 잔도 못 마시는 사람도 있지만 말술을 마셔도 까딱없는 사람도 있는 것이다.

평소 알레르기가 있는 사람들은 식품 첨가물을 특히 조심해야 한다. 알레르기를 치료할 때 어떤 특정 물질이 환자에게 알레르기 반응을 일으키는지, 어떤 음식을 먹었을 때 이상이 있는지를 확인하려면 피부에 패치를 붙여서 진단하는 것이 보통이다. 이런 방법은 정확하지만 시간이 많이 걸리고 환자들에게 불편을 준다는 단점이 있다. 이에 반해 AK의학을 통한 근육 검사를 해보면 하루 안에 130가지 종류의 일반적인 음식이나 과일, 가공 식품 등이 우리 몸에 맞는지의 여부를 거의 정확하게 알 수 있다.

식품 첨가물이 모두 우리에게 해를 주는 것은 아니다. 그러나 사람에 따라 그 반응이 다르기 때문에 민감한 사람들은 신경을 써서 먹거리를 선택해야 한다는 사실을 잊지 말 일이다. 굿하트 박사가 말한 "신이 만든 것은 모두 먹어도 된다. 사람이 만든 것은 조심해야 한다"라는 말을 다시 한 번 마음에 새기자. 사람이 만든 것은 정말 조심해야 한다.

> **기 억 하 세 요**
>
> 식품 첨가물은 가능한 한 먹지 않도록 해야 한다.

우유는 정말로
완전 식품일까

'우유는 우리 몸에 좋은 식품'이라는 명제는 사회적인 합의가 이루어진 것 같다. 인체에 필요한 영양소가 골고루 들어 있기 때문일 텐데, 이런 이유인지 학교 급식에도 우유를 한 팩씩 마시게 한다. "평생건강을 유지하기 위해서 우유를 마셔라"라고 주장하는 책도 있다. 이런 '상식'과는 달리 미국의 유명한 소아과의사인 프랭크 오스키 박사는 우유를 절대로 마시지 말 것을 권하고 있다. 왜일까.

두 달 전부터 생리를 하고 나면 조금씩 하혈을 한다는 47세 중년 주부의 예는 우유의 폐해를 보여 주는 한 예다. 그 환자를 검사해 보니 자궁과 양측 난소의 기능이 떨어져 있었다. 그것 말고는 별 이상이 없었다. 오랫동안 알레르기가 있었던 것을 알고 있었던 환자라 우선 음식 알레르기를 검사해서 치료한 후 저하되었던 자궁과 난소의 반사가 좋아지는지 확인해 보기로 했다.

가장 흔히 알레르기를 일으키는 요인이 우유, 달걀, 진드기 등이므로 먼저 우유를 가지고 알레르기 반응이 있는지 근육 검사를 해보았다. 반응이 있었다. 체질이 이런데도 그 환자는 매일 아침마다 우유에 청국장 가루를 탄 후 커피를 한 잔 곁들여서 먹는다는 것이었다.

더군다나 이 환자는 커피에 대해서도 나쁜 반응이 나타나는 체질이었다. 이 두 가지에 대한 AK치료를 하자 저하되었던 자궁과 난소의 기능 근육 반사가 바로 좋아졌으며 그 날 바로 하혈이 멎었다.

어떤 특정한 음식이나 물질에 대한 인체의 부적합 반응이나 알레르기는 단순히 천식, 피부 반응, 아토피, 기관지염 등 일반적으로 알려진 증상 외에도 만성 피로, 두통, 내장 기능의 저하 등 여러 가지 문제를 일으키는 것을 알 수 있다. 특히 우유가 아토피를 비롯한 알레르기 현상 외에도 인체에 나쁜 영향을 미치는 경우는 매우 많다. 만성 통증, 만성 질환, 장내 세균총의 이상(dysbiosis ; 독성 장내 세균 과다)을 가지고 있는 사람들에게서는 거의 예외 없이 우유가 몸에 맞지 않는다는 근육 반응이 나타난다. 이런 임상 경험 때문에 필자는 프랭크 오스키 박사의 책《오래 살고 싶으면 우유를 절대로 마시지 마라》에 전적으로 동의한다.

우유가 인체에 나쁜 영향을 줄 수 있는 이유들을 몇 가지 나열해 보자.

갓 태어나서 엄마 젖을 먹을 때는 젖 속에 들어 있는 당분인 유당을 장에 있는 유당 분해 효소(락타아제)가 포도당과 갈락토오스(galactose)로 분해하여 장에서 흡수한다. 어른이 되면서 유당 분해 효소의 숫자는 점차 감소된다. 오랫동안 농경 생활을 한 우리 민족은 우유를 본격적으로 마시기 시작한지 얼마 되지 않은 민족이다. 이런 이유로 우리 민족의 85% 정도는 유전적으로 유당 분해 효소가 없다. 유당 분해 능력이 없는 사람의 빈도수는 백인들 보다 10배나 더 많다. 이런 이유로 우유를 마시면 설사를 하거나 가스가 차는 사람이 많다.

우리나라 사람들에게 식품 알레르기 검사를 해보면 우유가 가장 흔한 원인으로 나타난다. 우유 알레르기의 주원인은 그 속에 있는 단백질이다. 보다 어린 나이에 우유에 노출될수록 알레르기를 잘 일으킨다. 아토피를 비롯한 알레르기를 가지고 있는 아이들 중 엄마 젖보다 우유를 먹고 자란 아이들이 더 많은 것도 같은 이유로 추정된다. 이런 경우 천식, 코 막힘, 기관지염, 피부 발진, 구토, 설사 등이 되풀이 될 수 있다. 더구나 설사를 하면서 약간씩의 출혈을 하게 되면 철 결핍성 빈혈을 일으킬 수도 있다. 더구나 우유에 함유된 철은 장에서 잘 흡수되지 않는다.

1l 의 우유에는 약 35g의 지방이 들어 있는데 그중 약 60%가 포화 지방의 형태를 띤다. 이것만으로도 포화 지방의 하루 권장량이다. 여기에다 버터, 치즈, 크림 등의 유제품을 함께 섭취하게 되면 콜레스테롤이나 중성 지방의 수치가 높아져 동맥경화와 뇌, 심혈관 질환의 원인이 될 수 있다. 이런 문제점 때문에 저지방 우유가 만들어졌고 거꾸로 말하면 일반 우유는 모두 고지방 우유라는 것이다.

신생아에게 모유보다 더 좋은 것은 없다. 모유를 먹고 자란 아이가 병에 강하다. 우유를 먹고 자란 아이들이 위장 감염이나 호흡기 감염으로 인한 사망률이 훨씬 높다는 것은 상식이다. 모유를 먹지 못하거나 모유를 먹은 기간이 짧고 일찍부터 우유를 먹으면 인슐린 비의존성 당뇨에 잘 걸린다는 보고도 있다. 최근 아기에게 먹이는 우유는 전유(全乳; 지방을 빼지 않은 자연 상태의 우유)가 아닌 저지방, 저유당, 변형된 단백, 미네랄, 비타민 등을 조절하기 때문에 알레르기나 감염의 위험이 줄었지만 그래도 모유보다는 못한 것이 사실이다.

성장기의 아이들이 우유를 마시면 칼슘의 덕으로 키가 크는 데 도움이 된다. 그러나 그 아이가 만일 우유 알레르기가 있거나 유당 분해에 문제가 있는 체질이라면, 우유를 마시는 것이 오히려 성장에 장애를 일으킨다. 우유에는 칼슘과 거의 같은 정도의 인이 함유되어 있기 때문에 장에서 인과 칼슘이 결합되어 흡수가 잘 안 된다. 우유의 칼슘은 질이 낮은 칼슘인 셈이다.

갱년기의 여성들도 골다공증을 예방하거나 치료한다며 우유를 마시는 사람이 많다. 그러나 우유의 고농도 단백질은 오히려 뼈에서 칼슘은 빼앗는다. 더구나 장에서도 우유의 칼슘은 잘 흡수되지 않는다. 아프리카 반투족의 여인들이 미국인들에 비해 칼슘 섭취량이 반도 안 되고 우유를 마시지 않으며 평균 10명 정도의 아이를 낳으면서도 오히려 골다공증에 잘 걸리지 않는 사실을 어떻게 설명할까.

청소년들에게 여드름을 발생시키는 원인 중 하나가 또한 우유다. 우유를 생산하는 소 중에는 새끼를 배면 지속적으로 프로게스테론이라는 호르몬을 분비하는 경우가 있다. 이 호르몬이 남성호르몬인 안드로겐으로 변환되어 여드름을 일으키는 원인이 될 수 있는 것이다. 우유를 끊으면 여드름은 저절로 사라진다.

빈혈, 감염, 부신 스트레스 증후군, 여기에 만성 질환도 만성 피로를 일으킬 수 있지만 음식 알레르기에 의한 경우가 더 흔하다. 음식 알레르기는 만성 피로뿐만 아니라 복부 통증, 두통, 근육통 및 관절통 등을 일으킨다. 또한 항상 코가 막힌 듯한 증상을 일으키고 불면증, 걱정, 우울증 등도 생기게 한다. 이런 음식 알레르기 중 가장 흔한 원인이 바로 우유인 것이다. 그 외의 음식 알레르기 원인으로는 설탕, 달걀, 밀, 옥수수 등을 들 수 있다.

우유를 발효시키면 유당은 포도당과 갈락토오스로 분해된다. 그래서 우유 발효 식품인 요구르트는 유당 분해 효소가 없는 사람도 부담이 없이 먹을 수 있다. 발효중에 단백질도 변형되어 알레르기를 일으킬 가능성도 줄어든다. 요구르트가 장수 식품이라는 것도 이 이유 때문일 것이다. 그러나 플레인 요구르트여야 정제된 설탕이 들어 있으면 효과가 적으므로 라벨을 확인하는 것이 좋다.

결론적으로 말해 우유는 누구에게나 해당하는 완전식품은 아니다.

우유에 알레르기를 일으키거나 유당 분해 효소가 없는 사람들, 그리고 콜레스테롤이 높거나 복부 비만인 사람들에게는 오히려 좋지 않은 식품이다. 이래도 우유를 마실 것인가.

인체를 움직이는 연료 혈당, 그러나……

▎혈당이 강한 근육, 뼈, 내장기관을 만드는 직접 재료는 아니다. 그러나 혈당은 인체를 움직이는 연료다. 그러므로 적절한 혈당을 공급받지 못하면 근육은 약해지고 인체는 정상적인 기능을 할 수 없다. 특히 신경계와 뇌는 적절한 기능을 하기 위해 일정 수준의 혈당치를 필요로 한다. 이렇듯 인체의 조직들은 혈당에 의존하여 그 기능을 발휘하기 때문에 정상적인 혈당치를 유지하지 못하는 혈당 조절 스트레스가 생기면 여러 증상이 나타난다. 최근에 흔해진 대사 증후군(metabolic syndrome)이라는 복합 질환도 혈당 조절 스트레스로부터 시작한다.

혈당의 이상이라고 하면 사람들은 당뇨병을 떠올린다. 당뇨병에는 두 가지 형태가 있다. 1형 당뇨병은 췌장에서 인슐린이 부족한 것으로 부족한 만큼의 인슐린을 매일 주사로 맞아야 한다. 2형 당뇨병은 인슐린과 크게 관계없이 비만이나 당분의 섭취가 많아서 생기는 일종의 대사 증후군이다. 이 2형 당뇨병은 혈당 조절 스트레스가 오랫동안 해결되지 않은 채 방치된 결과라고 볼 수 있다. 초기의 혈당 조절 스트레스는 저혈당인 경우가 대부분이다.

우리의 혈당치는 먹는 것과 신체 활동에 따라서 하루 동안에도 계속적으로 변한다. 당분을 섭취하면 혈당치는 올라가지만 거기에 맞춰 인슐린이 분비되어 당뇨병이 되지 않도록 해준다. 혈류 속의 당분은 신체적, 정신적인 활동을 하는 동안 사용되기 때문에 부신의 당코르티코이드와 췌장의 글루카곤 같은 호르몬에 의해서 당이 저장된 곳으로부터 혈류 속으로 나온다. 만일 더 많은 당분이 필요하면 이들 호르몬은 지방과 단백질을 당으로 변환시킨다. 이러한 기전을 통해 혈당은 하루 종일 적정한 수준으로 유지된다.

인체가 요구하는 최적의 혈당치를 유지하지 못하면 꼭 당뇨병이 아니라도 여러 가지 증상이 나타날 수 있다. 피곤하거나 몸에 힘이 없기도 하고 떨리는 현상 등이 그것이다. 요컨대 인체의 모든 조직은 에너지를 조달하기 위해 혈당에 의존한다. 특히 신경과 뇌는 여기에 많이 좌우된다는 사실을 명심하자.

과다 인슐린증

인체의 요구량에 비해서 너무 많은 인슐린이 분비되는 상태가 과다 인슐린증이다. 인슐린이 과다 분비되므로 혈당치는 지나치게 낮아진다. 가끔 너무 많은 당분을 너무 빨리 섭취함으로써 과다 인슐린증이 생길 수도 있다. 당의 농도가 많은 음식 - 콜라, 캔디, 파이, 케이크 등의 음식은 인체 내의 혈당을 급격히 높일 수 있다. 혈당의 급속한 상승에 민감한 사람은 그에 대한 반작용으로 인슐린이 과다하게 분비되어 혈당치가 지나치게 낮아지는 결과를 맞기도 한다. 이렇게 되면 다시 당분을 다시 먹고 싶어지게 되고 당분을 섭취하면 혈당치가 다시 올라가는 악순환이 반복된다. 과다 인슐린증에 대한 적절한 치료는 단순히 정제된 백설탕과 같은, 당분이 고농도로 들어 있는 음식을 먹지 않는 것만으로도 족하다. 만일 과다 인슐린증에 의한 저혈당을 치료하지 않으면 아이러니하게도 혈당이 높아지는 당뇨병으로 진행된다.

부신 스트레스 증후군

부신은 체내의 혈당이 낮을 때 그것을 높이는 데에 부분적인 역할을 한다. 만일 혈당이 자주 낮아지는 과다 인슐린증을 방치하면 결국 부신이 고갈되어 혈당은 낮은 상태를 유지할 것이다. 이것은 부신이 완전히 작동하지 않는 병인 아디슨 병은 아니고, 단지 최적의 기능을 하지 못하는 상태다. 부신의 기능 저하 또는 부신이 고갈된 상태가 지속되면 혈당 조절 스트레스의 초기 원인으로 발전할 수 있다. 부신 기능 저하의 일차적 원인은 스트레스다. 부신은 스트레스를 조절하는 데 매우 중요하며 과로 때문에 고갈될 수 있는 것이다.

흡수 장애

음식을 충분히 흡수하는 정상적인 소화 활동이 이루어지지 않아도 저혈당이 될 수 있다. 혈당 조절 스트레스를 평가하기 위해서는 보통 공복 시와 식사 후의 혈당을 검사하고 당 유발 검사를 하는 방법을 쓴다. 이에 비해 AK의학에서는 당을 입에 넣었을 때 근육의 기능이 어떻게 변화하는가를 보고 평가한다. 혀의 감각 수용체를 자극하여 중추신경으로 전달되면 환자의 상태에 따라서 달라지는 근육 반응을 보는 것이다. 예를 들어 혈당 조절 스트레스가 있는 사람에게 설탕을 입에 넣으면 췌장과 관련이 있는 넓은등근(광배근)이 약해진다. 이 경우 적절한 치료를 하기 위한 최종 진단은 환자의 병력, 식사 습관을 분석하고 혈액 검사와 근육 검사를 종합하여 내린다.

정제된 설탕은 모든 음식에 사용되는 추세여서 당조절의 문제가 점점 심각해지고 있다. 어떤 전문가는 금세기의 백설탕 사용량은 전

세기보다 약 6배나 증가했다고 밝힌 바 있다. 이를 증명이라도 하듯 당뇨병과 저혈당증은 꾸준히 늘어나고 있다.

인체는 당에 의존해 정상적인 기능을 하기 때문에 저혈당증과 혈당 조절 스트레스는 다양한 증상을 일으킨다. 흔한 증상은 피로, 두통, 시각 장애, 숨 가쁨, 어지러움, 눈부심, 류머티즘과 같은 통증, 요통, 소화 장애, 성욕 감소, 알레르기, 떨림, 손발 감각의 둔화 등이다. 나아가 뇌를 포함한 신경계는 특히 적절한 혈당이 필수적이므로 더 많은 신경 증상이 생길 수 있다. 사고가 명쾌하지 않고 기억력이 떨어지며, 우울하고 불안하며, 감정의 기복이 심해져 심지어 자살 충동까지 생긴다.

저혈당증이나 혈당 조절 문제를 가진 사람들은 복합 증상들이 워낙 다양하게 나타나기 때문에 의사들이 이런 상태를 잘 이해하지 못하고 건강 염려증이나 신경증으로 진단하는 경우가 많아서 신경안정제나 항우울제를 처방하는 등 근본적인 치료법을 제시하지 못한다. 저혈당으로 드러나더라도 다량의 당을 섭취도록 처방받는 경우도 있다. 이렇게 되면 일시적으로는 증상이 좋아지더라도 결국은 증상을 더욱 악화시킨다.

AK의학은 저혈당과 당 조절 문제에 대하여 기존의 진단과 치료에 더해 좀더 폭 넓은 접근 방법을 제공한다. 근육 검사를 통해 내분비선의 기능을 평가한 후 췌장, 부신 등의 내분비선 기능이 정상으로 회복되도록 식사 요법을 처방하고 영양제를 투여하는 것이다.

유전적인 원인 때문에 당 조절이 문제가 되는 사람도 있다. 이런 경우는 평소 식사 조절을 확실히 하고 적절한 영양제를 상복해야 한다. 특히 당뇨로 발전하기 전에 정기적으로 검사를 받는 것이 필수적이다.

기 억 하 세 요

혈당 조절 스트레스의 가장 큰 원인은 정제된 당인 백설탕

정제된 당인 백설탕을 장기간 많이 섭취하는 것은 혈당 조절 스트레스를 일으키는 지름길이다. 설탕을 많이 섭취하면 혈당이 증가하여 췌장에서 인슐린이 갑자기 많이 분비되어 곧 저혈당이 생긴다. 저혈당 상태를 극복하기 위해서 부신에서는 당 코르티솔(cortisol)이라는 호르몬이 분비된다. 식습관 때문에 저혈당이 반복되면 부신이 고갈되어 부신 기능 저하증이 생긴다.

혈당 스트레스와 그에 따른 내분비선의 이상으로 피로, 두통, 시각 장애, 숨 가쁨, 어지러움, 눈부심, 류머티즘과 같은 통증, 요통, 소화 장애, 성욕 감소, 알레르기, 떨림, 손발 감각 둔화 등의 복합 증상이 생길 수 있다.

AK의학은 근육 반응을 이용해 혈당 조절 스트레스와 내분비선의 기능 이상을 정확하게 평가할 수 있다.

비만, 당뇨, 고혈압의 복합체 대사 증후군

필자와 가까운 친구 중에 특정 증상이 없으면서도 비만과 당뇨로 고생하는 사람들이 있다. 수 년 동안 가능한 모든 방법을 다 동원했지만, 아직 좋아지지 않고 있다. 평소에 불편한 증상은 없지만, 감기, 알레르기, 만성 피로, 두통, 관절통 등을 자주 호소하며 감정의 기복이 심하고 인생이 즐겁지 않다.

비만과 당뇨를 가진 사람들은 대부분 식욕을 억제하지 못한다. 특히 정제된 탄수화물에 대한 유혹을 뿌리치지 못한다. 당분이 많은 음식을 절제하려고 노력하고 심지어 단식까지 하지만 일주일을 넘기지 못하고 포기한다. 일시적으로 당분을 끊고 난 후에는 오히려 당분이 많이 함유된 음식을 단번에 다량을 먹어 치운다. 이렇게 되면 장에서 세로토닌이라는 신경 전달 물질이 많이 분비되어 기분은 좋아진다. 대신 혈당은 급속히 높아지고 살은 더 찌게 된다.

혈당이 높아지면 인슐린이 많이 분비되고 부신에 스트레스가 많아져 부신 스트레스 증후군이 생긴다. 부신의 기능이 떨어지면 전체적인 면역 기능이 감소하여 알레르기, 감기, 염증이 잘 생긴다. 혈당 이용도가 떨어져 늘 피곤하기 때문에 운동하기도 싫어진다. 워킹이나 헬스를 며칠 하다가도 쉬 피곤해지기 때문에 곧 그만둔다. 그러면 살이 더 찌고 피곤하고 우울하기 때문에 당분이 많은 음식을 찾게 되고 혈당이 증가하고 부신 기능이 떨어지는 악순환이 되풀이된다.

비만이 지속되면 혈중에 콜레스테롤의 양이 많아지고 혈관 벽에 그것이 침착되어 동맥경화증이나 고혈압을 일으킨다. 여기에다 콩팥 기능까지 떨어지면 혈압이 더 높아진다. 부신 기능의 저하로 면역 기능이 떨어지면 장벽에 림프 조직이 감소되어 장이 새는 증후군(Leaky gut syndrome)이 생기고 우리 몸에 해를 끼치는 장내 균들이 더 많이 번식하게 된다. 이 균들에 독이 생기면 이 독이 온몸을 순환하면서 피곤함이나 통증을 더 느끼게 하고 간에 부담을 주어 간의 해독 능력도 떨어뜨린다. 이런 복합적인 문제를 통틀어 대사 증후군이라고 한다.

우리나라 사람들이 미국으로 이민을 가 노년이 되면 당뇨병으로 고생하는 비율이 한국에 사는 사람들보다 더 높다고 한다. 이는 칼로리가 지나치게 많이 공급되어 생기는 현상이다.

우리 선조들은 수천 년 이상 많은 칼로리를 섭취하지 못하고 살아왔다. 아마 하루에 1000kcal가 약간 넘는 식사를 하는 것이 고작이었을 것이다. 그럼에도 불구하고 새벽에 일찍 일어나 해가 질 때까지 일을 했다. 저칼로리에 중노동을 하는 데 적합한 췌장의 유전자를 아마도 수천 년 이상 대대로 물려받아 온 것이다. 그런데 최근 수십 년 사이에 경제가 발전되면서 보통 하루 2000kcal 이상의 식사를 하게 되었다. 여기에다 술, 담배, 커피, 음료수, 나쁜 지방 등을 섭취하고, 운동도 제대로 하지 않으면서 하루 종일 앉아서 일하며, 오염된 환경 속에서 산다. 이렇게 되면 수천 년 동안 저칼로리에 길들여져 온 췌장의 유전자가 견딜 수가 없게 되므로 당뇨, 비만, 고혈압, 대사성 증후군이 많이 생기는 것은 당연하다.

이런 병의 치료는 의외로 간단하다. 우리의 옛날 식생활로 돌아가면 되는 것이다. 필자가 미국의 카이로프랙틱 대학을 다닐 때 들었던 임상 영양학 강의에서는 우리가 어릴 때 시골에서 먹었던 음식들이 거의 대부분 몸에 좋은 것이라고 가르친다. 그 식단에 생선만 첨가하면 건강하게 살기 위한 완벽한 식사가 되는 것이다. 미국 교수들은 오히려 햄버거로 대표되는 미국음식(Standard American Diet)을 그 앞 글자를 따 '슬픈 음식(SAD diet)'이라고 자조적으로 표현했다. 야채와 생선을 많이 먹고, 정제된 탄수화물은 먹지 않으며, 잡곡밥을 먹되 적게 먹고, 하루에 약 50분 이상의 가벼운 운동을 일주일에 5회 이상 하라. 이런 식생활을 바탕으로 AK의학적 검사를 통해 개개인에게 필요한 영양소를 선택적으로 섭취하면 당뇨병이나 대사 증후군은 의외로 쉽게 좋아질 수도 있다.

당 조절 프로그램

혈당 조절 스트레스, 당뇨병, 대사성 증후군이 있는 사람들은 다음의 당 조절 프로그램에 따른 식사를 하면 치료에 도움이 된다. TBM(Total Body Modification)이라는 치료법을 완성한 미국의 프랭크(Dr. Victor Frank)의 방법을 위주로 기술하였다. TBM이란 카이로프랙틱, AK의학, 대체 의학적인 것들을 종합하여 인체의 반사점을 이용해서 진단하고 치료하는 전인적인 치료법 중의 하나다.

먹어도 되는 음식
- 단백질

쇠고기(일주일에 250g 이상), 돼지고기, 양고기, 육류의 내장, 생선, 조개류, 가금류(닭, 오리, 칠면조 등), 달걀, 오리알, 치즈, 플레인 요구르트(설탕이나 화학적 성분이 들어있지 않은 것. 가능하면 많이)

- 유기농 야채(가능하면 많이)
- 유기농 과일

신선한 과일(당분이 많지 않은 것은 가능하면 많이 먹고 당분이 많은 것은 조금만)

신선한 주스(당분이 많지 않은 것은 가능하면 많이 먹고 당분이 많은 것은 조금만)

통조림(설탕이나 기타 첨가물이 들어 있는 것은 제외)

- 음료

녹차(티백이 아닌 것)

물

몸무게 25kg당 하루에 물 1 l

예 ; 50kg인 사람은 하루에 물 2 l 를 마셔야 하고 100kg인 사람은 물 4 l 를 마실 것(꼭 지킬 것)

- 스낵

견과류(조미나 가공하지 않은 것)

절대 먹지 말아야 할 음식

설탕, 설탕 대신 단 맛을 내는 것(사카린), 콜라, 탄산음료, 매플 시럽, 곡류로 만든 모든 제품, 밀가루로 만든 모든 제품, 시리얼, 흰 쌀, 쌀 과자, 흰 녹말, 옥수수, 감자, 꿀, 껌, 돼지감자, 얼린 요구르트, 과일 농축물, 아이스크림, 마가린, 혼합 음료, 술, 맥주와 포도주, 두유, 냉장된 음식, 조미료, 사탕, 땅콩버터, 마요네즈, 쿠키, 케이크, 소르비톨(sorbitol ; 마가목 따위의 과즙에 함유된 물질로서 설탕 대용품으로 당뇨병 환자용으로 쓰임), 당밀, 완두콩, 콩, 갈분 가루, 콜리플라워(cauliflower ; 꽃양배추), 당근

적당히 먹으면 괜찮은 음식

식초(설탕이 들어있지 않은 것), 콩나물, 발아된 것, 발아된 곡류, 버터, 겨자, 볶지 않고 짠 기름(올리브, 깨, 호두, 쌀겨 등)

특별히 알아 두어야 할 것들

깨어 있는 동안에는 2시간마다 약간의 단백질을 먹어야 한다.

곡류를 먹으려면 현미를 포함한 잡곡을 먹고, 발아시켜서 먹는 것이 좋다.

이 프로그램을 2주 정도 계속해 몸 상태가 좋아지면 먹어도 되는 음식 이외의 것들을 첨가하여 몸 상태를 다시 검사를 해볼 수 있다.

위와 같이 몸에 스트레스를 주지 않는 당 조절 프로그램을 AK의학적인 치료와 동시에 하게 되면 몸이 안정을 찾게 되고 자연 치유력을 회복하게 된다. 이 당 조절 프로그램을 잘 지키면 지킬수록 빠른 시간 내에 여러 가지 건강상의 문제가 해결될 수 있고 몸에 에너지가 생기며 단 음식이나 나쁜 음식을 먹고 싶은 충동으로부터 해방될 수 있다.

이 프로그램에서 단백질이 왜 그렇게 중요한가

이 프로그램의 목적은 여러분의 몸이 탄수화물을 잘 처리할 수 있도록 인체의 항상성을 회복시키는 것이다. 이렇게 하기 위해 여러분은 단지 단백질, 좋은 지방, 섬유질이 많은 음식, 포도당으로 빨리 변환되지 않는 탄수화물들만 먹어서 인슐린의 생성을 억제할 필요가 있다. 탄수화물은 급하게 사용되고 끝나는 에너지원이다. 단백질은 천천히 지속적으로 장기간 에너지를 낼 수 있다. 이렇게 유지되는 에너지 수준은 단 음식과 탄수화물을 먹고 싶은 생각을 감소시킨다. 연구에 의하면 고단백 아침식사를 하면 혈당이 천천히 올라 6시간 정도 적정한 수준을 유지한다. 반면에 고탄수화물 아침식사를 하면 혈당이 급하게 올랐다가 급격하게 떨어진다. 단백질을 많이 먹는 사람들은 하루 종일 기분이 좋고 좀더 활기차다.

이 프로그램은 매끼마다 단백질을 먹도록 권유하고 있는데, 그 이유는 단백질에 들어 있는 메티오닌(methionine)에 의해 간과 췌장 및 부신과의 연결선을 회복하도록 해주기 때문이다.

왜 빨간색의 육류를 먹을 필요가 있나

빨간색 육류(red meat)는 특별한 형태의 아미노산인 메티오닌을 많이 함유하고 있는데, 이것은 최적의 건강 상태를 유지하기 위해 필수적인 것이다. 메티오닌은 간이 얼마나 많은 양의 탄수화물과 단백질을 처리 할 수 있는 가를 결정할 뿐만 아니라 간이 췌장 및 부신과 얼마나 소통이 잘 되는가를 결정해 준다.

티(John C. Thie) 박사에 따르면 많은 음식이 메티오닌을 함유하고 있지만, 오직 빨간색 육류에 있는 특별한 메티오닌만이 다른 음식의 메티오닌에 대하여 촉매 작용을 한다. 일주일에 적어도 250g 이상의 빨간색 육류를 먹으면 간으로 하여금 당 대사와 관련된 활동을 충분히 하도록 돕는다고 한다.

빨간색 육류는 나쁘지 않나

그럴 수도 있고 그렇지 않을 수도 있다. 풀을 뜯어 먹는 소보다 곡류나 사료를 먹고 자란 소는 지방이 더 많다. 같은 쇠고기라도 농장에서 호르몬과 항생제를 먹여 키운 소의 경우, 그 고기를 먹는 사람들의 건강에 좋지 않은 영향을 줄 것이다. 그래서 유기농으로 키운 쇠고기를 먹는 것이 좋다. 생선도 마찬가지다. 양식장에서 자란 생선보다는 자연산을 먹는 것이 영양학적으로 좋을 뿐만 아니라 인체에 해로운 합성 호르몬이나 화학적인 첨가물을 섭취할 가능성이 적다.

서양인들은 건강을 유지하기 위해서 동물성 단백질의 섭취가 절대적으로 필요했다. 이에 비해 우리 민족은 원래 북방에서 수렵을 해서 살던 선조들의 유전자를 가지고 있지만, 오랫동안 농경생활을 해왔기 때문에 서양인들만큼 고기를 많이 먹어야 할 필요는 없다. 그러나 고기를 완전히 배제한 식생활을 하면 비타민B_{12}나 메티오닌의 섭취를 못하기 때문에 해로울 수 있다.

메티오닌을 알약으로 먹으면 되지 않나

대부분의 영양제에 포함되어 있는 메티오닌은 빨간색 육류에 들어 있는 것과 같은 종류는 아니다.

혈당의 성공적인 조절법

당 조절을 잘하기 위해서는 간, 췌장, 부신의 기능이 최적의 상태여야 하며 이 장기들 간의 연락 체계가 유기적으로 잘 되어 있어야 한다. 또한 이 장기를 조절하는 자율 신경의 활동이 최적의 상태여야 하며, 자율 신경을 조절하는 중추 신경의 기능도 좋아야 하고, 중추 신경이 원활히 활동하기 위해서는 인체 전체에 퍼져 있는 감각 수용체의 활동이 적절해야 한다. 감각 수용체의 활동을 좋게 만드는 가장 간단한 방법은 운동이다. 관절이나 근육 속에는 감각 수용체가 많이 있고 이곳에서 뇌로 가는 자극이 많기 때문이다.

위의 시스템을 간단히 말하면 인체의 모든 부분들이 적절히 잘 작동이 되어야 당 조절이 원활히 된다는 뜻이다. 그 중에서 가장 중요한 것은 인슐린의 분비를 적절히 억제하거나 조절하는 것이다. 이를 위해서는 탄수화물의 섭취를 줄여야 한다. 특히 빨리 포도당으로 변환되는 탄수화물을 먹지 말아야 하고 물을 충분히 먹어야 한다. 동시에 지속적인 에너지원인 단백질을 많이 섭취해 주고 좋은 지방도 적정량 공급해 준다. 단백질 중 메티오닌은 간, 췌장, 부신의 연락 체계에서 중요한 역할을 하기 때문에 꼭 섭취해야 하는 영양소다.

 당 조절 프로그램대로 식습관을 고치고 간, 췌장, 부신의 기능적인 이상을 바로잡아 최적의 상태로 작동하도록 한 뒤, 중추 신경계의 활동을 최적화해 내장 활동을 조절하는 자율 신경의 기능을 개선하면 당뇨병이나 당 조절이 안 되어서 생기는 여러 가지 문제점들은 대부분 자연스럽게 해결될 수 있다.

서서히 심장을 조여 오는 공포, 중성 지방

70대 중반의 목 디스크 남자 환자의 경우는 중성 지방의 문제를 잘 보여 주는 사례다. 이 환자의 디스크는 목뼈 견인과 AK 치료법으로 곧 좋아졌다. 뛰어난 치료 효과에 감탄하는 환자에게 음식이나 약도 몸에 도움이 되는지 해가 되는지 근육 검사로 바로 알 수 있다는 정보를 주었더니 현재 자신이 복용하고 있는 약과 영양제를 가지고 왔다. 그중 종합 영양제, 비타민C는 근육 검사 결과 좋게 나왔고 칼슘 제제는 나쁘게 나타났다.

건강에 비교적 많은 신경을 쓰는 이 환자는 식사 조절과 규칙적 운동을 유지하는 경우였다. 건강에 별로 관심을 가지지 않았던 젊은 시절, 과음을 많이 해 콜레스테롤과 중성 지방(Triglyceride)의 수치가 매우 높았던 것이 그 이유였다. 그러다가 몇 년 전 가슴에 통증이 생겨 검사를 해보니 심장에 혈액을 공급하는 관상동맥이 막혔다는 진단을 받았다. 관상동맥을 확장하고 뚫어 주는 수술을 받은 후부터 콜레스테롤과 중성 지방을 낮추기 위해 야채와 생선 위주로 식단을 바꾸고 규칙적인 운동을 하기 시작했다는 것이다.

그렇지만 아직도 약간 높은 언덕을 올라갈 때면 가슴에 미약한 통증이 있어서 이것 때문에 심장 수술을 한 번 더 받아야 할 상황이었다. 이 환자는 자신이 조금 더 일찍 중성 지방이나 콜레스테롤 수치에 관심을 가지고 식사 조절과 운동을 했더라면 건강한 노년을 보낼 것이라며 후회하고 있었다.

중성 지방은 정상적인 체내에서 발견되는 지방의 한 종류로 인체의 정상적인 기능 유지에 중요한 중간물질이다. 이 수치가 비정상적으로 높으면 혈관이 막히고 딱딱해지는 죽상동맥경화증(atherosclerosis)이나 동맥경화증(arteriosclerosis)이 발병할 가능성이 높다.

이런 혈관의 변화는 그 사람의 미래 건강에 매우 중요한 의미를 가진다. 중성 지방이나 콜레스테롤이 높으면, 불행히도 오랜 시간에 걸쳐서 서서히 혈관 이상이 진행된 후 심각하고 치명적일 수 있는 질환으로 나타난다. 높은 중성 지방으로 인한 장기적 혈관 변화의 첫 증상은 가슴을 압박하는 통증으로 나타날 수 있다. 이것은 '심장병의 첫 징후'라 할 수 있다. 이와 유사할 정도의 불길한 증상은 미미한 두통이다. 미미한 두통이 지속되다가 중풍(뇌졸중)으로 수족 마비가 올 수 있기 때문이다. 불행히도 이 진행 과정에서 나타나는 증상들은 너무 미미해서 대부분의 사람들은 의사를 찾지 않거나 간단히 진통제를 먹고 견딘다. 의사를 찾았다고 하더라도 증상이 심각하지 않아 대수롭지 않게 넘어갔을 수도 있다.

죽상 동맥 경화증이나 동맥경화증으로 인한 혈관 폐쇄 등 순환 장애의 조기 증상은 손끝의 감각이 무뎌지거나, 이명(耳鳴), 몸이 차가운 느낌 등처럼 '별 일 아닌 것 같은 증세'로 나타난다. 그러므로 이런 증상이 있으면 중성 지방이나 콜레스테롤 수치가 증가했는지 빨리 검사해 봐야 한다.

> **알아두면 좋은 것**
>
> **죽상 동맥 경화증이란?**
> 동맥경화증의 흔한 형태로 콜레스테롤, 지방, 노폐물 등이 노란 덩어리 상태로 혈관 내면에 형성되어 혈액의 순환을 방해하는 것이다. 큰 혈관이나 중간 크기의 동맥 내피에서 잘 생긴다.
>
> **동맥경화증이란?**
> 혈관 벽이 두꺼워지고 탄력성이 소실되는 질환으로 넓게는 죽상 동맥 경화증도 여기에 포함된다.

탄수화물은 단백질, 지방과 함께 인체의 세 가지 필수 영양소 중 하나다. 그러나 과도한 탄수화물의 섭취, 특히 정제된 탄수화물의 섭취는 중성 지방 수치를 상승시키는 일차적인 원인이 된다. 정제된 탄수화물은 오늘날 인스턴트식품과 가공 식품의 형태로 많은 사람들이 대량 소비하고 있다. 이것은 당도가 높고 빨리 흡수되므로 인체의 혈당을 급속하게 높인다. 이렇게 흡수된 탄수화물 중 인체에 필요한 에너지를 제공하고 남은 것은 글리코겐(glycogen)의 형태로 저장된다. 글리코겐으로 저장하고도 남은 당이 바로 문제의 중성 지방으로 전환되는데 이는 자연스런 인체의 에너지 저장 방법이다.

인체가 활동을 해 에너지를 쓰게 되면 혈액 내의 당이 소모되고 배가 고파진다. 허기는 에너지가 감소했다는 표시다. 배가 고프면 대부분의 사람들은 중성 지방이 다시 당으로 전환되는 것을 기다리기보다는 탄산음료, 캔디, 스낵 등의 간식으로 낮아진 혈당을 채운다. 정제된 탄수화물인 이들 간식으로 인해 혈당은 과도하게 올라가고, 남은 당은 중성 지방으로 변환되어 다시 혈중의 중성 지방을 높인다. 이때 체내의 지방 세포도 커진다. 이런 식으로 중성 지방이 소모되지 않고 계속 쌓이면 다른 물질들과 함께 혈관 벽에 부착하게 되어 '판

모양의 막'(플라크, plaque)을 형성하게 된다. 혈관 내벽의 판막(plaque)은 결국 굳어지고 계속 쌓여서 점점 두꺼워진다. 판막이 단단하게 굳어지면 동맥경화증이 되고, 판막이 두꺼워져서 동맥이 좁아지면 죽상 동맥 경화증이 되는 것이다.

혈중의 중성 지방이나 콜레스테롤이 장기간 높은 상태로 지속되면 혈관에 변화가 생긴다. 이 변화를 조기에 발견하면 그 진행을 멈추게 하고 조절할 수 있다. 하지만 동맥의 경화 정도가 너무 많이 진행되면 100% 교정은 불가능해진다. 이 상태가 되면 심각한 증상이 생기기 전에 치료해야 한다. 그러므로 적어도 일 년에 한 번씩은 혈중 중성 지방과 콜레스테롤의 수치를 측정해 보는 것이 바람직하다.

중성 지방 상승의 중요한 원인 중 하나는 과도한 음주다. 많은 양의 알코올을 지속적으로 섭취하면 알코올이 에너지를 공급하므로 중성 지방이 분해되지 않는다. 대부분의 알코올에는 말토오스(maltose 엿당)라는 당분이 함유되어 있고 술 마실 때 안주를 같이 먹게 되므로 탄수화물의 과다섭취와 같은 악순환이 시작되는 것이다. 술에 들어 있는 탄수화물, 안주 속의 탄수화물과 지방은 모두 중성 지방이 된다는 사실을 명심하자.

적당한 운동은 높은 혈중 중성 지방을 낮추기 위한 좋은 해결책이다. 중성 지방은 인체의 에너지가 저장된 것이다. 그러므로 운동, 놀이, 노동 등과 같은 육체적인 활동을 할 때 저장되어 있던 중성 지방이 분해되어 에너지로 전환된다.

체중 조절을 할 때도 중성 지방을 이상적인 수치로 맞추는 것이 매우 중요하다. 만일 과체중 진단을 받았다면 반드시 정상적인 체중으로 감량해야 하고, 일단 정상 체중으로 줄었다면 계속 유지해야 한다. 체중이 다시 증가한다는 얘기는 필요량보다 많은 칼로리를 섭취했다는 뜻이다.

중성 지방이 상승하는 두 가지 일차적인 원인은 당분의 과다 섭취와 과도한 음주라는 사실을 생각할 때, 건강상의 중요한 문제가 정제된 탄수화물에서 기인한다는 것을 알 수 있다. 정제되지 않은 자연 그대로의 당은 높은 농도도 아니고 체내에서 빨리 흡수되지도 않는다. 자연 그대로의 음식을 꼭꼭 씹어서 천천히 먹으면 당의 혈중 농도가 거의 일정하게 유지되므로 배고픔도 덜 느끼게 된다. 정제된 탄수화물을 빨리 먹으면 문제가 생긴다. 이러면 혈당은 급속하게 상승하게 되고 인슐린이 과다 분비되어 다시 저혈당 상태가 되고 배가 빨리 고파지며 또 먹게 된다. 악순환이 반복되는 것이다.

피해야 할 음식

아래의 음식들은 탄수화물이 많으므로 식단에서 빠져야 할 항목이다. 개인의 체질에 따라서 의사가 그 항목을 수정해 줄 필요가 있다. 이들 대부분의 음식은 중성 지방 수치가 정상인 사람에게도 질적으로 좋지 않으므로 식단에서 빼야 할 것들이다. 이 음식들은 영양분은 거의 없고 에너지만 보충해 주는 소위 '비어있는 칼로리(empty calories)'이다. 인체의 건강한 조직을 구성하는 데 도움이 되는 것은 아래와 같은 것들이 아니라 자연 그대로의 음식 속에 들어 있는 영양소들이다.

일반적인 음식 케이크, 캔디, 파이, 빙과류, 아이스크림, 백설탕, 갈색 설탕, 패스트리, 젤리, 잼, 푸딩, 조미된 젤라틴, 코코아, 과일 시럽, 옥수수 시럽, 도넛, 메이플 시럽, 아몬드 초콜릿, 초코 시럽, 캔디, 머시멜로, 단맛 나는 땅콩버터, 견과류 캔디

빵과 곡물류 흰 빵, 국수, 단맛 나는 시리얼, 비스킷, 와플, 팬케이크, 머핀, 롤 케이크, 크래커, 마카로니, 프릿젤

과일류 아래의 과일들은 탄수화물이 많이 들어있어서 일차적으로

제한한다.

바나나, 포도, 감, 과일 주스, 체리, 무화과, 자두, 말린 과일(배, 사과, 수박, 참외 등도 단맛이 많은 경우는 제한한다).

음료 가공 과일음료, 콜라, 밀크셰이크, 포도 주스, 맥주, 생맥주, 와인, 초코 우유, 가당 과일 주스, 칵테일, 자두 주스, 백설탕을 함유한 모든 음료

기타 라벨에 쓰인 당분 함량을 보아 다음과 같은 성분을 확인할 수 있다.

포도당(dextrose), 과당(fructose), 설탕(sucrose), 엿당(맥아당, maltose), 갈락토오스(galactose) 등의 당분이 높은 것들: 야채샐러드 드레싱, 스테이크 소스, 케첩, 칠리소스, 크랜베리(cranberry) 소스

먹어도 좋은 음식

단백질과 지방 적당량의 단백질이 매일 공급되어야 한다. 이는 생선, 계란, 육류 등과 같이 여러 형태로 섭취할 수 있다. 육류는 과도한 지방을 떼어낸 형태의 것이 좋다.

중성 지방과 콜레스테롤을 조절하기 위해서는 섭취하는 지방의 종류가 중요하다. 지방은 필수 영양소이기 때문에 좋은 것을 매일 적절하게 섭취해야 한다. 지방이 전혀 없는 식사는 해롭다. 제한해야 할 지방은 포화 지방이고, 불포화 지방은 높은 혈중 콜레스테롤을 조절하는 데 도움을 주는 요소다. 대부분의 포화 지방은 동물성으로 버터, 크림, 우유, 치즈, 육류 등이다. 불포화 지방은 식물성 지방이거나 생선의 지방이다.

그러나 불포화 지방이 음식을 가공하는 과정에서 변형될 수도 있으니 유의해야 한다. 식물성 지방은 실온에서 액체이지만 마가린이나 쇼트닝으로 만들 수 있다. 땅콩버터도 이런 형태의 하나인데 이런

제품의 라벨을 읽어 보면 경화(hardened)되었거나 수소화(hydrogenated)되어 있다는 표시가 있다. 불안정한 불포화 지방의 시스형이 안정화된 트랜스 형으로 바뀌는 것이다. 이렇게 바뀐 것을 트랜스 지방이라고 부르며 우리 몸에 유용한 불포화 지방의 활동을 방해하고 중성 지방이나 콜레스테롤 수치를 높이는 요인이 된다.

과일 아보카도, 산딸기, 블루베리, 딸기, 파인애플, 살구, 자몽, 레몬, 라임, 파파야, 사과, 수박, 오렌지, 검은 딸기(black berry), 구스베리(gooseberry), 허클베리, 오디, 복숭아, 건포도

빵, 곡물 기타 통밀, 콩가루, 밀가루, 귀리가루, 옥수수 가루, 호밀, 오트밀, 견과류와 씨앗류, 통밀 시리얼, 카페인 제거 커피, 자연 성분의 밀크셰이크, 당밀, 집에서 만든 빵과 국수, 맛을 내지 않은 젤라틴, 옥수수 전분, 베이킹파우더, 베이킹 소다

야채 시금치, 고추, 호박, 감자, 고구마, 상추, 오이, 피클, 파, 양파, 브로콜리, 콜리플라워(cauliflower), 샐러리, 양상추, 양배추, 냉이, 토마토, 토마토 주스, 케일, 강낭콩, 버섯, 겨자, 무, 사탕무, 콩, 아스파라거스, 싹 긴 양배추, 당근, 치커리 등 대부분의 야채는 중성 지방의 수치를 낮추는 데 도움이 된다.

이미 높아진 체내 중성 지방의 혈중 농도를 낮추는 데는 영양소를 적절히 섭취하는 것이 중요하며 간혹 지방의 분해를 촉진하고 혈당을 낮추는 영양제를 먹어야 할 때도 있다. 또 간, 췌장, 부신의 상태를 기능적으로 평가하여 기능적인 이상이 있으면 영양제를 비롯한 AK치료가 도움이 될 수도 있다. 요컨대 중성 지방을 분해하는 데 필요한 요소들을 평가하고 인체의 전체적인 기능을 좋게 하여 에너지 대사를 원활하게 하는 것이 중요한 것이다.

중성 지방 조절의 요체는 주기적으로 검사를 하여 개선이 되는지,

개선 된 후에 재발하지 않는지 확인하는 것이다. 체중이 다시 늘어나기 시작하면 대부분 중성 지방의 수치도 높아진다는 사실을 잊지 말아야 한다.

> **기억하세요**
>
> **혈중 중성 지방이 문제다**
>
> 혈중 중성 지방을 높이는 주된 원인은 지방의 섭취보다는 필요 이상의 탄수화물 섭취다. 특히 술은 자체의 열량도 높고 엿당이라는 당분을 많이 함유하고 있어 중성 지방을 높이는 중요한 원인이 된다.
>
> 혈중 중성 지방이 높아지면 나쁜 콜레스테롤인 LDL-콜레스테롤의 양이 증가된다.
>
> 혈중 중성 지방이 높은 사람은 나쁜 음식을 멀리하고 좋은 음식을 가려서 조금씩 자주 먹도록 해야 한다.

나쁜 콜레스테롤, 좋은 콜레스테롤

혈중 콜레스테롤 수치의 증가는 심장 질환의 가장 흔한 원인인 관상동맥 질환을 유발한다. 심장 질환에 대한 콜레스테롤의 역할과 그 적절한 조절에 대해서는 많은 논란이 있다. 인체는 같은 음식에 대해서도 사람마다 다른 반응을 보일 만큼 각 개인의 체질이 다르기 때문이다. 콜레스테롤 수치를 적절하게 조절하기 위해서는 개인의 체질 차이를 포함한 많은 변수들을 고려 대상에 넣어야 한다.

혈중 콜레스테롤이 높은 이유에 대해 콜레스테롤이 많이 들어 있는 음식을 섭취했기 때문이라고 생각하는 것이 일반적이다. 이는 총 콜레스테롤의 80%가 간에서 만들어진다는 사실을 잘 모르기 때문이다. 혈중 콜레스테롤 수치는 그 섭취량에 관계없이 비교적 일정하게 유지된다. 예를 들어 음식을 통한 콜레스테롤의 섭취가 줄어들면 신체 내의 합성이 증가하여 일정한 수치가 유지되도록 하는 식이다.

콜레스테롤의 대표적인 2가지 형태는 저밀도(LDL) 콜레스테롤과 고밀도(HDL) 콜레스테롤이다. 저밀도 콜레스테롤은 혈관 벽 등에 달라붙어서 플라크를 만드는 나쁜 콜레스테롤이다. 이것은 혈관을 막아 혈액의 흐름을 방해한다. 고밀도 콜레스테롤은 플라크를 제거하는 좋은 콜레스테롤이다. 그래서 관상동맥 질환의 위험성을 측정하는 지표의 하나로 인체 내 총 콜레스테롤과 고밀도 콜레스테롤을 검사하여 '총콜레스테롤을 고밀도 콜레스테롤로 나눈 값'을 기준 삼기도 한다. 한마디로 저밀도 콜레스테롤은 낮아야 하고 고밀도 콜레스테롤은 높아야 한다.

콜레스테롤은 기본적으로 나쁜 물질이 아니다. 호르몬을 만드는 데 사용되며 세포막을 구성하는 중요한 요소이기도 하다. 뇌나 중추신경의 신경을 둘러싸는 절연체 역할을 하는 물질로서도, 비타민D의 합성에도 꼭 필요하며 더구나 담즙의 구성 성분이다. 콜레스테롤은 인체에서 적당한 양이 꼭 필요한 물질인 것이다. 저밀도 콜레스테롤이 많은 것이 문제일 뿐이다.

콜레스테롤 수치가 지나치게 낮은 경우는 드물며 대개 그 수치가 필요 이상으로 높을 때 문제가 된다. 콜레스테롤 수치는 나이에 따라 다른데 보통은 나이가 들수록 증가한다. 성인의 이상적인 수치는 대략 130~180mg/dl이며 그 값이 증가할수록 심장의 관상동맥 질환 위험성도 증가한다. 그러므로 건강을 위해서 주기적으로 혈중 콜레스테롤을 측정하는 것이 중요하다. 고혈압, 갑상선 기능 저하, 심혈관 질환이나 뇌졸중의 유전력, 고령, 간 울혈, 흡연, 비만, 혈액순환 장애 등의 고위험 인자가 있을 경우 더욱 그렇다.

가족은 보통 모두 같은 식이 습관을 갖는 경향이 있으므로 가족 중 한 사람이라도 콜레스테롤 수치가 증가되어 있을 경우는 모두 검사받는 것이 좋다. 혈중 콜레스테롤 수치가 높거나 총·고밀도 콜레스테롤 비율이 증가되었다면 적절한 치료를 받아야 한다. 치료는 개인의 체질 차이, 통상적인 식이 습관의 과거력, 그리고 비타민과 무기질의 균형 등에 따라 달라진다.

미국 심장학회에서 추천하는 콜레스테롤의 하루 섭취량은 300mg

이하다. 300mg이라면 계란 하나에 들어 있는 정도다. 그런데 3개월 동안 매일 하루에 계란 하나를 먹은 사람들과 먹지 않은 사람들의 혈중 콜레스테롤 수치에 차이가 없다는 연구 결과가 있다. 이는 콜레스테롤을 많이 섭취해도 상관이 없다는 말은 아니며 개인마다 체질 차이가 있다는 사실을 말해 주는 결과다. 그러므로 누구든지 '300mg 이하' 라는 기준을 지켜야 하는 것은 아니다. 수치만 괜찮다면 계란이나 그 밖의 고 콜레스테롤 함유 음식들도 적절한 영양 공급을 위해 먹을 수 있다는 말이다.

콜레스테롤 문제를 흔히 일으키는 주범은 가공 음식이다. 일부 가공 과정에서 섬유질이 제거되고 지방산은 수소화된다. 혈중 콜레스테롤이 높은 사람들은 그 수치를 줄이기 위해 갖은 애를 다 쓰지만, 그 노력은 가공 음식으로 인해 수포로 돌아가고 만다. 많은 사람들이 콜레스테롤 섭취를 줄이기 위해서 불포화 지방산의 일종인 식물성 지방을 섭취하지만 그것이 해결책은 아니다.

대표적 식물성 지방인 마가린의 경우는 오히려 필수 지방산의 작용을 방해하고 혈중 콜레스테롤을 증가시키며 염증 반응을 촉진시킨다. 마가린처럼 식물성 지방을 가공하면 불행히도 그 분자형태가 자연 상태인 시스 형태에서 인공적인 트랜스 형태로 바뀐다. 식물성 지방의 가공은 지방 분자에 수소를 첨가시키는 방식으로 이루어진다. 즉 지방을 수소화시키는 것이다. 이렇게 하면 지방이 굳어져(경화유) 마가린(가공 버터)처럼 펴서 발라먹기 좋은 상태가 된다. 또한 좀처럼 산폐되지도 않아 유통 기간도 길다. 그러나 수소화된 지방은 버터, 우유, 고기보다 많은 포화 지방을 함유하며 비타민이나 무기질은 거의 없다는 사실을 명심해야 한다.

가공 식품들은 대부분 우리 몸에 이롭지 못한 수소화 지방을 함유하고 있다. 이 상품들을 자세히 보면 '경화된 식물 지방' 혹은 '부분적으로 수소화된 식물 지방' 등과 같은 표시가 붙어 있다. 빵 종류에는 '가공 버터' 혹은 '마가린'이라고 표시되어 있기도 하다.

또 하나 유의해야 할 것은 자연 상태의 식물성 지방이 모두 불포화 지방은 아니라는 사실이다. 인공 크림과 가공 식품에 흔히 이용되는 야자수 열매와 코코넛 기름은 피해야 할 대표적인 과포화 식물성 지방들이다. 이런 지방들은 가격이 싸기 때문에 식품 가공업자들이 선호한다.

혈중에 콜레스테롤이 과도하게 높으면 일반적으로 스타틴(Statin) 계열의 약물을 처방한다. 이 약은 콜레스테롤을 합성하는 데 필요한 효소인 HMG 환원 효소(reductase)의 작용을 억제함으로써 콜레스테롤의 혈중 농도를 효과적으로 떨어뜨린다. 그렇지만 이 약의 부작용이 문제다. HMG 환원 효소의 기능을 억제시키면 강력한 항산화제인 CoQ_{10}이 감소하게 되고 염증 반응이 증가하며 근육통이 생길 수 있다. 이 약을 복용하는 약 15~50%의 환자들에게서 근육 질환이 생기는 것으로 알려져 있다. 따라서 스타틴 계열의 약을 복용할 때는 CoQ_{10}, 카니틴, 셀레늄 등을 함께 복용하는 것이 좋다.

콜레스테롤 수치를 낮추는 데는 다른 방법도 쓰인다. 비타민B의 한 종류인 니아신의 경우 고용량을 섭취하면 효과가 있다. 부작용은 얼굴이 붉어지거나 간에 부담을 줄 수 있다는 것이다. 최근에는 비타민E의 일종인 토코트리에놀(Tocotrienol)의 효과도 잘 알려져 있다. 이밖에 비타민B_5, 비타민C, 크롬(chromium), 은행에서 추출한 징코빌로바(Gingko Biloba)도 도움이 된다.

콜레스테롤을 적절히 조절하기 위해서는 식이 섬유의 역할이 중요하다. 간에서 담즙을 따라 분비된 콜레스테롤의 약 80%는 소장 끝에서 다시 재 흡수되어 간으로 되돌아온다. 이때 바로 식이섬유가 소장에 있는 콜레스테롤이 간으로 재 흡수되지 않고 대변으로 배출되도록 해준다. 식이섬유가 부족하면 소장 안의 내용물 이동 시간이 길어지고 이에 따라 콜레스테롤이 더 많이 흡수된다. 가공 음식들이 나쁜 이유는 정제와 가공으로 인하여 섬유질, 즉 식이섬유가 부족하다는 것이다.

필수 지방산도 콜레스테롤의 수치를 낮추는 데 도움이 되며 그 외의 음식으로는 폴리코사놀(polycosanol), 콩, 녹차, 호두, 아몬드, 마카다미아(Macadamia), 땅콩, 적포도주, 오렌지, 자몽, 보리, 블루베리, 올리브유, 마늘 등을 들 수 있다.

규칙적인 운동도 고밀도 콜레스테롤을 증가시키고 저밀도 콜레스테롤을 감소시키는 좋은 방법이다.

우리 주변에 총 콜레스테롤의 혈중 농도가 이상적인 수치인 180을 넘는 사람은 생각보다 많다. 정상 범위인 230을 넘는 사람들도 드물지 않다. 이 상황은 나이가 들수록 더 심해진다. 가공 식품을 많이 먹고, 외식을 자주 하며, 스트레스, 운동 부족, 비만 등으로 인해서 콜레스테롤 문제를 일으키는 사람들이 점점 늘어가는 것이다. 콜레스테롤이 높아지면 먼저 생활 습관을 바꾸고 이상적인 범위 내로 유지하는 노력을 해야 한다. 혈관 질환을 일으키고 난 후에 조절하려면 그 때는 이미 늦다.

AK치료법에서는 저밀도 콜레스테롤, 산화 콜레스테롤에 대한 전자기적인 성상이 입력된 작은 물병을 가지고 콜레스테롤과 관련된 문제가 있는지 확인할 수 있다. 이 물병을 배꼽에 대고 간이나 쓸개와 관련된 근육을 검사해 강했던 근육이 약해지면 콜레스테롤 대사에 문제가 있는 것이다.

치료와 동시에 이 근육들을 수시로 검사해 좋아지면 콜레스테롤의 혈중 농도도 좋아진다고 볼 수 있다. 오랫동안 높은 콜레스테롤 수치를 유지한 경우라면 고 콜레스테롤로 인한 심장혈관이나 뇌혈관 문제를 근육 반사로 검사할 수도 있다. 만일 순환 장애가 나타났다면 콜레스테롤에 대한 치료를 한 후 순환 장애가 호전되었는지도 AK근육검사를 통해 알아볼 수 있다.

혈중 콜레스테롤 수치는 정기적으로 측정해야 한다. 만약 총 콜레스테롤/고밀도 콜레스테롤 수치가 증가되었을 경우에는 즉시 의사에게 식이, 영양요법, 운동에 대한 상담을 받아야 한다. 심한 경우는 약물치료까지도 받아야 한다.

> **기 억 하 세 요**
>
> **콜레스테롤에 대한 오해와 진실**
>
> 콜레스테롤은 나쁜 물질이 아니라 인체의 여러 곳에 중요하게 쓰이는 요소다. 고밀도 콜레스테롤은 좋은 콜레스테롤이고 저밀도 콜레스테롤은 혈관에 붙어서 플라크를 형성하는 나쁜 물질이다.
>
> 콜레스테롤은 음식, 운동, 영양요법으로 조절하여 적절한 수치를 유지하는 것이 좋다. 만일 조절이 되지 않으면 약물요법을 병행하는데, 이때는 CoQ_{10}이 부족해지므로 이것을 보충해 주어야 근육 통증과 같은 부작용을 예방할 수 있다.

Applied Kinesiology

체내의 독을 없애야 몸과 마음이 편해진다

CHAPTER 07

중금속이나 인체에 해로운 화학 물질은 몸에 축적되기도 하지만 일단 간에서 해독 작용을 거쳐 담즙이나 신장으로 배출된다. AK의학은 이런 독성 물질에 노출되었을 때 간 기능이 떨어지는 것을 쉽게 진단할 수 있다. 간의 반사점에 강한 양성 반응이 나타나기 때문이다.

중금속에
대책 없이 노출된 현대인

서울에 사는 사람에게 자동차는 문명의 이기(利器)이자 공해다. 넓디넓은 6~8차선 도로를 빽빽하게 메워 주차장을 방불케 하는 차들, 그 배기구에서 쏟아지는 매연들을 생각하면 한시라도 서울을 벗어나고 싶다는 생각이 간절할 정도다. 가래를 뱉어 보면 언제나 시커먼 색이다. 매연에 찌든 도시의 한복판에서 일하는 우리는 건강하게 살기 위해 매연이 우리 몸에 어떤 악영향을 끼치는가를 알아야 한다.

매연이 사람 몸속에 들어가면 그 중에서도 굵은 입자만 기관지 점막에 걸려져서 가래로 나오고 발암 물질인 중금속 등이 많이 섞여 더 해로운 미세한 입자는 폐 속에 침착(沈着)된다. 이런 이유로 중금속이 우리 몸에 얼마나 축적되었는가를 주기적으로 검사하는 것이 중요하다. 몸에 축적된 중금속이 많다면 당연히 그것을 몸 밖으로 빼내는 효과적인 방법을 강구해야 할 것이다.

중금속이란 비중 4.0 이상의 모든 금속류를 일컫는다. 그 중 독성 때문에 인체에 나쁜 영향을 끼치는 것은 주로 수은, 납, 코발트, 크롬, 알루미늄, 니켈, 구리 등이다. 중금속은 일단 인체에 들어오면 잘 배출이 되지 않고 뼈나 신경 같은 조직에 축적되어 문제를 일으키기 시작한다.

1953년, 일본 남단 구마모토 현의 작은 어촌인 미나마타 마을에서는 원인 모를 괴질이 나타나기 시작했다. 어업을 주로 하는 마을 사람들에게 손발 마비와 언어 장애가 나타나기 시작한 것이다. 발생 당시에는 원인을 알 수 없는 괴질이었다. 그러나 한 대학의 끈질긴 연구 결과 미나마타 만(灣) 근처에 있는 신일본질소 공장에서 배출되는 수은이 원인이라는 사실을 밝혀냈다. 수은이 바다로 흘러가서 어패류를 오염시키고 이것을 먹은 사람들에게 수은 중독을 일으킨 것이다. 수은은 골수에도 축적되지만 뇌를 비롯한 신경계로 들어가서 여러 가지 신경 증상을 일으킨다. 이 사고로 한 마을에서만 73명이 사망했다. 이것이 가장 대표적인 중금속 오염 질환인 미나마타병이다.

일본에서는 또 다른 중금속 질환도 발생했다. 일본 도야마 현 진즈가와 유역에서 발생한 이타이이타이병이 그것이다. '이타이'라는 말은 '아프다'라는 뜻이다. 공식적으로는 1955년 처음 보고 되었지만 그 전에도 극심한 통증으로 인해 이타이이타이병으로 불리어 왔다. 이 병의 원인은 카드뮴이었다. 아연을 제련하는 공장의 폐광석에 포함되어 있던 카드뮴이 진즈가와 강으로 흘러 들어 강물을 오염시켰고, 이 물로 재배한 농작물이 카드뮴에 오염된 것이었다. 카드뮴이 몸에 축적되면 신장 기능 장애와 골연화증을 일으킨다. 뼈가 약해지면 전신에 극심한 통증을 일으킨다.

미나마타병과 이타이이타이병은 중금속이 인체에 축적되면 얼마나 심각한 문제를 일으키는지를 단적으로 보여 주는 역사적 사건들이다. 자동차 수는 매년 증가하고 중국의 급격한 산업화로 인해 봄이면 우리나라로 불어오는 황사에 포함된 중금속의 양이 점차 많아지고 있다. 우리 주변에는 아무렇지도 않게 노출되는 중금속이 허다하다. 장난감의 칠, 페인트, 오래된 음료의 캔 등이 그것이다. 특히 장난감의 칠은 성장기 유아들에게 치명적이다. 아이들은 별다른 생각 없이 장난감을 입으로 가져가므로 중금속을 흡수할 기회가 많아지는 것이다.

심지어는 충치 치료 후 긁어낸 자리에 넣는 아말감이 수은 중독을 일으키지 않는가에 대한 논란도 뜨겁다. 모 치과 선생님의 충치가 있어서 아말감으로 치료하였는데, 그 직후부터 알레르기와 두통이 생겼다고 하였다. 그 분은 이제 클리닉에서 아말감을 사용하지 않고 있다고 한다. 수은이 함유된 예방접종 백신이 아이에게 신경장애나 자폐증을 일으킬 수 있다는 주장도 나온다. 이래저래 현대인은 환경 공해에서 벗어날 방법이 없어 보인다.

일반적으로 아말감을 한 사람이 두통이나 신경 증상을 일으키면 모발 검사를 통해 조직 속의 수은 축적 여부를 확인한다. AK의학에서는 수은에 대한 항원을 담은 물병으로 근육 반응 검사를 해 강한 근육이 약해지면 이 증상을 유발하는 원인이 수은이라고 확진한다. 킬레이션(chelation)이라고 부르는 수은 중독의 치료는 수은을 흡착해서 몸 밖으로 배출시키는 방법이다. 킬레이션을 하기 전의 소변 내 수은 농도를 측정하고 킬레이션 치료 후 2시간 경과 뒤 그 농도를 검사하여 수은의 배출 정도를 측정한다. 이때 수은이 많이 배출되면 그만큼 인체 조직 속에 그 함유량이 많다는 것을 의미한다. 수은 이외에 납, 알루미늄, 니켈 등 기타 다른 중금속도 같은 치료법으로 치료한다.

중금속이나 인체에 해로운 화학 물질은 몸에 축적되기도 하지만 일단 간에서 해독 작용을 거쳐 담즙이나 신장으로 배출된다. AK의학은 이런 독성 물질에 노출되었을 때 간 기능이 떨어지는 것을 쉽게 진단할 수 있다. 간의 반사점에 강한 양성 반응이 나타나기 때문이다. 새 아파트로 이사를 하고 나서 피부의 알레르기 반응이 더 심해진 초등학생 알레르기 환자의 경우가 좋은 예다. 그 학생뿐만 아니라 아버지도 이사 후부터 심한 두통을 호소하고 있었다. 검사해 보니 두 사람은 간 기능이 많이 떨어져 있었다. 간 해독의 2단계 메커니즘은 미국의 기능의학을 이끌고 있는 블랜드(Jeff Bland) 박사에 의해 명확하게 밝혀진 바 있다. 이에 따르면 간 해독의 1단계와 2단계에 관계하는 효소의 활성을 높여 주는 비타민, 미네랄, 아미노산을 적절하게 공급하면 간 기능이 어렵지 않게 개선된다. 이 부녀(父女)에게 블랜드의 이론에 따른 간 해독을 하고 나자 알레르기와 두통이 좋아졌다.

중금속이나 해로운 화학 물질에 의한 질병은 예방이 치료 못지않게 중요하다. 가능하면 이런 유해 물질에 노출되지 않는 것이 최상의 방책이며, 공기 청정기, 숯, 공기 정화 기능이 있는 화초를 이용해서 유해 물질을 제거하는 것도 간편하고 좋은 방법이다. 의심스러운 환경에서 사는 사람들은 정기적으로 인체 내 중금속 축적에 대한 모발 검사를 해보는 것이 좋다.

> **기 억 하 세 요**
>
> **백해무익, 중금속!**
> 중금속이 우리 몸을 해칠 수 있는 가능성은 점차 많아져 간다.
> 중금속의 축적은 인체에 심각한 영향을 준다.
> 일반적으로는 모발 검사를 통해 인체 내 축적 정도를 확인할 수 있고, AK의학적인 방법은 더욱 간단하고 손쉽다.
> 중금속에 인체가 노출되지 않도록 하는 예방이 사후 치료보다 중요하다.

점점 더 바빠져 가는 현대인의 간

우리 몸에서 가장 큰 기관인 간의 기능은 알려진 것만 해도 500가지가 넘는다고 한다. 그렇다고 이것이 간 기능의 전부는 아니다. 간이 기능하지 않는다면 사람은 곧 죽는다. 그러나 다행스럽게도 자연은 간을 생명을 유지하는 데 필요한 것보다 훨씬 크게 만들어 놓았다. 많은 학자들이 간은 생명 유지에 꼭 필요한 크기보다 약 6배 정도 크다는 데 동의하고 있다. 다시 말하면 사람은 정상적인 간의 1/6만 있어도 살아갈 수 있다는 것이다. 여기에다 간은 탁월한 재생 능력까지 갖추고 있다. 대부분의 사람들이 간을 혹사하고 있는 현대 사회에서, 이런 사실들은 대단히 다행스러운 일이다.

간에서 야기될 수 있는 문제들은 2가지로 나누어 볼 수 있다. 첫 번째는 의사들이 일반적으로 찾아내려고 하는 명백한 병리적 이상이다. 여기에 속하는 것들로는 간염, 간경화, 지방간, 기타 간의 질환들이다. 두 번째는 이 글에서 이야기하려고 하는 간의 기능적인 이상이다. 기능적 이상은 어느 날 갑자기 병리적 이상인 간 질환으로 진행되어 나타나는 것이 보통이다. 불행하게도 간은 명백한 질환으로 진행된 후에는 정상적 기능을 하도록 회복시키기에 너무 늦은 경우가 많다.

　간의 기능적인 이상을 가장 확실하게 알아낼 수 있는 검사 방법은 근육 검사라는 것이 필자의 생각이다. 간의 반사점에 손을 대었을 때 지표 근육이 약해지거나, 간의 기능을 대변하는 근육인 큰가슴근 복장뼈 분지 근육의 힘이 약해지면 간 기능이 떨어졌다는 증거다. 이때 간을 해독시키는 영양제나, 간에 필요한 영양소를 입에 넣고 검사하면 약했던 근육이 강해진다. 이처럼 극적으로 민감하게 변화하는 근육의 반응은 검사하는 의사뿐만 아니라 환자도 느낄 수 있을 정도다. 이밖에도 간의 기능 이상은 외형적인 징후로도 알 수 있다. 혀에 백태가 끼거나 눈 밑이 검어지는 것들이 그것이다. 그 정도가 지나쳐서 간이 병적인 상태가 되면 황달이 나타난다.

　간에 과도한 부담이 가서 우리 몸이 요구하는 만큼 충분히 기능을 하지 못할 때는 여러 가지 광범위한 증상을 일으킨다. 그 이유는 간이 여러 면에서 인체에 영향을 줄 수 있는 기능들을 갖고 있기 때문이다.

　간은 소화 기능에 중요한 역할을 하는데, 특히 지방의 분해 흡수에 대단히 중요한 역할을 한다. 또 간은 담즙을 분비하여 우리 몸의 독소들을 장으로 배출함으로써 우리 몸에서 독소를 제거하는 역할을 한다. 그런가 하면 우리 몸의 과잉 호르몬이나 쓰고 남은 호르몬을 제거하여 호르몬 밸런스를 유지하도록 한다. 예를 들어 항 이뇨 호르몬이 지나치게 많아질 경우 간이 이를 제거하는데, 만약 간이 제 기능을 하지 못한다면 몸에 수분이 많아져 다리나 복부가 붓게 될 것이다.

　에스트로겐과 같은 성 호르몬들도 간에서 제거되는데, 이것이 제대로 기능하지 못했을 때 생리불순, 생리통, 자궁내막증 등의 문제가 일어나게 되는 것이다.

　간의 기능 이상은 당 조절에도 문제를 일으킬 수 있다. 왜냐하면 간은 당을 저장하는 주 기관이기 때문이다. 우리 몸 안의 많은 당 전환 요소들이 여기에 관여하고 있다. 간 기능 이상은 비타민A, D, E, K 같은 지용성 비타민에 대한 적절한 이용도 방해한다. 간은 이런 비타민의 저장과 흡수에도 관여하기 때문이다. 혈액 응고에 필요한 여러 가지 인자들도 간에서 생성된다. 간에 이상이 있으면 혈액 응고가 잘 되지 않기 때문에 출혈이 잦게 된다. 멍이 잘 드는 사람은 간의 이상 유무를 검사해 봐야 한다.

위와 같은 사실들은 수많은 간의 기능 중 극히 일부에 불과하다. 간이 손상되면 심한 피로감, 소화 장애, 부종, 지속적인 냉감, 식욕 부진 등이 나타난다. 또 약물들을 분해해서 제거하는 능력이 떨어져 약제에 대한 내성이 감소하는데, 이 때문에 약물 부작용이 잘 나타나게 된다. 여러 종류의 영양 결핍에 관련된 징후들이 나타나는 경우도 많다.

대표적 해독 기관

간의 가장 중요한 기능은 독성 물질을 제거하는 것이다. 독성 물질들은 다양한 경로로 우리 몸에 들어오는데, 자동차의 매연, 농작물에 살포된 농약, 집에서 쓰는 살충제, 작업장에서 접촉하는 화학 물질들이 잘 알려진 독성물질들이다. 그 외에도 사람들이 인식하지 못하는 많은 화학 물질들이 인체에 문제를 일으킬 수 있다. 의약품들 ─특히 의사의 처방을 받지 않고도 가게나 약국에서 쉽게 구입해 복용하는─ 조차도 간에 심각한 부담을 줄 수 있고 급기야 해를 입힐 수도 있다. 또한 방부제, 식품 보존제, 인공 감미료, 인공 착색제, 그리고 식품의 숙성 과정에 사용되는 화학 물질들도 간의 기능에 잠재적인 문제를 일으킬 수 있다.

정상 기능을 놀라울 만큼 잘 유지하는 간의 능력을 생각하면 이런 화학 물질 중의 일부는 문제가 안 될 수도 있다. 그러나 식품을 통해 우리 몸으로 들어오는 수많은 화학 물질들은 지속적으로 축적되는 것이며 언젠가는 우리 몸에 해를 끼치게 된다.

스모그, 에어로졸 스프레이 (향수, 헤어스프레이, 탈취제, 실내 청정제, 방충제, 방청제), 알코올 등의 수많은 생활환경 독성 물질들도 간을 과로하게 만들고 마침내 손상시킨다. 요즘 환경에서 가장 심각한 독성 물질은 납, 카드뮴, 비소와 같은 중금속들이다. 우리 몸에 침착(沈着)되고 축적되는 이 물질들은 특별한 해독 처방을 통해서도 제거하기 힘들다.

블랜 박사가 밝혀낸 간 해독에 대한 두 단계는 산화 과정을 통한 간 해독(1단계)과 황, 글루쿠론산, 메틸기, 아세틸기, 글루타티온 등의 공유 결합을 통한 간 해독(2단계)이다. 이 기전이 밝혀짐으로써 아미노산, 비타민, 미네랄을 적절히 이용해 간 해독을 쉽게 할 수 있게 되었다. 여기에다 AK의학의 근육 검사를 통하면 어떤 영양제를 얼마 동안 얼마만큼 복용해야 하는가를 정확하게 알 수 있으며 치료 후의 결과를 판정하는 데에도 좋은 기준이 된다.

간에 있는 지방

간은 탄수화물과 단백질의 주요 저장소이다. 이에 비해 지방은 소량만을 저장하는데 정상적인 경우 3~5%의 지방을 갖고 있다. 그러나 정제된 탄수화물을 너무 많이 먹거나 술을 많이 마시면 중성 지방이 많아지고 이것이 간에 축적된다. 간에 너무 많은 지방이 쌓이면 울혈이 생기고 기능이 떨어진다.

간 기능 검사

간 기능 검사는 간의 이상 유무를 검사하는 것이다. 그러나 초기 단계의 간 기능 이상은 혈액을 통한 간 기능 검사에서 찾아낼 수 없는 것이 보통이다. 더군다나 간은 인체가 필요로 하는 것보다 훨씬 크므로 일반적인 간 기능 검사에서 이상이 나타났다면 이미 기능 이상이 상당히 진행되었다고 봐야 한다. AK의학에서 초기 단계의 간 기능 이상을 근육 검사를 통해 알아낸다는 사실은, 그래서 의미가 있다.

  건강하게 장수하기 위해서는 식이 요법과 영양학적인 치료 프로그램을 잘 따라 간이 적절하게 기능할 수 있도록 하는 것이 필수적이다. '우리 몸이 천 냥이면 간은 구백 냥'이라는 속담은 아무리 강조되어도 지나치지 않다.

21세기는
해독에 관심을 가져야 할 시대

21세기는 독성 물질에 대한 관심이 다른 어느 때보다 높다. 산업화로 인해 독성이 강한 화학 물질들이 끊임없이 개발되고 있고, 공기와 물의 오염, 방사성 물질 등의 환경적인 요인들이 우리를 위협하고 있기 때문이다. 뿐만 아니라 우리는 더 많은 설탕과 정제된 식품을 먹고 있다. 우리 인체는 지금 급격하게 나빠지는 환경으로 인해 생긴 독소, 인체 내에서 만들어진 독소들을 처리하느라 해독 기능을 최대로 발휘하고 있는지도 모른다.

인체의 해독에 가장 중요한 기관은 간이다. 평소에 피로를 느껴서 병원에 간 많은 사람들은 '간 기능은 정상'이라는 검사 결과를 듣는다. 문제는 간의 기능이 약 30%만 있어도 검사에서 이상 소견을 보이지 않는다는 것이다. 혈액 검사에서는 정상인데도 AK검사를 해보면 간 기능이 떨어진 경우를 많다. 이 경우 AK치료로 해독을 하고 나면 피곤함, 두통 등의 증상도 좋아지는 것을 볼 수 있다.

독소는 크게 몸 자체에서 생긴 것과 외부에서 몸속으로 들어오는 것으로 나눌 수 있다.

너무 과도하게 독소가 인체에서 만들어지거나, 외부에서 많이 들어와서 적절히 제거하지 못하면 인체의 기능이 떨어진다..

몸 자체에서 왜 독소가 생길까. 독소는 정상적인 인체의 대사 과정 —에너지를 만들거나, 소화를 시키거나— 에서도 만들어진다. 우선 영양분을 먹고 그것을 산화시켜 에너지를 만드는 과정에서 나오는 활성 산소도 일종의 독소다. 내분비선에서 생성된 호르몬도 몸 안에서 기능을 다하고 나면 독소로 변한다. 체내의 균이나 기생충도 독소를 만든다. 스트레스를 받아도 독소가 많이 만들어진다.

외부에서 들어오는 독소는 보통 공기나 음식을 통해 인체 내로 들어오게 된다. 우리는 항상 독소에 노출되어 있는 것이다. 매연과 같은 환경오염 물질, 많은 약, 음식 첨가물, 보존제, 알레르기를 일으키는 항원 등이 인체 내로 들어와서 독소가 된다.

독소를 적절히 제거하지 못하면 인체 조직과 기관의 기능을 방해하며 염증을 일으킨다. 독소를 제거하는 것이 건강을 유지하는 데 필수적임은 말할 나위가 없다. 다행히도 우리 몸은 정상적으로 독소를 제거할 수 있는 능력이 있다. 독소를 중화시키거나 변화시키는 기능이 그것이다. 예를 들면 항산화제는 활성 산소를 중화시킨다. 간에서는 독성 물질이 독성이 없는 물질로 변화된 뒤 혈액을 경유해 신장으로 배출되거나 쓸개의 담즙을 통해 장으로 배설된다. 독소는 날씨가 덥거나 운동을 해 흘리는 땀으로도 배출된다.

코의 점막, 부비동, 피부도 독소를 배출하는 기관이 될 수 있다. 독소가 몸 안에서 해독되지 않거나 지나치게 많이 생기면 코의 점막이나 피부로 배출된다. 이때 코가 막히고 염증이 생기거나 축농증이 된다. 독소 때문에 피부염이 일어나기도 한다.

해독 작용은 정신적인 면에서도 일어난다. 사람의 마음속에 있는 부정적인 생각들이 독소를 만들어낸다. 때문에 분노, 증오, 불안, 공포, 좌절감, 무기력, 절망감 등의 부정적인 요소들을 즐거움, 용서, 사랑, 희망과 같은 긍정적인 생각들로 대체시켜야 한다. 스트레스는 반드시 풀고 넘어가야 하며 명상을 하는 것도 정신적인 해독에 도움이 된다. 요가, 국선도, 태극권 등의 심신수련도 좋다.

신체적인 해독과 정신적 해독은 불가분의 관계에 있다. 간과 장을 해독하고 좋은 식사를 하면 기분이 상쾌해지고 마음이 편안해진다. 몸이 불편하면 기분도 나빠져 괜히 짜증이 나고 스트레스에 예민해진다. 몸속의 독소를 배출하고 나면 몸이 가벼워지는 것을 느끼게 되며 새로운 일을 추진할 수 있는 힘이 생겨 미래에 대한 비전을 갖게 된다.

해독에는 또 물이 중요하다. 대부분의 독소는 간에서 해독 과정을 거쳐서 물에 녹은 뒤 혈액을 타고 신장, 땀, 쓸개로 분비되어 몸 밖으로 나가기 때문이다. 그러므로 물은 하루에 1.5 l 이상 마시는 것이 좋다.

야채를 많이 먹어 섬유질을 많이 섭취하는 것도 중요하다. 섬유질은 콜레스테롤뿐 아니라 독소를 배출시키는 역할도 한다. 변비가 되지 않게 하여 독소가 대변으로 충분히 배출될 수 있도록 해줘야 건강하다. 또 야채의 색깔과 관련된 성분들은 대부분 항산화제로 작용해 활성산소를 몸 안에서 제거한다. 야채에 함유된 여러 가지 비타민과 무기질도 간이나 신장에서 해독 과정을 촉진시키는 요소다. 그러므로 야채는 하루에 작은 접시로 6접시 이상 먹는 것이 좋다. 당분이 많이 함유되지 않은 과일도 3접시 정도는 먹어야 한다.

지방이 많은 고기, 유제품, 정제된 가공 식품, 첨가물이 함유된 식품, 패스트푸드 등을 많이 섭취하는 사람일수록 해독에 더 많은 주의를 기울여야 한다.

> **알|아|두|면|좋|은|것**
>
> **독소와 관련이 있는 증상들**
> 두통, 요통, 콧물, 상악동염, 피로, 관절통, 기침, 인후통, 고지혈증, 감기에 잘 걸림, 면역 저하, 초조감, 졸림, 불면증, 메스꺼움, 어지러움, 감정의 변화, 불안, 우울증, 피부 발진, 소화 불량, 식욕 저하, 입 냄새, 변비

비만은 독소와 관련이 깊다. 독소는 몸속의 지방층에 자리 잡는다. 체중을 줄이기 시작할 때, 지방층이 줄어들면 지방 속에 들어 있던 독소가 혈중으로 나와 독소에 의한 전신 증상이 생길 수 있다. 그러므로 체중을 줄일 때는 물을 충분히 마시고, 섬유질이 많은 음식을 먹어야 하며, 비타민C, E, 베타카로틴, 셀레늄, 아연 등과 같은 항산화제를 섭취하는 것이 중요하다. 운동도 해독을 촉진시켜 준다

간의 해독 능력 키우려면 영양 공급을 잘 해야

간의 해독 메커니즘은 화학적 결합 반응을 통해 독성 물질을 무독성의 물질로 만들어 인체 밖으로 배출시키는 방식이다. 많은 효소가 간에서 작용하여 지방에 녹는 독소를 물에 녹는 물질로 변환시켜 소변이나 담즙으로 배출시키는 것이다. 독소에 노출될 때 나타나는 증상은 사람에 따라 다르다. 어떤 사람은 독소에 매우 민감하고, 어떤 사람은 덜 민감한 사람도 있다. 독소에 덜 민감한 사람은 간의 해독 능력이 좋다는 것이다.

간의 해독 능력은 적절한 영양이 공급되어야 좋아질 수 있다. 그럼에도 불구하고 대부분의 사람들은 올바른 식사나 생활 습관을 유지하지 못해 독소를 충분히 제거하지 못한다. 몸에 남은 독소들은 여러 장기들의 기능을 떨어뜨리고 장기적으로 노화를 촉진시켜 질병에 걸릴 확률을 높인다. 간 내의 효소들이 독소를 전부 제거하지 못 하면 체내에 쌓이고, 적절한 영양 요법이 처치되지 않으면 독소가 계속 쌓이는 악순환을 거듭하게 되어 만성적인 염증의 원인이 된다. 관절염, 심혈관계 질환, 두통, 만성 피로, 조기 노화 등이 바로 이런 이유로 생기는 질병이다.

간 해독의 2단계

간은 어떤 방식으로 체내의 독소를 없앨까.

그 첫 단계는 사이토크롬(Cytochrome) P450이라는 효소가 독소를 산화시켜 환원 반응을 일으켜 물에 녹는 물질로 변환시키는 과정이다. 사이토크롬 P450 효소의 기능을 도와주는 영양물질로는 비타민 B_2, B_3, B_6, B_{12}, 엽산, 마그네슘, 철, 코엔자임Q_{10}, 바이오플라보노이드 등이 있다. 그러나 환원 반응 중에 활성 산소가 발생하여 세포에 손상을 줄 수가 있다. 또 1단계를 거친 후의 독소의 중간 대사물은 원래의 독소보다 더 독성이 강하기 때문에 체내에 축적되기 전에 전부 다음 단계로 진행되어야 한다. 인체에서 만들어진 항산화제들은 이런 물질들을 제거하여 조직의 손상을 막는다. 글루타티온, SOD, 베타카로틴, 비타민E, 아연, 셀레늄 등이 이런 작용을 하는 항산화제들이다.

2단계 해독에서 가장 중요한 것은 1단계 해독으로 생긴 중간 대사물을 글루타티온과 결합(glutathione conjugation)시키는 것이다. 체내에 독소가 많이 생겼음에도 충분한 글루타티온이 몸에 없다면 중간 대사물의 독성에 의해서 조직 손상이 일어난다. 이때는 글루타티온 주사를 맞거나 N-아세틸시스테인(acetylcysteine)을 복용해 혈중의 글루타티온을 적절한 수준으로 유지해야 한다.

그 외에 글루쿠로닌 결합(glucuronidation), 아미노산(글리신, 시스테인, 메티오닌, 타우린, 글루타민산) 결합, 황 결합(sulfation), 아세틸 결합(acetylation), 메칠 결합(methylation) 등을 통해서 2단계의 해독이 완성되어 독성 물질이 무독성의 화합물로 변환되어 쉽게 몸 밖으로 빠져 나갈 수 있게 되는 것이다.

그렇다면 해독에 관여하는 비타민과 미네랄에는 어떤 것이 있을까.

먼저 비타민B군이 간에서 해독 과정에 관여하는 효소들의 활동을 도와준다. 비타민B군이 적당량 존재하지 않으면 효소의 해독 기능이 떨어지는 것이다. 비타민C는 항산화제로서 해독 과정 중에 활성 산소가 발생하는 것을 막아 준다. 이것은 과일과 야채에 많이 함유되어 있으며 적어도 하루에 1000㎎은 복용하는 것이 좋다. 비타민E와 셀레늄은 글루타티온 산화 효소의 활동에 조효소로서 작용할 뿐만 아니라 항산화제로 해독 과정에 관여한다. 오늘날에는 농작물에 비료를 많이 사용하기 때문에 토양에 셀레늄과 같은 무기질이 부족하다. 해독 능력을 높이려면 이러한 영양소가 필수적이다.

브로콜리, 콜리플라워, 양상추, 케일, 무 등은 인돌(indole), 티올(thiol), 황이 있어서 해독의 1, 2 단계 모두를 활성화시키는 데 도움이 된다. 특히 브로콜리는 독소를 글루타티온과 결합시키는 방식으로 해독을 돕는다. 아연은 인체의 대사 과정에 관여하는 효소 중 약 60% 정도에서 조효소(효소의 활동을 도와주는 비타민이나 미네랄)로서 작용한다. 특히 간의 해독 과정에도 중요한 역할을 하는데, 특히 알코올 해독에 관여하는 효소인 알코올 디 하이드로게나제의 조효소로 작용하기 때문에 알코올의 분해에 필수적이다. 따라서 술을 많이 마시는 사람들은 아연이 충분히 함유된 식사를 하는 것이 좋다. 아연은 '섹스 미네랄'이라는 별명이 붙을 만큼 정력에도 좋다. 카사노바는 하루에 굴을 50개씩 먹어 건강을 유지했는데 바로 이 굴에 아연이 풍부하다.

해독을 위한 식사 지침

신선한 야채와 과일, 통밀이나 현미 같은 정제되지 않는 탄수화물을 먹되 유기농으로 재배된 것을 신선한 그대로 섭취하는 것이 좋다. 육류, 설탕, 정제된 가공 식품, 커피, 술, 음료수 등은 가급적 피해야 한다. 섭취하는 양도 중요한 요소다. 물과 신선한 주스는 되도록 많이(하루에 1.5 l 이상) 마신다. 야채는 하루에 작은 접시로 6접시, 과일은 3접시를 먹는다. 단백질과 필수 지방산을 충분히 섭취해야 하는데 이를 위해 생선, 견과류, 유기농으로 기른 육류 등을 먹는다.

간의 해독 능력은 건강에 필수적이며 그러기 위해서는 중요 영양소들이 충분히 들어 있는 식사를 해야 한다. 간의 해독 기능에 문제가 생겼을 경우에는 의사의 지시에 따라 여기에 언급된 영양소들이 들어 있는 영양제를 복용하는 것이 좋다.

AK치료법에서는 근육 반사를 통해서 간 기능이 떨어진 것을 확인할 수 있다. 만일 특정한 외부 독소에 의한 문제라면 의심 가는 독소

● 해독 과정

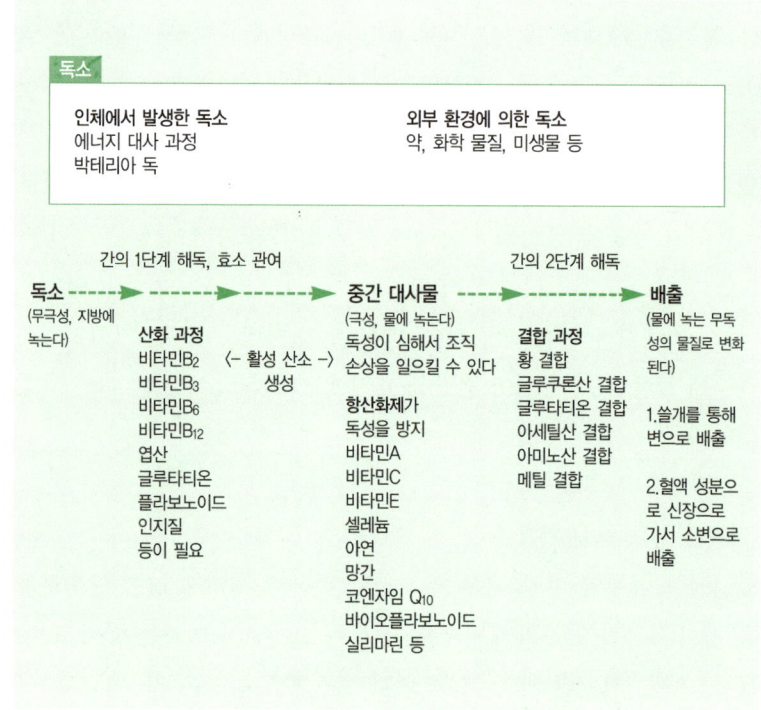

나 그 항원을 몸에 대고 근육 반사를 통해서 독소를 확인할 수 있다. 인체 내에서 생긴 호르몬 대사물이나 기타 독소에 의한 것도 근육 반사로 확인할 수 있다. 이 검사는 특정 독소를 해독하는데 가장 효과적인 영양소나 영양제를 정확하게 선택할 수 있게 해준다. 이렇게 선택된 영양제나 식사 요법을 통해 독소들이 제거되면 몸에 힘이 생기고 피곤함이 없어지며 피부는 깨끗해지고 머리가 맑아져 정신적으로 평온해진다.

술, 그 메커니즘을 알고 마시면 더 즐겁다

술은 언제 생겼을까. 아마 인류가 음식을 즉석에서 먹지 않고 보관하기 시작했을 때부터 그 속에 들어 있는 포도당이 우연히 발효되어 술이 되었을 것이다.

술의 기원을 신화에서 찾기도 한다. 술의 신은 디오니소스(Dionysos ; 로마 신화에서는 바쿠스 Bacchus)다. 디오니소스는 제우스가 인간인 세멜레에게 사랑에 빠져 탄생한 반신반인이다. 디오니소스가 어머니 뱃속에 있을 때 헤라의 질투 때문에 세멜레는 죽었다. 세멜레가 죽기 전 제우스는 디오니소스를 그녀의 자궁 속에서 꺼내어 자신의 허벅지에서 기른 후 탄생시켰다.

디오니소스는 여러 지방을 돌면서 사람들에게 포도를 재배하고 포도주를 만드는 법을 가르쳐 주었다. 사람들은 포도가 발효되어 술이 되는 것을 디오니소스의 권능으로 알았고, 술을 마시고 취기를 느끼게 되는 영광을 그에게 돌렸다. 디오니소스를 섬기는 사람들은 의식을 집전하며 밤새 통음(痛飮)했다.

술에 취하면 육체적으로나 정신적으로 평안과 휴식을 맛보게 된다. 이것은 인간이 가장 원하는 것이기도 하다. 이 상태에서는 아마 세상도 아름답게 보일 것이다. 이는 꼭 신이 내리지 않았더라도 인간에게는 축복임에 틀림없다.

가장 경제적인 에너지원

술은 인간에게 아주 경제적인 에너지원이 될 수 있다. 포도당($C_6H_{12}O_6$)이 발효되면 좀더 간단한 분자인 에탄올(C_2H_5OH)이 된다. 우리가 '술'이라고 부르는 에탄올은 포도당보다 흡수도 잘된다. 지방층까지 통과할 수 있기 때문에 2개 층의 지방으로 되어 있는 세포막도 쉽게 통과한다. 인체의 어느 곳이든지 갈 수 있는 것이다. 술을 마시면 입에서 바로 흡수되기 시작하며 식도를 타고 짜릿하게 위장으로 가는 과정에서도 다량 흡수되어 즉시 에너지로 쓰일 수 있다. 아주 효율적인 에너지원인 것이다. 농사일을 하거나 공사장에서 인부들이 힘든 일을 하는 중에 막걸리나 소주를 한 잔씩 하는 것은 이 때문이다.

에탄올은 대뇌의 신피질을 억제하기 때문에 술을 마시면 발생학적으로 오래된 대뇌의 구피질인 변연계의 활동이 증가된다. 이성을 대변하는 신피질의 기능이 떨어지고 동물적이고 본능적인 구피질의 야성이 넘치게 되는 것이다. 술은 사람으로 하여금 절제된 의식보다는 낮보다도 밤을 지배하는 무의식이 표출되도록 한다. 대뇌의 신피질을 아폴로적인 질서에 비유한다면 구피질(변연계)은 디오니소스적인 무질서라고 할 수 있다. 평소에 인간의 뇌라는 것은 아폴로적인 지성과 디오니소스적인 야성이 조화를 이루고 있다고 볼 수 있다.

술을 적당히 마시면 오히려 술을 안 마시는 사람들보다 심장병의 위험성이 줄어든다고 한다. '적당히 마신다'는 기준은 무엇일까. 대체적으로 양주는 한 잔 내지 한 잔 반, 와인은 두 잔, 맥주는 300cc를 남자는 하루에 두 번, 여자는 하루에 한 번 마시는 정도다. 그러나 술을 마시지 않는 사람도 일부러 이 정도의 술을 마셔야 한다는 이야기는 아니다. 다만 술을 마시는 사람은 이 정도를 넘지 않는 선에서 마시면 심장병의 위험을 줄여 주는 장점이 있다는 뜻일 뿐이다. 술을 지나치게 마시면 혈압이 올라가 심장 질환을 초래할 수 있다. 술은 혈중 중성 지방을 높이고 암의 원인이 되며 비만, 간질환, 당뇨, 신경계 이상, 알코올 중독, 췌장염, 위장 장애, 면역 기능 저하, 성기능 장애 등 여러 가지 건강상의 문제를 일으킨다. 특히 아연을 많이 소비시켜 머리뼈 기능 이상의 원인 중 하나가 되기도 한다.

술이 우리 몸에 들어오면 아세트알데히드(acetaldehyde)로 바뀐다. 이때 필요한 효소가 알코올 디하이드로게나제(alcoholdehydrogenase)인데 이것의 활동을 도와주는 것이 아연과 비타민B_3다. 이 아세트알데히드는 아세트알데히드 디하이드로게나제에 의해서 아세테이트(acetate)로 되고 이것은 다시 물과 이산화탄소로 분해된다. 이 과정에서도 아연이 필요하다. 우리 몸의 해독을 포함한 모든 대사 과정에 많이 사용되는 것이 아연, 마그네슘, 비타민B_6이다. 술을 많이

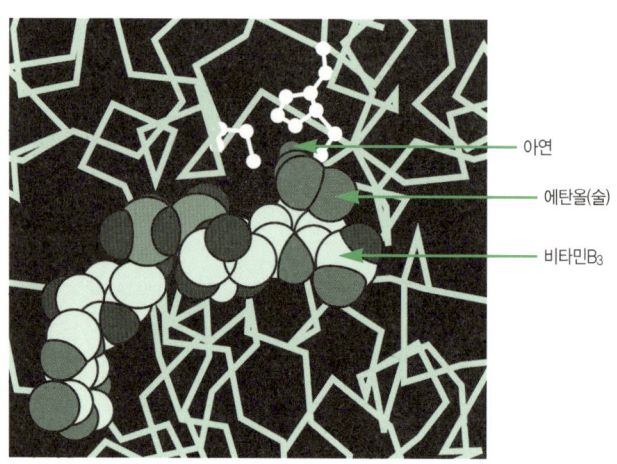

● 알코올의 분해에는 다량의 아연과 비타민B가 필요하다.

마시면 이런 무기질과 비타민이 많이 소비된다. 그 중에서 아연이 많이 모자라게 되면 머리뼈 기능 이상, 면역 기능 저하, 위산 분비 감소로 인한 소화기 장애, 성기능 장애 등 여러 신체 대사의 이상이 일어나는 것이다.

알코올(C_2H_5OH)은 아세트알데히드(C_2H_4O)로 분해된다. 아세트알데히드는 독성이 에탄올보다 약 30배 정도 강하다. 더구나 그 자체의 독성뿐만 아니라 이것이 산화되는 과정에서 활성 산소가 발생하여 간염, 간 경변, 췌장염, 심장 병변 등의 질병을 일으킬 수 있다. 술을 마시고 난 후의 숙취는 주로 아세트알데히드와 활성 산소 때문이다. 주로 두통, 메스꺼움, 불쾌감 등의 증상이 생긴다. 그런데 해장국을 먹고 나면 두통이나 메스꺼움, 속 쓰림 등이 없어진다. 그 이유는 무엇일까. 따뜻한 국물과 약간의 자극적인 물질이 위벽을 자극하면 그 자극이 위벽에 있는 감각 수용체를 통해 간뇌의 망상체로 전해져 통증이나 불쾌감을 없애 주기 때문이다.

한편 아세트알데히드는 뇌에서 단기 기억을 담당하는 해마(Hippocampus)와 측두엽에서 일어나는 화학 작용을 마비시키기 때문에 기억 작용을 방해한다. 술을 많이 마시고 나면 필름이 끊기는 것은 이 때문이다. '깨어보니 집 안방에서 자고 있는데 어떻게 왔는지 도저히 기억이 나지 않는다. 그런데 밖에 나가보니 차는 제 자리에 잘 주차되어 있었다. —' 이런 경험이 있는 사람들이 아마 적지 않을 것이다. 그 이유는 술 마실 당시의 두뇌 활동은 충분히 '임무'를 수행할 수 있을 정도만큼만 떨어졌지만 그 행위의 기억을 담당하는 해마의 작용은 완전히 마비되어 버렸기 때문이다.

술 분해의 중간 산물인 아세트알데히드와 활성 산소는 독성이 심하여 인체의 지방, 단백질, DNA 등을 무차별 파괴한다. 인체의 거의 모든 기관들은 이런 독성 물질에 장기간 노출되면 병이 생긴다. 특히

DNA가 장기간 공격당하면 식도암, 위암, 간암 등이 생길 수 있다.

이렇듯 술을 마셨을 때 인체에 해를 입히는 주범은 아세트알데히드와 활성 산소다. 리(Li)와 고멜스키(Gomelskey) 등은 아세트알데히드와 활성 산소로 인한 인체의 손상을 어떻게 줄일까 연구했다. 그 결과 아세트알데히드를 분해하는 아세트알데히드 디하이드로게나제(탈수소 효소)의 활성을 높이고 활성 산소를 감소시키는 항산화제를 투여하면 술에 의한 세포 손상을 줄일 수 있다는 확신을 얻었다. 특히 아세트알데히드를 분해하는 효소는 아연에 의해서 그 활동이 증가된다는 사실은 중요한 점이다.

이 연구를 바탕으로 필자와 AK학회 임원들이 '임상 실험'을 해보기로 했다. 모두 항산화제인 CoQ_{10}, 인체 대사에 가장 많이 쓰이는 비타민B_6, 아연을 먹고 각자 소주 한 병 반 정도 되는 분량을 마셔 봤다. 이중 한 사람은 소주 한 병 정도 마시면 그 다음날 오후까지 술 냄새가 나서 환자 진료를 할 수 없을 정도였다. 그런데 다음 날 그 사람조차 멀쩡하게 출근했다. 다른 사람들은 말할 것도 없고 본인도 놀랄 정도였다. 다른 사람들도 모두 술이 빨리 깨고 숙취가 없었다고 하였다.

가능하면 술을 마시지 않거나 적게 마시는 것이 건강에 도움이 된다는 것은 두말 할 필요가 없다. 그러나 사회생활을 하다 보면 어쩔 수 없이 술을 마셔야 할 때가 많다. 관건은 술을 즐기되 기분 좋게 놀고 다음날 숙취가 없어야 한다. 장기적으로는 술로 인한 건강 이상이 생기지 않아야 한다. 대부분의 사람들은 술을 마시고 나서 해장국을 먹는다든지, 드링크 류를 마신다든지, 비타민을 먹는다든지 한다. 이것은 폭우가 쏟아져서 강물이 범람하고 가옥과 도로 등이 침수되거나 유실된 후에 복구 작업을 하는 것과 같다. 이것보다는 사전에 둑을 쌓거나 배수펌프가 잘 작동되도록 하는 것이 피해를 막는 데 훨씬 효과적임은 말할 나위 없다. 술을 마시기 전에 미리 대비하고 마시면 즐기는 시간도 더 길어질 수 있고, 다음 날 숙취도 없을 뿐만 아니라 술로 인한 질환까지 예방할 수 있다.

인체 내에서 자연적으로 만들어지는 항산화제는 아연과 관련이 있다. 항산화제는 비타민C, E, CoQ_{10}, 라이코펜, 카로티노이드, 폴리페놀, 케르세틴(quercetin), 글루타티온 등이다.

술은 1g에 7kcal의 열량을 낸다. 이런 에너지 대사 과정에는 비타민B군(B_1, B_2, B_3, B_5, B_6, B_{12}, 엽산)이 필요하다. 특히 B_1(티아민, Thiamine)이 필요하고 무기질인 아연, 마그네슘, 크롬도 있어야 한다. 이중 티아민, 마그네슘, 크롬 등은 음주로 인한 일시적인 혈당 저하를 막아 준다.

앞에서 말한 대로 간 해독은 두 단계로 나뉘며 1단계에는 주로 비타민B군이 필요하고 2단계에는 필수 아미노산이 필요하다. 아세트알데히드는 아미노산 중의 시스테인(Cysteine), 타우린(Taurine), 글리신(Glycine) 등에 의한 2단계에서 해독된다.

술의 이런 해독 과정을 이해한다면 술 마시기 3~4시간 전에 아연, 마그네슘, 크롬 등의 무기질과 항산화제, 비타민B 복합제를 먹는 것이 좋다. 필수 아미노산도 꼭 필요하므로 안주는 단백질이 풍부한 음식이 좋다. 글루타티온은 강력한 항산화제일 뿐 아니라 간 해독의 두 번째 단계에서 가장 중요한 해독 기능을 하는 아미노산 결합체이다. 그러나 이것은 3개의 아미노산이 결합되어 있는 형태여서 먹어서는 흡수되지 않기 때문에 주사로 맞을 수밖에 없다. 간 해독에 문제가 있는 사람들은 글루타티온 주사를 맞는 것도 도움이 된다. 술을 마셔야 한다면 이런 영양소나 무기질을 미리 먹을 필요가 있다.

술을 마시는 도중에는 담백한 야채를 먹는 것이 좋다. 술을 해독하는데 도움이 되는 채소로는 배추, 무, 브로콜리, 콜리플라워, 양상추,

케일, 콩나물 등이 있다. 이들 채소는 간의 해독 1단계, 2단계 모두를 원활하게 하는 작용을 한다.

술을 마시고 난 후에는 필수 아미노산이 풍부한 야채가 들어 있는 해장국을 먹는 것이 좋다. 여기에 충분한 수면이 회복에 도움이 된다. 또 술에는 이뇨 작용이 있어서 많이 마시면 탈수가 되므로 되도록 물을 많이 마셔야 한다. 술을 한번 마시면 3일은 꼭 쉬어야 한다. 간이 충분히 해독할 시간을 주어야 하기 때문이다.

술을 마시지 않는 사람에게 술을 권하고 싶지는 않다. 그렇지만 절제된 술은 뇌를 이완시켜서 편안한 기분을 느끼게 하고 답답한 마음을 열어 주는 명약이다. 술을 건강하게 즐기면 사는 것이 즐겁다.

몸에 맞는 술이란

어떤 사람은 맥주를 마시면 머리가 아프다고 한다. 반면에 도수가 높은 양주나 소주는 괜찮다고도 한다. 물론 그 반대인 사람도 있다. 사람에 따라 맞는 술과 안 맞는 술이 분명히 있다는 얘기다. 자기 몸에 맞지 않는 술이라면 그 술은 마시지 않는 것이 좋다.

자기 몸에 맞는 술을 정확하게 알아보려면 어떻게 하면 될까. 술은 간에 의해 대사되므로 간과 관련된 근육을 검사하면 된다. AK치료법에서는 간과 관련된 근육인, 가슴 앞쪽에 있는 큰가슴근 복장뼈 분지를 이용한다. 이 근육이 약하면 간의 기능이 약하다고 볼 수 있다. 단 이 근육이 외상을 입었을 때는 예외다. 큰가슴근 복장뼈 분지 근육이 정상 상태임을 전제로 여러 종류의 술을 한 모금씩 입에 넣고 강해지는지 약해지는지를 검사한다. 만일 특정 술을 머금었을 때 약해진다면 그 술을 자기 몸에 맞지 않는 것이다. 반대로 강해진다면 그 술은 몸에 맞다고 할 수 있다.

이러한 반사가 생기는 이유는 어떤 기전 때문일까. 술을 한 모금 입에 넣으면 그 술은 혀의 미각을 담당하는 감각 수용체를 자극해 신경을 타고 대뇌로 전달된다. 만일 그 술이 몸에 해를 입히는 것이면 뇌의 기능이 일시적으로 떨어져서 뇌에서 내려오는 신경의 흐름이 저하된다. 이 때문에 뇌의 지배를 받고 있는 근육의 힘이 빠지며 특히 간의 기능을 대변하는 큰가슴근 복장뼈 분지 근육이 민감하게 반응을 하는 것이다.

술을 몸에 해가 없이 장기적으로 즐기려면 자기에게 맞는 술을 골라 적당히 마시는 것이 필요하다. '나는 아무 술이나 가리지 않는다'고 말하는 사람들에게 '술을 가려 마시는 게 삶의 지혜다'라고 충고하고 싶다.

알레르기 치료,
잘 알면 쉽고 잘못 알면 어렵다

 알레르기 질환은 고질병인가

 알레르기는 일반 사람들에게는 해가 되지 않는 물질에 인체가 반응을 해서 여러 가지 증상을 일으키는 것을 말한다. 미국 사람들의 약 10% 정도가 알레르기로 고생하고 있다는 통계는 서구 식생활을 따라가는 우리나라도 이와 비슷할 것이라는 추측을 가능하게 한다. 원래 알레르기 반응은 인체가 기생충이나 이물질 등을 제거하기 위해 일으키는 면역 반응이었다. 그런데 유전적 소인, 식품 첨가물, 환경적 요인, 스트레스 등에 의해 필요 이상의 과민 반응을 일으키게 된 것이다.

 알레르기는 생명을 위협할 정도로 심한 것부터 단순히 불편함을 느끼는 정도까지 다양하다. 장염이나 소화 장애의 형태로 나타나는 음식 알레르기도 있고, 집 먼지 진드기나 꽃가루 등으로 인한 알레르기성 비염, 결막염, 천식, 피부 알레르기 등의 다양한 형태도 있다. 어떤 사람은 알레르기 때문에 심한 두통을 앓거나 심장이 갑자기 빨리 뛰는 심장 발작 등의 증상도 일으킨다.

 오늘날의 알레르기 치료에서 안타까운 점은 대부분이 증상을 일시적으로 호전시키는 대증요법이라는 것이다. 알레르기의 올바른 치료는 일반 사람에게 해가 되지 않는 물질에 특별히 과민 반응을 하는 근본 원인을 찾는 데서 출발한다.

실제로 증상 완화를 위한 많은 치료법이 증상을 더 악화시킬 수도 있다. 이를테면 코 점막이 부어 코가 막혔다고 점막을 가라앉히는 스프레이를 쓰면 일시적 효과는 거둘지 몰라도 점막을 자극하여 오히려 나중에는 더 붓게 할 수도 있다. 또 쓰면 쓸수록 점점 더 많은 양을 필요로 하게 된다. 더구나 스테로이드 제제는 부신 스테로이드 호르몬을 만드는 부신의 기능을 고갈시키므로 이런 치료를 오래하면 근본적인 치유는 되지 않는다.

알레르기가 생기면 영구적인 손상이 생기기 전에 문제를 자연적으로 교정하는 방법을 찾는 것이 우선이다. 알레르기에 대한 근본적인 치료란 인체의 방어 기전(면역)이 약해진 부위를 진단하고 치료하는 것이다. 여기에다 알레르기를 일으키는 원인 물질을 찾아서 탈감작(desensitization)하여 그 유해한 물질이 인체에 나쁜 영향을 미치지 않도록 해 치료의 효율을 높인다. 이 2가지(방어 기전이 약해진 부위를 찾는 것과 알레르기를 일으키는 원인 물질을 찾는 것)에는 근육 검사가 중요한 역할을 한다.

알레르기에 대한 AK의 접근은 인체가 왜 유해한 특정 환경적 인자를 극복할 수 없는가를 발견하는 것이다. AK의 근육 검사는 인체의 방어 기전에 이상을 일으키는 인자를 찾는 데 도움을 준다. 치료는 그 원인 인자를 해결하는 것이다.

> 기 억 하 세 요
>
> **부신이란?**
> 부신은 신장 위에 붙은 작은 기관으로 호르몬을 분비하는 중요한 기관이다. 스테로이드 호르몬이나 부신 겉질 호르몬이라고 알려져 있는 호르몬이 여기서 분비된다. 인체의 방어 기전과 스트레스를 극복하는 데 관여하는 호르몬과 혈압을 조절하는 호르몬이 여기서 분비된다.

부신의 기능 저하

부신은 염증을 억제하는 스테로이드 호르몬을 분비하고 인체의 면역 시스템에 대하여 일차적인 보호막 역할을 한다. 부신에 이상이 생기면 면역에 이상이 생기고 알레르기와 같은 면역 질환이 잘 생긴다. 알레르기 반응은 어떤 자극에 대해서 염증 반응이 과도하게 생기는 것이다. 집 먼지, 특정한 음식, 꽃가루 등은 정상적으로 작동하는 인체에는 염증 반응을 일으키지 않는다. 비정상적인 부신의 기능을 가진 사람의 인체는 침입하는 어떤 힘이 가해질 때 염증이라는 방식으로 그 전쟁을 수행하는 것이다.

부신은 또 스트레스로부터 인체를 보호한다. 의사가 '당신은 부신 기능저하가 있다'고 말한다는 것은 '되도록 많은 형태의 스트레스를 당신의 몸에서 제거할 필요가 있다'는 말이다. 이는 팔을 다쳤을 때 팔걸이를 해서 팔을 쉬게 하는 것과 같다. 스트레스를 줄이면 부신이 그 기능을 스스로 회복하고 알레르기를 일으키는 물질에 대해서 정상적인 반응이 일어나도록 해준다. 물론 모든 형태의 스트레스를 전부 제거한다는 것은 불가능하다. 그러나 스트레스는 축적되는 것이므로 되도록 많이 제거할 수만 있으면 부신 기능은 점차 좋아질 것이다.

스트레스의 4가지 종류

육체적 스트레스 업무가 많거나, 잠이 부족하거나, 다치거나, 몸에 염증이 있을 때 생긴다. 대부분의 육체적 스트레스는 조절될 수 있다.

화학적 스트레스 어떤 독이라도 인체에는 명백한 화학적 스트레스가 될 수 있다. 대부분의 화학적인 스트레스는 서서히 쌓인다. 식품 첨가물, 고도로 정제된 음식들(예를 들면 흰 밀가루, 백설탕), 술, 커피, 초콜릿 등이 화학적 스트레스의 원인이 되는 자극제들이다.

온도 춥거나 너무 더우면 부신에 스트레스를 준다. 특히 봄과 가을에 사람들은 실제의 온도 보다는 좀더 추위를 느끼는데, 이런 계절의 변화가 있을 때 내분비의 이상을 일으켜 알레르기가 도진다.

정신적 스트레스 정신적 스트레스도 부신에 영향을 준다. 그럼에도 이것은 해결하기가 쉽지 않다. 알레르기를 가지고 있는 사람들은 정신적인 균형을 유지하도록 마음을 잘 다스려야 한다.

여기서 중요한 점은 이러한 요소들은 축적된다는 것이다. 그러므로 평소에 스트레스를 되도록 줄여야 한다. 예를 들면 어떤 사람이 당분과 지방이 많은 케이크를 먹었다고 하자. 이것은 일상적으로는 크게 문제되지 않을 것이다. 그러나 운 나쁘게도 다음날 아침 날씨가 추웠다. 이 추위를 극복하기 위해서 부신은 과도하게 일을 해야 하고 나쁜 음식과 추위가 더해진 결과 림프의 기능이 원활하게 작동하지 못해 감기에 걸리게 된다. 더 나쁜 것은 감기 증상을 완화시키기 위해 복용한 아스피린이나 항히스타민제가 화학적 스트레스가 되어 부신을 좀더 고갈시킨다. 여기까지 가면 부신 기능 저하의 바로 전 단계까지 이르게 된다. 다음날 이 사람은 상사와 가벼운 논쟁을 벌이다가 급성 알레르기를 일으킨다. 분명 3일 전에 먹은 케이크는 건강상의 문제를 일으킬 만한 요인은 아니었다. 그렇지만 추위,

약물, 논쟁 등의 연속적인 스트레스가 부신을 심한 기능 저하로 빠뜨려 결국 급성 알레르기를 일으킨 것이다. 이 예에서 부신에 가해진 연속적인 스트레스는 첫 번째나 두 번째에 부신이 회복될 수 있는 기회를 차단했다.

이렇듯 '스트레스란 축적되기 때문에 위험하다'는 사실을 이해하고 평소 그것을 극복하려는 노력을 지속한다면, 알레르기를 호전시킬 수 있을 뿐만 아니라 활력 넘치는 일상생활을 할 수 있을 것이다.

위산 감소

위산의 주성분은 염산(HCL)으로 위벽 세포에서 만들어진다. 그 작용은 펩시노겐을 펩신으로 변화시켜 단백질을 아미노산으로 분해하는 것인데, 강한 산성이므로 소독 작용도 한다. 위산이 적게 분비되거나 많이 분비되면 위장의 이상 증상뿐만 아니라 알레르기를 일으키는 근본적인 원인도 될 수 있다.

소화가 잘 안되거나 잘 체하거나 하면 대체로 위산과다를 생각하고 제산제나 위산을 억제하는 약(소화제)을 먹는다. 그러나 근육 검사를 해보면 위산이 많은 경우보다는 의외로 위산이 모자라는 경우가 더 많다는 사실에 놀란다. 위산이 모자라는 경우에 위산을 증가시키면 소화가 잘 되고 아토피나 알레르기가 좋아진다.

2003년, 일군의 오스트리아 과학자들이 제산제가 음식 알레르기를 일으키는 원인이 된다는 사실을 발표한 바 있다. 지구상에서 가장 많이 팔리고 있는 약들 중의 하나인 제산제가 알레르기를 일으키는 원인이 된다는 것이다. 제산제를 남용하게 되면 위산의 감소로 인해 단백질을 분해하는 첫 번째 소화 효소인 펩신의 기능이 떨어져 단백질이 덜 분해된 채 소장으로 내려가게 되고, 덜 분해된 거대 분자가 소장에서 흡수되면 우리 몸의 면역계는 이것을 이종(異種) 단백질로 인식하여 알레르기 반응을 유발한다는 것이 그 메커니즘이다. 비엔나 대학의 젠센 교수는 이렇게 불완전하게 분해된 음식물이 소장으로 내려가면 피부 발진부터 심한 쇼크까지 다양한 알레르기 반응을 일으킨다고 주장한다. 이 연구는 속 쓰림, 소화 불량이 있는 300명을 대상으로 위산을 억제하는 소화제를 먹게 하고 나서 음식 알레르기가 더 잘 발생하는 것을 보여 주었다. 이런 약은 위궤양 환자에게는 필요하지만 이런 약을 아무나 무분별하게 먹는 것은 위험하다는 사실을 경고하고 있다.

해로운 장내 세균

대변의 고체 성분 중 약 1/3은 세균의 시체다. 이 세균 중에는 우리 몸에 유익한 세균이 있고 우리 몸에 해로운 세균이 있다. 이를테면 유산균은 우리 몸에 유익한 세균이며 대장균은 해롭지도 이롭지도 않다. 유익한 균과 해로운 균은 장내에서 서로 고무줄을 당기는 것과 같은 평형을 유지하고 있다. 유익한 균이 잘 살 수 있는 환경을 만들어 주면 해로운 균은 줄어들고, 해로운 균들이 잘 살 수 있는 환경이 되면 유익한 균의 숫자는 현저히 감소되는 식이다.

인체에 나쁜 장내 세균이 많아지면 그것들이 뿜어내는 독소를 간에서 해독해야 하는 부담이 늘어난다. 만일 이 독소를 간에서 미처 다 해독하지 못하면 피부나 폐를 통해 독이 배출되면서 피부 발진이 생기거나 기관지염, 천식 같은 알레르기 반응이 일어난다.

해로운 장내세균은 조미료, 방부제, 착색제, 마아가린 같은 경화유를 많이 섭취할수록 잘 번식하게 된다. 반대로 섬유질이 많은 야채나 과일을 섭취하면 유익한 장내 세균이 많이 생긴다. 따라서 알레르기가 있는 사람들은 장에 도움이 되는 유산균 제제를 먹거나 섬유질이 많은 음식을 먹고 패스트푸드 같은 나쁜 음식은 삼가는 것이 필수다.

갓난아기에게 항생제를 투여하면 소아 알레르기를 유발할 가능성이 있다는 사실이 미국의 과학자들에 의해 발표되었다. 특히 생후 6개월 이전에 항생제 치료를 받은 아이들은 천식이나 동물의 털, 풀, 진드기 등에 의한 알레르기를 잘 일으킬 수 있다는 것이다. 이 연구를 주도한 존슨 박사는 '항생제를 사용하지 말라는 것이 아니라 의사들이 영아들에게 항생제를 처방할 때 좀더 조심스러워야 한다'고 말하고 있다. 이것은 어른도 마찬가지다. 항생제를 자주 복용하게 되면 해로운 균이 항생제에 대한 저항성을 기르게 되고 위장 관내의 유익한 균을 죽이는 부작용이 생겨 해로운 균의 독성으로 인한 알레르기를 일으킬 수 있다.

최근에는 장내 유해 세균이 있는지를 간단히 검사할 수 있는 방법이 개발되었다. 세균의 전자기적 정보가 실린 물을 작은 병 모양의 용기에 담아 배꼽 위에 올려놓고 근육의 반응을 보는 것이다. 만일 근육이 약해지면 특정한 유해 세균이 장에 많다는 것을 의미한다. 음식 조절을 해도 장내 유해 세균으로부터 독소가 많이 배출되는 징후가 계속적으로 나타나면 유해 세균을 억제하는 영양제를 먹어 치료하는 것이 좋다.

알레르기를 일으키는 음식

음식은 알레르기를 일으키는 중요한 원인 중 하나다. 알레르기라는 것은 원래 우리 몸의 단백질과 다른 단백질(이종 단백질)이 인체에 들어오면 이것을 인식해서 제거하는 반응이다. 그러므로 알레르기를 일으키는 주원인은 단백질이다. 그런데 모든 음식에는 소량일지라도 단백질이 포함되어 있다. 과일이나 채소에도 단백질이 있기 때문에 알레르기 반응이 생길 수 있다. 음식 중에 알레르기를 가장 많이 일으키는 것은 우유와 달걀이다. 그 외에 밀가루, 콩, 돼지고기,

닭고기, 쇠고기, 생선 등도 흔한 원인이고 야채, 과일조차도 알레르기를 일으킬 수 있다.

음식 알레르기의 진단에서 가장 어려운 것은 알레르기를 일으키는 음식을 정확하게 찾아내는 일이다. 대부분의 알레르기 클리닉에서는 알레르기를 일으키는 원인이 될 만한 음식을 환자에게 먹여서 며칠 동안 알레르기 반응의 유무를 관찰하는 유발검사를 한다. 그러나 이 방법은 시간도 많이 걸릴 뿐만 아니라 환자에게 피부의 가려움증이나 위장관의 이상으로 인한 통증, 설사 등을 일으켜 고통스럽게 한다.

이럴 때 근육의 반응을 이해하면 음식 알레르기를 일으키는 원인을 쉽게 찾을 수 있다. 알레르기를 일으킨다고 의심이 되는 음식을 입에 넣고 근육 검사를 하는 것이다. 만일 알레르기를 일으키는 것이면 강한 근육이 약해진다.

최근 국내에서도 3cc 정도의 혈액을 채취하여 40여 종의 음식에 대한 항체를 검사하는 방법이 개발되어 임상에 쓰이고 있다. 이런 방법과 근육 검사를 병행하면 환자에게 고통을 주지 않고도 알레르기를 일으키는 음식을 쉽게 찾아내어 탈감작이나 회피 요법으로 치료를 할 수 있을 것이다.

> **알아두면 좋은 것**
>
> **탈감작** 알레르기를 일으키는 물질을 조금씩 투여하거나 주사하여 더 이상의 알레르기 반응을 일으키지 않게 하는 치료법
>
> **회피요법** 알레르기를 일으키는 물질을 먹지 않게 하는 방법

음식 중에는 명백한 알레르기를 일으키지는 않지만 특정 개인에게 맞지 않는 음식이 있다. 이것을 숨겨진 알레르기라고 하는데, 이런 음식을 먹으면 그 인체는 퇴행성 변화가 빨리 진행되고 독소가 많이

생겨서 간 기능이 떨어진다. 만성 질환이나 원인을 찾지 못하는 질환을 가진 사람들은 숨겨진 음식 알레르기에 대한 AK의학적 검사를 꼭 받아볼 필요가 있다.

숨겨진 알레르기의 치료 예

한 53세의 여자 환자의 경우는 목 디스크를 치료하러 왔다가 알레르기까지 고친 예다. 목이 아프고 팔이 저린 그 환자는 목뼈 5~6번 사이의 신경 뿌리가 압박되는 목 디스크였다. 경추 견인과 경추 도수 치료를 3개월 하자 목과 팔의 증상이 호전되었지만 신경 압박은 계속되었다. 오랫동안의 치료에도 불구하고 완쾌되지 않는 원인을 찾기 위해서 목 근육을 검사한 결과 신경이 압박되는 오른쪽 목뼈의 굴곡근이 약해져 있었다. 비타민B_6를 입에 넣고 이 근육을 검사해 보니 강해졌다. 경부 굴곡근과 비타민B_6와의 관계는 AK의학의 창시자 굿하트 박사가 발견한 것이다. 비타민B_6를 투여하고 신경 증상은 좀더 좋아졌지만 아직도 완전하지는 않았다.

여러 가지 검사 중에 간에 대한 반사점 검사에서 간 기능이 떨어져 있는 것이 확인되었다. 그 원인을 찾던 중 그 환자에게는 숨겨진 음식 알레르기가 있음이 밝혀졌다. 사과, 브로콜리, 초콜릿에 대한 알레르기였다. 그럼에도 환자는 수년 전부터 매일 아침 사과를 먹는 습관을 지켜 왔고 이것이 장기적으로 간 기능을 저하시켜 온 것으로 판단되었다. 이 음식 알레르기에 대한 탈감작 치료를 하고 나자 간 기능이 좋아졌고 환자는 피곤도 훨씬 덜 느끼게 되었고 활기도 되찾았다. 경부 굴곡근이 강해진 것은 물론 목 디스크로 인한 신경 압박 소견도 완전히 해소되었다.

이 환자에 대한 치료를 다시 정리해 보면 알레르기가 얼마나 다양한 증상의 원인이 되는지 알 수 있다. 먼저 숨겨진 음식 알레르기가 근본적인 원인이었다. 이것이 몸 안에 많은 독소를 발생시켜 간의 해독 작용에 과부하가 걸리게 하자 간 기능이 떨어진 것처럼 나타났다. 자연히 간의 대사 과정에 비타민B_6가 많이 쓰이게 되고 이는 비타민B_6 결핍을 가져왔다. 비타민B_6가 모자라게 되자 경추 굴곡근은 약해지고 그것이 목 디스크의 원인이 되었던 것이다. 만일 음식 알레르기를 먼저 발견하여 치료했더라면 4개월씩이나 끌지 않고 아마 한 달 이내에 환자의 증상이 호전되었을 것이다.

알레르기의 치료는 인체 내의 알레르기를 일으키는 근본적인 문제점을 찾아서 치료하는 것이 무엇보다 중요하다. 다음으로 탈감작이나 회피 요법 등 그 외의 면역 치료를 하면 어렵지 않게 치료되는 것이다. 알레르기는 반드시 치료된다.

사람에 따라 다른 전자파의 유해성

우리는 막연히 '전자파는 건강에 나쁜 영향을 준다'고 알고 있다. 그러나 우리 몸에 얼마나 많은 영향을 주는지 직접 느끼지는 못한다. 전자파가 우리 몸에 끼치는 나쁜 작용하는 것을 직접적으로, 그리고 쉽게 알게 해주는 것이 근육 반응 검사다. 전자파에 민감한 사람은 헤어드라이어만 머리에 대도 근육의 힘이 바로 떨어진다. 그 정도는 몸이 약한 사람일수록 더 하다.

필자가 전자파에 대해 관심을 갖게 된 것은 얼마 전 콜로라도에서 개업하고 있는 레보위츠(Lebowitz) 박사의 세미나에 참석하고 난 후부터다. 그가 마사지용 전기 치료기를 필자의 머리에 대고 근육 검사를 하자 갑자기 근육의 힘이 빠지는 것이 느껴졌다. 귀국 후 필자의 환자들에게 같은 검사를 해봤더니 대부분 비슷한 반응이 나타났다. 전자기기의 전자파가 셀수록 근육의 약화는 더 심했다.

흔히 전자파라고 부르는 것은 정확하게 표기하면 전자기장이다. 전자기장을 측정해 보면 접지가 잘 안된 전기 콘센트, 전기 용량이 많은 전열 기구 등에서 강하게 나타난다. 컴퓨터 모니터 중 브라운관 형에서는 강하게 나타나지만 액정 형에서는 매우 약하게 측정된다.

노트북에는 전자기장이 거의 없다고 알려져 있지만 검사해 보면 강하게 나타나는 부분이 있다. 컴퓨터를 오랜 시간 사용하는 사람들은 모니터를 액정 화면으로 바꾸어야 하고 노트북을 장시간 쓰는 사람도 안전하다고 안심하지 말고 가능하면 마우스를 이용하며 노트북에서 좀 떨어져 작업하는 것이 좋다.

유럽이나 미국 등 선진국에서는 90년대 초부터 공식적으로 전자파의 유해성에 대한 우려를 표명하면서 점차 규제를 강화하고 있다. 독일에서는 1997년부터 학교, 주택, 병원, 탁아소, 놀이터 등에서 100mg(밀리가우스) 이상 노출되지 못하도록 규정하고 있다. 미국에서는 플로리다 주 등 6개 주에서 150~200mg를 그 기준으로 하고 있고 고압선로를 중심으로 철책을 세워 사람들의 접근을 금지하고 있다. 국내에서는 국제비전리방사선보호위원회(ICNRP)의 권고치인 833mg를 권고안으로 내놓고 있지만 선진국에 비하면 훨씬 높은 수치여서 비현실적이라는 지적이 많다. 더구나 전자기장이 인체에 영향을 줄 수 있는 임계치(인체 보호 기준)를 설정하더라도 사람에 따라 자기장에 영향을 받는 정도에 개인차가 심하다는 문제가 남는다. 인체 보호 기준 내의 약한 자기장이라 하더라도 남들보다 더 민감하게 영향을 받는 사람들이 있는 것이다.

전자기장을 발생시킨 뒤 환자의 근육을 검사해 보면 개인에 따라 다양하게 반응하는 것을 알 수 있다.

그러면 어떤 사람들이 전자기장에 더욱 민감할까. 주로 지속적으로 전자기장에 노출되어 온 사람들이나 질병이 있거나 몸이 약한 사람들이 그들이다. 이들은 약한 자기장에도 신체 기능이 떨어진다. 이런 사람들은 주변의 전기 기구는 되도록 사용하지 않는 것이 안전하다.

인체의 어떤 부위가 자기장에 가장 민감할까. 전자기장을 내는 안

마기 같은 것을 몸 가까이에 대보고 어떤 근육이 약해지는가를 보면 알 수 있다. 이에 따르면 배꼽, 코와 입술 사이의 움푹 파인 곳(수구혈), 정수리(백회혈)가 전자기장에 가장 약하다.

전자기장으로부터 우리 몸을 지키려면 어떻게 해야 할까. 전자기장의 강도는 거리의 제곱에 반비례한다. 따라서 전자기장으로부터 몸을 보호하기 위해서는 전자기장의 발생원으로부터 무조건 멀리 떨어지는 것이 중요하다. 최근 컴퓨터 게임을 즐기는 학생들이 많다. 가능하면 액정 화면을 사용하고 컴퓨터 본체는 몸으로부터 멀리 떨어지게 해야 한다. 게임은 한 시간 이상 계속하지 않는 것이 좋다. 그렇지 않으면 견비통, 눈의 피로, 두통 등 전자기장과 직접 관련이 없는 여러 증상도 일으키며 신경이나 내장의 기능도 떨어진다. 성별이나 나이와 상관없이 공통적인 주의 사항은 침실에는 전기 제품을 사용하지 말아야 한다는 것이다. 잠자는 동안은 생체 조직의 활동이 가장 약해져 전자파의 영향을 쉽게 받기 때문이다.

전자기장에 대한 인체의 저항력을 높이는 방법은 어떤 것이 있을까. 항간에는 큐링크(Q-link)라는 제품이 전자기장 차단에 도움이 된다고 알려져 있다. 피라미드연구회에서 만든 피라미드 모양의 모자도 전자기장에 대한 저항력을 높여 준다고 한다. 정확한 것은 이런 것들이 전자기장으로부터 인체를 얼마나 보호할 수 있는지 검사해 보는 것이다. AK 의사들은 전자기장 방지용 기구의 효과를 간단하게 검사할 수 있다. 이 제품들을 몸에 착용한 다음 전기 기구를 몸 가까이 대고 근육 검사를 해보는 것이다. 만일 근육이 강한 것으로 나타나면 그 기구는 효과가 있는 것이고 계속 약하게 나타나면 효과가 없는 것이다. 또 비타민B_6의 활동성 형태인 5피리독신인산염(pyridoxal-5-phosphate)도 전자기장에 대한 저항력을 높여주는 제제다. 전자기장에 매우 취약하게 나타난 사람도 이 비타민을 입에 넣고 검사하면 근육이 강해진다.

자기 몸이 전자기장에 저항력이 있는지를 알아보려면 지금 즉시 AK의사에게 진료받기를 권한다. 전자기장에 약하다고 판정된 사람들은 전자기장의 발생원으로부터 되도록 멀리 떨어져 생활하고 보호기구를 착용하며 양질의 비타민B$_6$를 섭취하는 것이 좋다. 전자기장은 그 강도에 관계 없이 우리 인체에 해가 되는 것이 분명하다. 우리 스스로를 전자기장으로부터 보호하는 지혜가 필요한 시대다.

좋은 보석은
대체로 몸에 이롭다

최근 많은 사람들이 건강에 좋다는 생각에 음이온을 발생시키는 세라믹 목걸이나 팔찌를 착용하고 있다. 심지어 발목에까지 걸고 있는 사람도 있다. 그것을 목에 걸고 있으면 목의 통증이 줄어든다는 사람도 많다. 팔목이 아픈 사람은 팔에, 발목이 아픈 사람은 발에 하는 식이다. 그 효과를 측정하기 위해 AK검사를 해보았다. 도움이 되는 경우도 있었고 나쁘게 나타나는 경우도 있었다. 사람마다 다르다는 얘기다.

그 효과를 아는 방법은 간단하다. 환자로 하여금 백회에 손을 대고 있도록 하고 강한 근육을 검사하면 대부분의 사람들은 강한 근육이 약해진다. 그 상태에서 세라믹 액세서리를 몸에 갖다 대었을 때 약해진 근육이 강해지면 몸에 도움이 되는 것이다. 세라믹을 목에 걸었을 때 강했던 근육이 약해지면 몸에 나쁜 영향을 주는 것이다. 이것은 음식이나 영양제, 약을 검사할 때와 꼭 같은 것이다.

그러면 일반 보석이나 액세서리는 어떨까. AK검사에 대한 설명을 듣고 자기가 평소 착용하는 다이아 반지, 귀걸이, 시계가 몸에 맞는지 검사를 부탁해 온 40대 중반 여자 환자의 결과는 모두 좋다는 쪽으로 나왔다. 그 환자는 향수까지 가져와서 검사해 달라고 했다. 대부분의 향수는 나쁜 반응이 나타났는데 명품으로 알려진 S향수는 좋게 나타났던 것으로 기억한다. 어떤 남자 환자는 백금 반지와 시계를 검사해 달라고 했다. 이것도 좋게 나왔다.

흔히 이미테이션으로 부르는 싸구려 귀걸이나 목걸이는 어떤지 검사해 보았다. 대부분의 경우에서 나쁜 반응이 나왔다. 특히 원 재료가 니켈이나 알루미늄과 같은 중금속 성분인 것들에서 그랬다.

진주 목걸이는 좋게 나왔다. 진주를 입힌 가짜 진주도 좋게 나타났다. 종합적으로 말해 대부분의 보석은 몸에 좋은 반응을 보였다. 이것으로 좋은 보석을 몸에 지니고 있으면 건강에 도움이 되는 것을 알 수 있다.

Applied Kinesiology

CHAPTER 08
근육의 반응으로 내장의 문제까지 알아낸다

내장의 장기는 각각 그 장기와 관련된 근육이 있다. 예를 들면 간의 기능이 떨어지면 가슴의 앞쪽에 있는 큰가슴근 복장뼈 분지가 약해진다. 위장의 기능이 떨어지면 큰가슴근 빗장뼈 분지가 약해진다. 심장의 기능이 떨어지면 어깨밑근육(subscapularis)이 약해진다.

근육에 나타나는
내장의 반사점

허리 디스크로 필자의 클리닉에서 치료를 받았던 적이 있던 50대 남자가 다시 내원했다. 허리 디스크 증상은 좋아졌는데, 운동을 할 때 왼쪽 가슴이 아프다는 것이었다. 전에도 가끔 아픈 적이 있어 심장 내과에 가서 여러 가지 검사를 했는데도 특별한 이상이 없다고 하였다.

AK검사법으로 심장의 반사점과 심장의 관상 동맥 반사점에 손을 대면 근육이 약해졌다. 이것은 병적인 상태는 아니라도 심장에 기능적인 이상이 있고 심장에 혈액을 공급하는 관상 동맥에 문제가 생기기 시작하고 있다는 것을 보여 주는 것이다. 협심증이나 심근 경색이 있는 사람들을 검사하면 이 반사점에 이상이 나타난다. AK검사는 기능적인 이상이 조금만 있어도 그 문제점을 찾아낼 수 있다. 심전도나 심장 유발 검사에 나타나지는 않은 심장의 문제라도, AK검사로 심장 반사점에 이상이 나타나면 병 초기의 기능적인 이상이라고 생각된다.

이 환자는 콜레스테롤 수치가 정상보다 높았기 때문에 야채와 생선을 많이 먹도록 하고 가벼운 운동을 규칙적으로 하도록 권하였다.

● 내장의 진단반사점

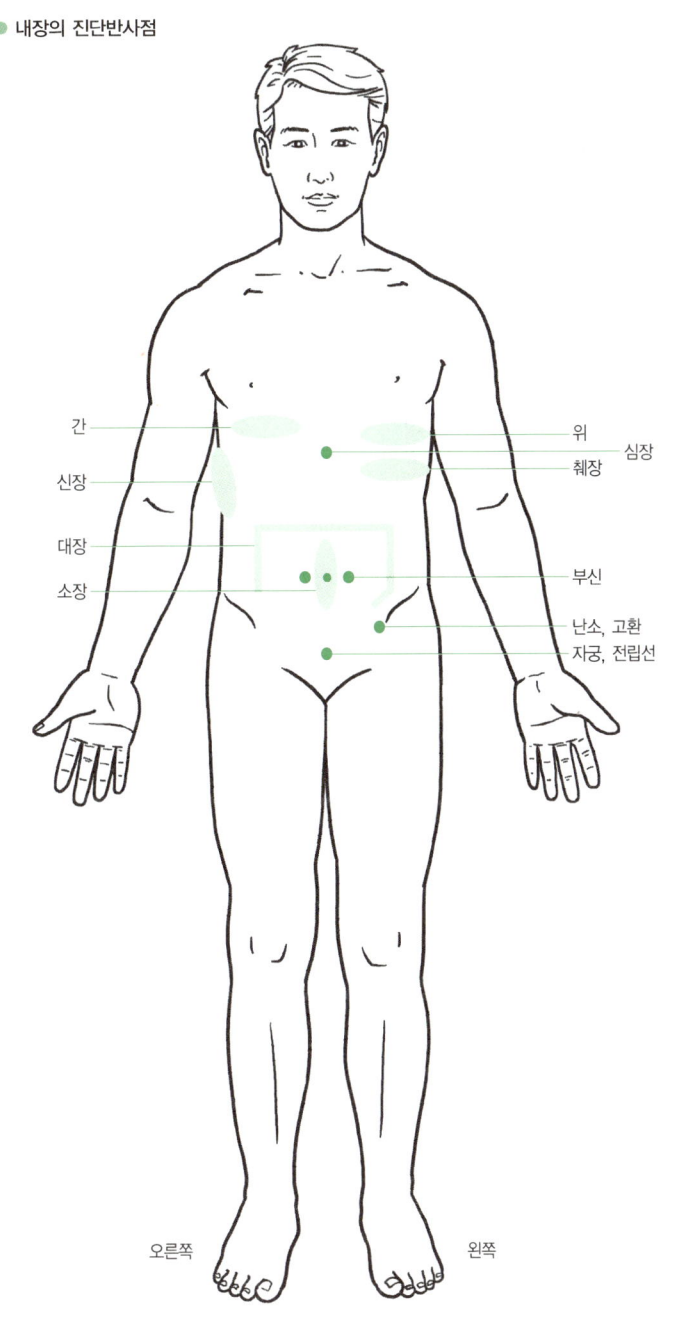

353

야채의 섬유질과 생선의 필수 지방산은 콜레스테롤을 낮추며 규칙적인 운동은 나쁜 콜레스테롤인 저밀도 콜레스테롤을 낮추고 좋은 콜레스테롤인 고밀도 콜레스테롤을 높인다. 술도 줄이도록 하였다.

두 달 뒤에 다시 검사를 하였더니, 가슴의 통증도 없어지고 몸도 가벼워졌다. 심장의 반사점 검사 결과도 좋았다. 이 환자는 심장 자체의 문제라기보다는 콜레스테롤의 문제였다.

AK치료법에서는 근육의 반사점을 이용하여 위, 소장, 대장, 간, 심장 등 내장의 이상을 진단한다. 심장의 반사점은 배꼽에서 위로 올라오다가 만져지는 뼈(칼 돌기) 바로 아래 점이다. 이 점은 한방에서 심경(심장) 복모혈의 혈과 같은 자리다. 간의 반사점은 오른쪽 젖꼭지 바로 아래에 있으며 가로로 손바닥 크기 정도의 부위다. 위의 반사점은 왼쪽 젖꼭지 아래에 있고, 췌장의 반사점은 그 바로 아래다. 부신의 반사점은 배꼽에서 위로 5cm, 옆으로 3cm에 있는 점이다. 그밖에 소장의 반사점은 배꼽 부위이며 대장의 반사점은 복부에서 역 디귿자 부위다.

내장의 장기는 각각 그 장기와 관련된 근육이 있다. 예를 들면 간의 기능이 떨어지면 가슴의 앞쪽에 있는 큰가슴근 복장뼈 분지가 약해진다. 위장의 기능이 떨어지면 큰가슴근 빗장뼈 분지가 약해진다. 심장의 기능이 떨어지면 어깨밑근육(subscapularis)이 약해진다. 소장의 이상이 있으면 넙적다리 앞쪽에 있는 넙다리네갈래근(quadriceps)이 약해진다. 대장의 이상이 있으면 넙다리 근막긴장근(대퇴 근막장근, tensor fascia lata)이 약해진다. 신장의 이상이 있으면 허리근(요근, psoas)이 약해지고, 부신의 이상이 있으면 넙다리 빗근이 약해진다. 생식 기관의 이상이 있으면 중간볼기근(gluteus medius)이 약해진다. 쓸개의 기능에 이상이 있으면 오금근(popliteus)이 약해진다.

● 내장의 장기와 근육과의 관계

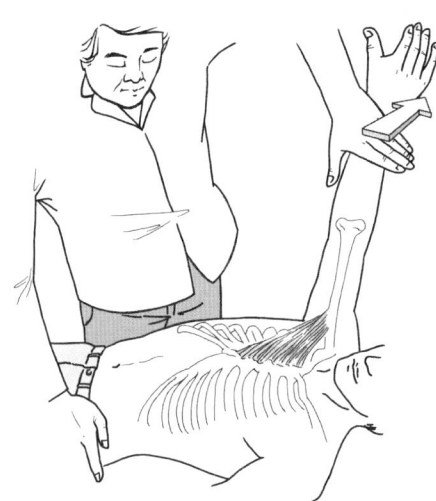

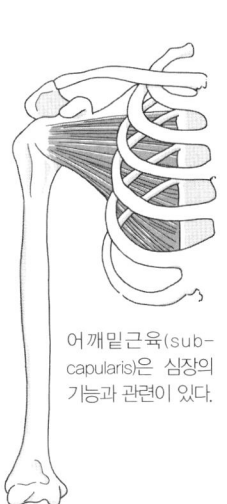

어깨밑근육(sub-capularis)은 심장의 기능과 관련이 있다.

큰가슴근 복장뼈 분지 근육은 간의 기능과 관련이 있다.

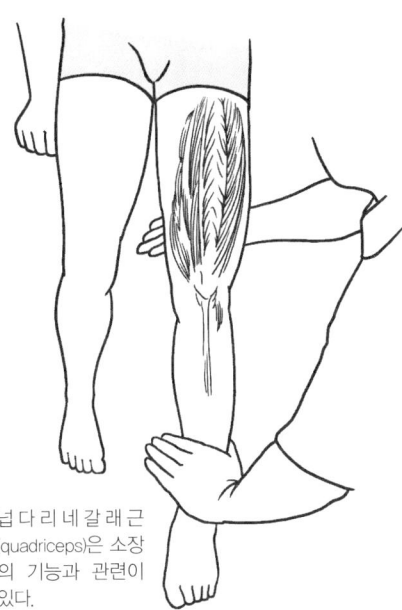

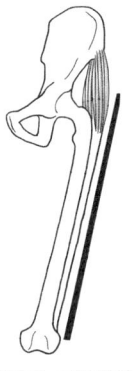 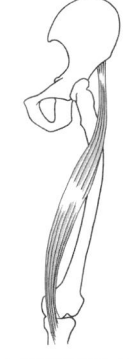

넙다리 근막긴장근(대퇴 근막장근, Tensor fascia lata)은 대장의 기능과 관련이 있다.

넙다리빗근은 부신(adrenal gland)의 기능과 관련이 있다.

넙다리 네 갈래 근(quadriceps)은 소장의 기능과 관련이 있다.

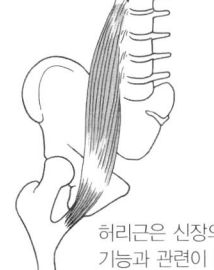

허리근은 신장의 기능과 관련이 있다.

● 내장 장기의 림프반사점

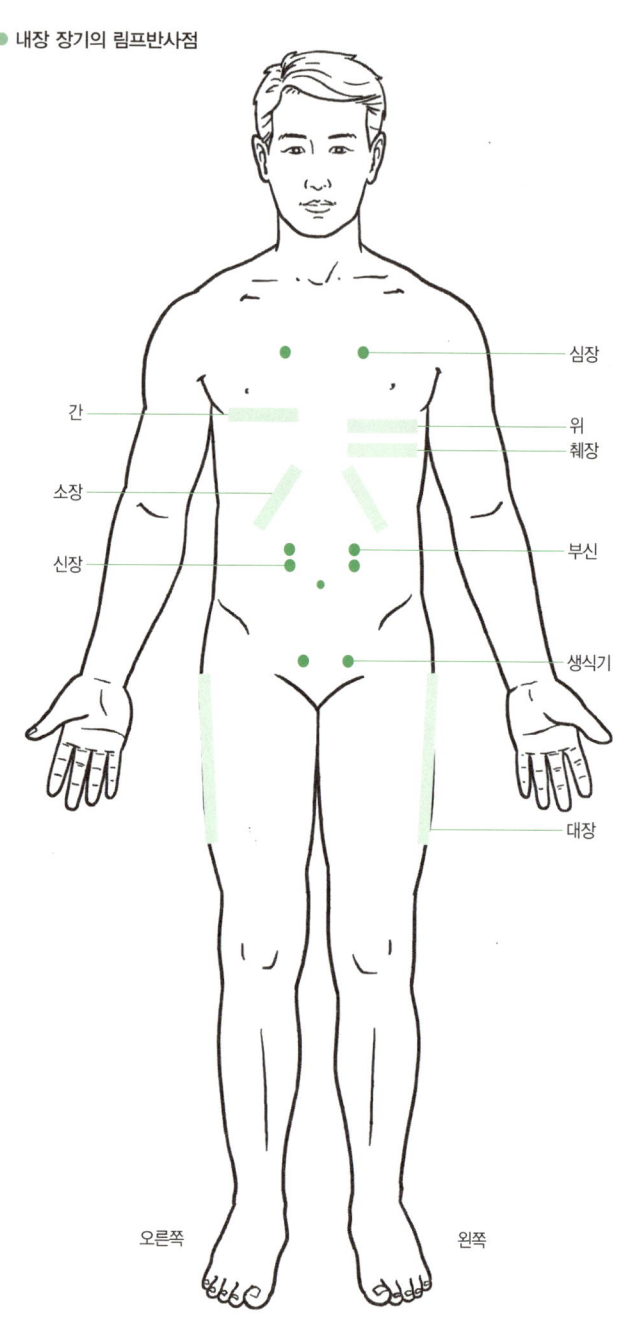

장기의 이상이 있다고 해서 반드시 관련된 근육 모두가 약해지지는 않는다. 좌우 어느 한 쪽이 약해지기도 하고 양쪽 모두 약해지지 않는 경우도 있다. 그러나 양측 모두 약해지지 않는 경우에도 해당 장기의 림프 반사점(채프먼 반사점)에 손을 대면 대부분 약해진다.

이 원리를 역으로 생각해 보면 우리 몸의 특정한 부위를 문지르면 내장이나 내분비선 기능이 좋아질 수 있다고 유추할 수 있다. 1930년대 정골(整骨, osteopathy) 치료법 의사인 프랭크 채프먼(Frank Chapman)은 인체의 각 장기 및 내분비선과 관련된 반사점들을 찾아내고 '채프먼 반사점'이라고 명명했다. AK의 창시자 굿하트 박사는 이 채프먼 반사를 근육과 연결시켜서 재해석하였다. 이 점들이 각각 장기의 림프 순환과 관련 있다고 생각한 것이다.

이 반사점은 몸의 앞쪽과 뒤쪽에 위치하는데, 앞쪽에는 주로 늑골 사이, 복부, 치골 등에 위치하고 뒤쪽에는 척추를 따라 분포한다. 반사점은 대개 직경 3cm 정도의 원형이지만 어떤 반사 부위는 직선 모양인 것도 있다.

간의 기능에 문제가 있으면 근육검사에서 큰가슴근 복장뼈 분지가 약해진다. 이때 오른쪽 젖꼭지 아래에 있는 간의 반사점에 손을 대면 이 근육이 강해진다. 그 반사점을 문지르면 심한 통증을 느끼게 된다. 이 부위를 손가락 끝으로 한 번에 2~3분 정도, 하루에 몇 차례씩 부드럽게 문지르면 그 부위의 통증도 줄어들고 간의 림프 순환이 좋아진다. 마사지 후 큰가슴근 복장뼈 분지를 검사해 보면 강해져 있음을 알 수 있다.

만성 피로로 일주일에 한 번씩 태반 주사를 맞는 30대 후반의 남자 환자가 있었다. 사업을 하는 이 환자는 최근 들어 사업도 잘 안되고 스트레스까지 겹쳐서인지 잠을 충분히 자도 하루 종일 피곤하다고 호소해 왔다.

주요 장기의 반사점과 근육과의 관계

장기	관련 근육	림프 반사점
위	큰가슴근 빗장뼈 분지(대흉근 쇄골지)	좌측 제6 늑간에서 복장뼈에 이르는 부위
간	큰가슴근 복장뼈 분지(대흉근 흉골지)	우측 제5 늑간에서 복장뼈에 이르는 부위
소장	넙다리 네갈래근(대퇴사두근)	제8~11늑골의 늑연골 접합부
대장	넙다리 근막긴장근(대퇴 근막장근)	양측 전외측 대퇴부
신장(콩팥)	허리근(요근)	배꼽 상방 2.5cm, 측방 2.5cm
부신(콩팥위샘)	넙다리 빗근(봉공근)	배꼽 상방 5cm, 측방 2.5cm
생식기관	중간 볼기근(중둔근)	치골결합 상부
쓸개(담낭)	오금근(슬와근)	우측 제5 늑간

이 환자는 감정 반사점에서도 이상을 보였고, 내장 반사점을 검사해보니 부신과 소장의 기능이 많이 떨어져 있었다. 앞머리 양쪽에 튀어 나온 부위를 감정 반사점이라고 하는데 스트레스가 많은 사람들의 경우 그 부위에 손을 대면 강한 근육이 약해진다. 스트레스로 인한 부신의 기능과 소장과는 어떤 관련이 있을까.

이 환자에게 긍정적인 말, 본인이 원하고 있는 바를 말하도록 했다. 환자가 "나는 건강하고, 사업이 잘 돼 돈을 많이 벌어 부자가 되고 싶다"라는 말하게 했더니 강한 근육이 약해졌다. 그러나 "나는 몸이 좀 불편하고 사업이 잘 안되어도 좋다"라고 말하게 했더니 약했던 근육이 오히려 강해졌다. 이런 현상을 심리적 역전이라고 한다. 이 현상을 밝혀낸 칼라한은 이것이 소장 경락의 문제와 관련이 있다고 주장했다. 소장에 문제가 있을 때 심리적 역전이 나타날 수 있고 이로 인해서 정신적인 스트레스를 쉽게 받게 되는 것이다.

남들보다 사업이나 직장 문제에서 잦은 실패를 거듭하는 사람은 먼저 심리적 역전을 의심해 봐야 한다. 이때 심리적 역전의 원인을 자기의 외부나 심리적, 정신적인 데서 찾는 것은 근본적인 문제 접근 방식이 아니다. 이때는 소장의 기능적인 이상을 먼저 치료해야 한다.

소장의 기능이 떨어져 있는 사람은 넙적 네갈래근이 약해진다. 또 늑골의 아래쪽 면의 림프 반사점에 압통이 있고 이 부위에 손을 대면 약해졌던 넙적 네갈래근이 강해진다.

이 환자는 심리적인 역전이 근본적인 문제였다. 이로 인해 남보다 쉽게 정신적인 스트레스가 쌓이고, 그 때문에 발생한 부신 스트레스 증후군으로 인해 아침에 일어나기 힘들고 오후가 되면 꼼짝 못할 정도의 피로가 몰려오는 것이다. 정신적으로 부정적인 생각을 갖게 하므로 사업이 잘 될 수가 없었던 것이다.

심리적인 역전에 대한 근본 치료는 소장의 기능을 회복시키는 것이다. 음식은 천천히 많이 씹어 삼키고, 소화효소제 등 소장 기능에 도움이 되는 영양제 처방도 좋다. 이런 치료 후 이 환자는 소장 기능도 좋아지고 심리적인 역전도 더 이상 나타나지 않았다.

그런가 하면 늘 몸이 피곤하고 혀에 백태가 끼는 등의 간 악화 증상이 생겨도 간 기능 검사를 해보면 이상이 없다고 진단받는 경우가 많다. 간은 1/4만 기능을 해도 혈액 검사 상의 이상을 보이지 않기 때문이다. 이럴 때 AK검사로 간의 반사점에 손을 대어 보면 강한 근육이 약해진다. 간의 해독 기능을 좋게 하거나, 간에 영향을 줄 수 있는 장의 기능을 좋게 한 후에 다시 검사해 보면 간의 반사점에 대한 근육 검사 결과가 좋아진다. 피곤한 증상이나 혀에 끼는 백태 등도 사라진다.

무릎 통증 환자들을 검사해 보면 소장, 쓸개, 부신의 기능이 떨어진 경우가 많다. 무릎의 앞쪽을 고정하는 근육은 넙적 네갈래근이다. 이 근육이 약해지면 무릎에 통증이 생길 수 있는데 이 근육은 소장과 관련이 있다. 소장의 기능이 떨어져서 이 근육의 기능이 떨어지면 무릎에 문제가 생기는 것이다. 이때는 소장의 기능을 회복시키는 것이 근본적인 치료다.

무릎의 뒤쪽을 안정시키는 근육은 오금근(popliteus)이다. 이 근육은 쓸개와 관련이 있다. 술을 많이 마시면서 기름진 음식을 함께 먹은 후에 무릎이 아픈 사람들 중에 이 근육이 약해지는 경우가 많다. 이런 환자의 쓸개 림프 반사점에 손을 대면 오금근이 강해지는데 이 경우 무릎 통증의 근본적인 원인은 쓸개라고 할 수 있다. 술을 줄이고 쓸개의 림프 반사점을 문지르면 좋아진다.

무릎의 내측을 지나가는 근육인 넙다리빗근은 부신 스트레스 증후군과 관련이 있다. 정신적인 스트레스를 많이 받거나 술·담배·커피 등을 많이 섭취하여 화학적인 스트레스가 부가되었을 때 부신의 기능이 떨어지고 무릎 통증이 올 수 있다. 이런 내장의 기능 이상으로 생긴 증상은 그것이 근본적인 원인이므로 내장 기능 이상을 치료하는 것이 AK치료법이다. 무릎 뒤쪽에 문제가 있으면 쓸개, 안쪽은 부신, 앞쪽은 소장을 치료하는 것이다.

이렇듯 내장의 반사점들, 내장 장기와 관련된 근육들, 내장과 관련된 림프 반사점들은 인체의 내장 장기나 내분비선이 병적인 상태로 변하기 전에 기능적인 이상을 찾아내는데 이용하기 좋은 수단이다. AK의학에서는 환자가 증상을 호소하는 근본적인 원인이 어디에 있는지를 찾아내서 치료할 대상을 결정한다. 환자의 증상을 고려하되 그것만을 쫓지는 않는다.

한방 경락의 경우 과학적으로 검증하려는 시도를 많이 하고 있지만 아직 그 실체를 과학적으로 완전히 밝혀내지 못하고 있다. 그럼에도 불구하고 구미 각국의 의료계에서는 임상에서 경락을 이용한 치료법을 수용하는 자세를 보이고 있다. AK의학도 마찬가지라고 생각된다. AK의 창시자 굿하트 박사가 밝혀낸, 장기와 그 반사점이나 근육들과의 관계가 아직 과학적으로 검증된 것은 아니지만 AK치료를 하는 전 세계의 의사들은 이것을 진료에 아주 유용하게 사용하고 있다. 당장 효과가 있다면 사용하는 게 현명한 일이다.

단순한 소화 장애가
합병증의 시작

대부분의 사람들은 어느 정도의 소화 장애를 갖고 있다. 이런 사람들은 정작 소화 장애를 대수롭지 않게 여긴다. 이들은 대개 "난 밥만 먹으면 속이 더부룩해", "우리 집안은 모두 변비가 잘 생겨", "어떤 음식을 먹으면 가스가 생겨"라며 그 현상을 그저 선천적인 것이겠거니 생각한다. 또 소화 장애의 증상들이 초기에 쉽게 고쳐진다고 얕보는 경우도 많다. 그러나 소화 장애는 커다란 합병증으로 커져 나갈 수 있다.

속 쓰림

항시 속 쓰림에 시달리는 사람들은 TV, 신문, 잡지에 나온 광고를 보고 위산 과다를 중화시키기 위해 별 생각 없이 제산제를 먹는다. 속 쓰림은 대개 위산이 너무 많거나 불충분해 일어나는 증상이기 때문이다. 위산은 음식의 소화에 필수 요소다. 위가 정상적인 소화 기능을 하기 위해서는 위산의 농도가 적절해야 한다. 위산의 농도가 지나치게 높으면 위나 소장의 시작 부위의 표면을 자극하여 궤양을 일으킨다. 상처는 커져서 출혈을 일으키고 위벽이나 소장을 관통한다.

결국 궤양이 되는 것은 소화 장애라는 작은 문제로부터 시작되는 것이다. 소화 장애는 초기에 치료되어야 하며 궤양으로 발전하면 치료가 힘들다.

속이 더부룩하거나 가스가 차고 식후에 복통이 잘 생기는 사람들 가운데는 위산이 모자라는 경우도 있다. 통증은 위산이 너무 적어서도 생길 수 있다. AK검사를 해보면 흥미롭게도 위산이 모자라는 사람이 위산 과다인 사람보다 많다. 문제는 위산이 너무 적으면 너무 많은 경우보다 더 많은 문제가 야기될 수 있다는 사실이다. 왜냐하면 위산은 단백질 소화의 첫 단계, 칼슘 대사 등에 필요하기 때문이다. 만약 단백질이 소화되지 못하면 소장에서 부패되고 알레르기를 잘 일으키는 원인이 된다.

위산의 생산은 신경계에 의해 조절된다. 위산이 너무 적거나 많은 현상은 위산 생산을 조절하는 기전의 균형이 깨어졌기 때문에 나타난다. 따라서 신체 조절 요인에 관심을 가져서 이런 불균형을 정상으로 회복시키는 것이 해결책이다. 아연은 탄산 탈수 효소(carbonic anhydrase)라는 위산을 만드는 효소의 작용을 활성화시키는 무기질이다. 아연이 부족하면 위산 감소가 생긴다. 이때는 아연을 먹어서 소화 장애를 해결하는 것이 좋다. 그러나 위산의 조절 기전을 회복시키는데 약을 복용하는 것은 너무 단편적인 처방이다. 약을 쓰지 않고 자연스럽게 위산을 조절하는 것이 근본 치료가 된다. 참고로 아연이 위산의 형성에 관여하는 것을 설명하면 다음과 같다.

$$H_2O + CO_2 \Leftrightarrow H^+ + HCO_3^-$$

이 화학식에서 보면 물과 이산화탄소가 만나서 수소 이온과 중탄산염이 된다. 이 과정에 작용하는 효소가 탄산 탈수 효소이고 이 효소를 도와주는 것이 아연이다. 수소 이온은 위산을 형성하는 데에 사용되고 중탄산염은 소장의 소화 효소를 형성하는 성분이 된다. 즉 몸속에 아연이 부족하면 위산의 감소로 위장에서의 소화 장애가 생긴 다는 말이다.

역류성 식도염

소화기계의 상부에서 때때로 나타나는 작열감은 역류성 식도염 때문이다. 횡격막에는 식도가 통과하는 구멍이 있다. 이곳을 통하여 식도가 위로 연결된다. 만일 횡격막의 긴장도가 떨어져서 구멍이 커지면 위산이 위에 머물지 않고 식도로 역류하게 되어 가슴 주위에 심한 작열감이 생기게 된다.

횡격막도 일종의 근육이다. 인체의 다른 근육처럼 에너지 패턴을 회복시켜서 정상적으로 작동하도록 만들 수 있다. AK의학적 진단과 치료는 횡격막 근육의 기능을 향상시키므로 역류성 식도염을 효과적으로 치료할 수 있다. 집에서 간단히 할 수 있는 방법은 위장이 있는 부위를 두 손으로 잡고 숨을 들이 쉬었다가 내쉴 때 위장을 아래로 잡아당기는 것을 여러 차례 반복하면 된다. 특히 역류성 식도염 증상이 있을 때 이런 치료를 하면 증상이 곧 좋아지기 시작한다. 이 증상이이 완전히 좋아지려면 통상 3~4개월이 걸린다.

소장

앞에서 밝힌 대로 위산의 분비가 너무 적으면 단백질의 일차적인 분해가 되지 않아서 소장에서 더 이상의 분해나 흡수가 되지 않는다. 상대적 혈중 저 단백증이 생기는 것이다. 저 단백증은 단백질을 이용해 새로운 조직이 만들어지는 작용을 저해한다. 이렇게 되면 단백질을 함유하고 있는 소화 효소도 감소하게 되므로 소화 흡수 장애의 악순환이 되풀이 된다.

위, 소장, 대장 어디서든 소화 불량 증상이 나타나면 신체는 음식물을 흡수하기 위해 소화 효소를 이용해서 잘게 부수는 작용에 방해를 받는다. 장에서 흡수되지 못한 거대 분자는 쉽게 부패하게 되고 여러 성분의 가스를 발생시킨다. 장이 잘 작동하지 못할 때 느끼는 더부룩한 팽만감과 가스가 차서 꾸르륵 소리를 내는 원인이 바로 이것이다. 이렇게 되면 불쾌해질 뿐만 아니라 나아가 우리 몸을 유지하는데 필수적인 영양소를 흡수하지 못하게 된다. 아무리 영양분이 많은 음식을 먹더라도 장이 음식물을 잘게 부수고 그것을 적절히 흡수하지 못한다면 영양 결핍이 초래된다는 점에서 소화 장애는 생각보다 심각한 이상이다.

소장에서 대장으로 가는
'원웨이 티켓' 돌막창자 판막

돌막창자 판막(회맹판)은 소장과 대장 사이에 존재하며 소장의 내용물을 대장으로 통과시키는 원웨이(one way, 일방통행) 밸브다. 소장의 내용물이 대장으로는 가게 하지만, 반대로 대장의 내용물은 소장으로 가지 못하도록 하는 장치인 것이다. 이 밸브에 이상이 생긴 것을 돌막창자 판막 증후군이라고 한다.

돌막창자 판막은 두 가지 방식으로 기능 이상이 생긴다. 첫째는 열린 돌막창자 판막 증후군이다. 소장을 주방으로, 대장을 쓰레기장으로 보자. 돌막창자 판막이 열려 있으면 쓰레기장(대장)으로 갔던 내용물이 주방(소장)으로 역류하여 주방을 오염시킨다. 이렇게 되면 소화 장애를 비롯한 다양한 증상이 나타난다. 또 대장에 있던 균과 독성 물질이 역류하여 소장에서 흡수되면, 그 독성에 우리 몸은 중독되고 엉덩 관절(고관절), 심장, 코(상악동), 허리, 머리 등 인체의 다양한 부위에서 그 증상이 나타난다. 둘째는 닫힌 돌막창자 판막 증후군이다. 이것은 돌막창자 판막이 경직되어 소화된 내용물이 소장에서 대장으로 흐르지 못하게 된 것을 말한다. 이렇게 되면 소장에서 음식물이 부패되고 독성 물질이 체내로 흡수된다. 열린 돌막창자 판막이든

닫힌 돌막창자 판막이든 그 이상은 모두 건강에 해롭다는 얘기다.

> **알아두면 좋은 것**
>
> 돌막창자 판막이란: 소장이 끝나는 부위인 돌창자(회장)와 대장이 시작하는 부위인 막창자(맹장)가 만나는 부위에 있는 밸브 모양의 판막으로 소장에서 대장으로만 장 내용물이 이동하게 되어 있고 역류하지 못한다.

열린 돌막창자 판막

돌창자(회장)라 불리는 소장의 마지막 부분은 대장에 연결되는데 이 부분을 막창자(맹장)라고 한다. 여기 소장과 대장의 사이에는 돌막창자 판막이라 불리는 매우 중요한 기능을 하는 밸브가 있다.

이 밸브는 대장으로 간 음식물이 소장으로 역류하는 것을 막는다. 소장은 부엌과도 같다. 음식물이 소장에서 소화되고 흡수된 후 남은 것들은 대장으로 넘어간다. 대장은 쓰레기통과 같다. 쓰레기통에 버려진 것들이 다시 부엌으로 돌아오면 어떻게 될 것인가. 돌막창자 판

● 장 내용물의 이동과 돌막창자 판막

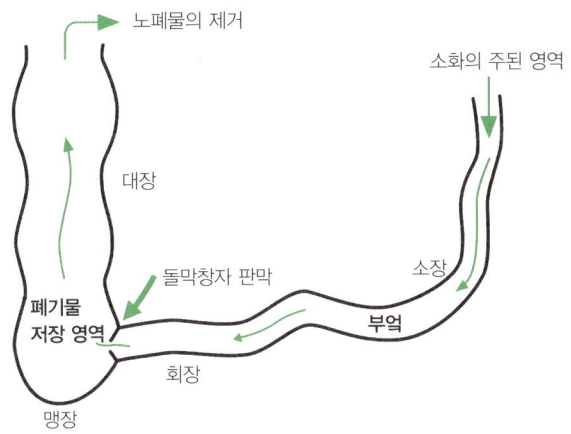

막이 정상적으로 작용해야 이런 역류를 막는다.

돌막창자 판막은 신경계의 지배를 받는다. 위나 소장에서 분비된 소화액은 감정의 변화에 영향을 받는다. 환자를 진료한 의사가 AK의사라면 돌막창자 판막의 기능 장애를 찾아내고 소화기계에 대한 신경 조절 기능을 개선하기 위한 치료를 할 것이며, 소화 과정을 돕고 자극과 염증을 줄이기 위한 엽록소를 비롯한 영양제를 추천해 줄 것이다.

이런 치료로 장 기능이 적절히 회복된 후라도 2주 동안은 자극받았던 장을 휴식시켜 주지 않으면 다시 상태가 나빠질 수 있다. 이 기간 동안 환자는 AK의사가 추천하는 식이요법을 시행한다.

돌막창자 판막 증후군은 현대인에게 흔하다. 이 증후군은 많은 증상들을 일으킨다. 돌막창자 판막 증후군이 일으키는 증상들은 다음과 같은 질병들이다.

> **알아두면 좋은 것**
>
> **돌막창자 판막 증후군의 증상들**
>
> 견비통, 급성 요통, 심장 주위의 통증, 어지럼증, 감기 증상, 가성 주머니염, 가성 엉치엉덩 관절, 긴장증, 이명, 구역, 무기력증, 가성 부비동염, 가성 위산 저하증, 두통, 갑작스런 갈증, 창백증, 눈 밑의 그림자, 장 기능장애

> **알아두면 좋은 것**
>
> **돌막창자 판막 증후군 환자의 식사에서 제외시켜야 할 것들**
>
> 거친 음식물 : 팝콘, 감자칩, 땅콩-견과류, 곡류
> 다음의 생과일과 야채 : 샐러리, 양배추, 양상추, 당근, 사과, 오렌지, 샐러드, 피클, 토마토(이런 음식들도 익혀서 먹는다면 문제는 없다.)
> 다음의 향신료 : 칠리고추, 후추, 타코, 껍질째 빻은 후추, 파프리카, 계피
> 술이나 알코올성 음료
> 코코아, 초콜릿, 카페인 음료

열린 돌막창자 판막 증후군의 경우 신경 반사점을 자극하는 자가 치료를 지속적으로 하는 것이 도움이 된다. 방법은 오른쪽 3번 목뼈, 오른쪽 어깨 관절의 앞쪽, 오른쪽 골반의 아래 부위의 압통이 있는 부위를 손가락으로 원을 그리듯이 문질러 주는 것이다. 증상이 재발할 때는 돌막창자 판막에 자극을 주어 돌막창자 판막이 닫히도록 하면 증상이 좀 나아진다. 그 방법은 두 손으로 오른쪽 하복부를 왼쪽 어깨 방향으로 누르면 된다.

닫힌 돌막창자 판막

돌막창자 판막은 소장과 대장 사이에 위치하면서 자율 신경의 지배를 받는다. 이 밸브는 소화가 끝날 때까지 소장의 내용물이 대장으로 넘어가지 않도록 한다. 소장은 장에서 부엌과 같은 곳이다. 대부분의 음식물의 흡수는 이곳에서 일어난다. 소화 과정이 끝나면 장 내용물은 쓰레기로 바뀐다. 이때 돌막창자 판막이 열리고 폐기물이 쓰레기통에 해당하는 대장으로 넘어간다. 그런데 이 밸브가 적절히 열리지 못하여 폐기물이 지나치게 오랜 시간 동안 소장 내에 머물 수가 있다. 폐기물이 소장 속에 장시간 머물러 있으면 부패하여 생긴 독성 물질이 체내로 많이 흡수되어 인체 전반에 독성이 증가하는 결과를 낳는다. 몸에 독이 많이 쌓이면 독에 취약한 장기나 근육 등에 여러 가지 문제가 생기며 통증을 비롯한 다양한 증상도 일으킨다.

닫힌 돌막창자 판막의 치료는 열린 돌막창자 판막과는 반대로 두 손으로 오른쪽 하복부를 아래쪽 그리고 바깥쪽으로 눌러 준다. 소장에 대한 영양제도 도움이 된다. 닫힌 돌막창자 판막의 림프 반사점은 앞쪽의 늑골이 끝나는 면이다. 이 면을 따라 문질러 주면 된다.

닫힌 돌막창자 판막의 문제로 인하여 나타나는 증상들과 금해야 하는 음식들은 열린 돌막창자 판막 증후군과 같다.

설사, 변비, 악취 나는 대변은 대장의 이상

대장에서 발생하는 문제는 변비나 설사 등의 증상이 나타날 때까지 방치되는 경우가 많다. 더구나 이러한 증상에 대한 치료조차 TV나 잡지책에서 광고하는 일반 의약품에 의해 이루어진다. 이런 식으로는 근원적인 문제를 해결하지 못하고 심각한 건강상의 문제를 야기할 수도 있다. 대장의 기능 이상으로 인해서 발생되는 문제들은 대개 수년에 걸쳐서 서서히 진행된다.

대장에서 발생하는 두 가지 중요한 문제는 첫째 장관을 통한 내용물의 흐름에 장애가 생기는 장 정체고 둘째 내용물의 부패와 비정상적인 세균들의 증식이다. 장 정체는 섬유질이 너무 적거나 가공된 음식을 먹어서 발생한다. 대장 내의 부패나 비정상적인 박테리아의 증식은 백설탕이나 흰 밀가루와 같이 정제된 탄수화물을 섭취해서 생긴다.

건강에 해로운 식생활은 가공 음식의 증가 때문이다. 아직도 전통 고유 음식을 주로 섭취하는 아프리카와 같은 제3세계에서는 이런 질병들이 매우 드물거나 없다. 그러나 그런 곳의 원주민들도 가공 음식을 먹으면 이러한 질병을 일으킨다. 이 질병들은 미국, 영국 등의 서구와 다른 지역이라도 서구화된 식생활을 주로 하는 지역들에서 많다.

변비

많은 사람이 변비로 고통 받는다. 사람들은 대개 변비는 장운동이 잘 안되어서 생긴다고 생각한다. 그러나 다른 형태의 변비도 있는데 그것은 장 정체다. 장에 노폐물이 오랫동안 머물러 결국 신체가 독성 물질을 흡수하는 것이다. 장염, 곁주머니염(게실염), 다발성 곁주머니(게실)증 등의 초기에 장 정체가 자주 나타난다.

많은 인자가 정상적인 대장의 기능에 관여한다. 정상적인 장 활동에 필요한 3가지 요소는 적당한 수분, 자극제, 적당한 부피다. 대부분의 변비약은 이런 기본 요소의 조합이다. 정상적인 대장 운동에 중요한 것은 자율 신경과 장의 반사 에너지 패턴이 정상적으로 작동하는 것이다. 장의 운동을 증가시키는 자율 신경은 부교감 신경으로 미주 신경과 골반 신경이다. 환자가 변비나 장 정체에 잘 걸리면 대장에 대한 상세한 검사를 받아야 한다. 변에서 냄새가 나거나 변이 잘 나오지 않고 양이 적으면 대장에 대한 검사를 받아야 한다. 장 운동이 정상이면 변에 나쁜 냄새가 없으므로 심한 냄새가 나면 기능 저하를 의심한다.

여기서는 소화 장애로부터 생길 수 있는 몇 가지 문제점들에 대해서만 언급한다. 중요한 것은 소화 장애가 생길 때 마다 정확하게 평가하여 치료해야 한다는 것이다. 방치하고 내버려둔다면 더욱 큰 문제를 야기할 수 있다. 예를 들면 장 정체를 방치하면 대장암으로 발전할 수 있다. 단백질 소화가 결핍되면 관절의 활막에 풍부한 단백질을 다른 조직에서 이용하므로 관절이 약해지고 관절염이 생기게 된다. 궤양성 대장염이 될 수 있으며 장을 절제해야 하는 상황으로 진행될 수 있다.

소화 장애의 중요한 합병증을 예방하기 위하여 특징적인 약물로 증상을 치료하는 것 보다 상태를 조기에 진단하고 치료하는 것이 중요하다.

대장암

많은 자료와 역학적인 정보들은 대장암이 주로 섬유질이 부족하고 과도하게 정제된 탄수화물을 섭취하기 때문에 발생한다는 사실을 우리에게 알려 준다. 이런 식생활은 장 속에 있는 무해한 화학 물질인 담즙을 심각한 발암 인자로 바꿀 수 있다. 지나치게 정제된 탄수화물을 많이 함유한 식사를 하면 인체에 해로운 박테리아가 증식하여 이런 화학적인 변화를 일으킨다. 여기에다 장 정체까지 겹치게 되면 이 발암 인자인 화학 물질이 장시간 동안 대장에 머물게 되며 심지어 수일간 지속될 수도 있다. 조직에 대한 이런 화학 물질의 지속된 공격이 종국적으로 암을 발생시키는 것이다. 과거에는 맵고 짠 음식 때문에 위암의 발생 빈도가 높았지만 이제는 서구화된 식사와 가공된 음식을 먹음으로 해서 대장암의 빈도가 점차 높아지고 있다.

심장마비와 동맥벽 경화

장 기능에 이상이 생기면 몸에서 콜레스테롤을 배설하기가 어려워진다. 콜레스테롤은 동맥을 단단하게 만들고 좁게 만드는 원인 중 하나다. 콜레스테롤로 인해 심장에 혈액을 공급하는 관상동맥의 흐름에 장애가 생기면 심장으로 가는 혈액 순환 장애가 발생하고 그 결과 가장 흔한 심장 질환인 심근경색증이 일어난다.

흔히 콜레스테롤 수치는 음식을 통한 섭취의 결과로 잘못 알려져 있다. 그러나 사실 음식으로 섭취하는 콜레스테롤의 양은 체내 총 콜레스테롤 양의 20%에 지나지 않는다. 80%의 콜레스테롤은 간에서 생산되는 것이다. 그런데 대장이 콜레스테롤 수치에 영향을 준다. 간은 장으로 분비되는 담즙을 통해서 콜레스테롤을 체외로 배출시키는데, 만약 장에 비정상적인 세균이 증식하게 되면 담즙을 리토콜레이트(lithocholate)로 전환시킨다. 이것은 소장의 끝에서 재흡수되어 다시 간으로 가기 때문에 콜레스테롤의 배설 효과가 감소된다. 이렇게 생성된 리토콜레이트와 장 정체는 장 내용물을 소장 내에 오랫동안 머물면서 흡수되도록 하고 이로 인해서 혈중의 콜레스테롤의 수치가 증가되는 것이다. 콜레스테롤 증가는 결국 동맥경화로 나타나고 그 결과 심장마비나 뇌경색 등이 발생하게 된다.

곁주머니염, 곁주머니증

대장의 내용물이 죽처럼 걸쭉하면 장의 활동이 활발해져서 장 내용물의 통과가 빠르므로 하루나 하루 반이면 먹은 음식이 대변으로 배설된다.

현대인이 음식을 먹고 배설하기까지는 평균적으로 3~4일이 걸린다. 정제되고 가공된 음식을 많이 섭취하면 대변 양은 적어지고 압축되어 딱딱해진다. 이런 현상이 장기간에 걸쳐 진행되면 대장의 실제 크기도 작아진다. 작아지고 단단해진 배설물을 이동시키기 위해서는 대장의 환상근육들이 더 많이 수축하게 된다. 그 결과 장내의 압력이 올라가게 되고 게실(憩室)이라 불리는 작은 주머니가 대장 벽을 따라 생기게 된다. 이 주머니가 감염되면 게실염이 되는데, 이로 인해 출혈이나 조직의 파괴가 일어나는 실로 심각한 문제가 발생하게 된다.

과거에는 곁주머니염에 적합한 식사로서 장에 자극을 덜 주는 부드러운 식사가 주로 추천되었다. 그러나 불행히도 이런 식사는 대변을 더욱 딱딱하게 만들고 이로써 장 기능의 이상은 더욱 진행되어 문제를 악화시키기만 했다. 이제는 곁주머니염이나 게실 증후군이 있는 사람에게는 대장 기능이 개선될 수 있도록 의사의 지도하에 자연 친화적인 식사를 하도록 한다.

치질, 정맥류, 정맥염

변비가 치질을 발생시키거나 악화시킨다는 것은 이제 상식이 되었다. 변비가 생기면 딱딱하게 굳고 건조해진 변을 배설하기 위해 대장의 압력이 증가한다. 증가한 대장의 압력은 정맥의 압력을 높이고 그것이 치핵 정맥총이나 다리 정맥 등의 벽을 부풀어 오르게 하고 파괴하는 원인이 된다.

대장의 감염

설탕이나 밀가루 등 고도로 정제된 탄수화물의 과다 섭취는 대장 내 세균 총 불균형을 야기하고 비정상적인 세균이 대장 내에 증식하게 되는 원인이 된다. 이런 비정상적인 세균들은 요로계, 쓸개, 충수돌기, 게실 등에 발생하는 감염증의 원인이다. 이런 감염증이 자주 발생할 때의 치료는 대장 기능을 정상적으로 회복시키는 것이다.

대장의 치료

대장 기능에 대한 치료가 필요한 위험 징후는 설사, 변비, 악취가 나는 대변이나 방귀 등이다. 건강한 대변은 그렇게 심한 냄새가 안 난다. 대장 질병도 다른 질병과 마찬가지로 예방이 최선이므로 평소 자신의 대장 기능을 평가하고 가공 식품이나 정제된 탄수화물의 식사를 줄여 인체에 나쁜 영향을 주는 세균이 많이 증식하지 않도록 해야 한다. 대장의 기능이 좋아져야 삶의 질이 향상되고 장수한다.

Applied Kinesiology

피가 잘 돌아야 건강도 인생도 잘 돌아가는 법

CHAPTER 09

혈압은 주기적으로 검사하고 정상 수치를 유지하도록 노력해야 한다. 혈압이 조금 높은 정도로는 불편한 느낌이 없으므로 별 조치 없이 지나치기가 쉽기 때문이다. 철저한 사전 검사와 충분한 치료가 이루어지지 않을 경우 심장혈관 질환이나 뇌혈관 질환의 위험도는 급격히 증가한다.

화를 내면 혈관이 좁아져
'혈압 오른다'

혈압은 혈액이 혈관을 통과하면서 혈관 벽에 미치는 힘을 말한다. 혈압이 높으면 혈액이 통과하면서 혈관 벽에 과도한 압력을 주게 되므로 혈관 벽이 단단하게 된다. 이것을 동맥경화증이라고 한다. 혈압이 낮으면 인체 조직에 충분한 영양이나 산소가 전달되지 않기 때문에 현기증이 생기거나 피곤해진다.

혈압은 여러 가지 인자에 의해 조절된다. 대표적인 것이 자율 신경에 의한 조절이다. 옆에서 누가 화를 북돋우면 "혈압 올리지 마라"라고 한다. 화를 내면 교감 신경이 흥분하여 아드레날린 이라는 신경 전달 물질에 의해 혈관이 수축하게 되어 혈관 내의 압력이 높아지기 때문에 나온 말이다. 그 외에도 혈중 콜레스테롤과 중성 지방의 양, 호모시스테인의 혈중 농도, 부신 기능, 음식 속 소금의 양, 유산소 운동, 스트레스, 머리뼈, 엉치뼈의 상관관계, 외상의 후유 등 여러 가지 인자들이 혈압의 높낮이에 관계한다.

비정상적인 혈압이란 고혈압과 저혈압을 말한다. 정상 혈압은 수축기 혈압이 120mmHg, 이완기 혈압이 80mmHg이다. 수축기 혈압이 130mmHg 이상, 이완기 혈압이 90mmHg 이상을 고혈압이라 하고 수축기 혈압이 100mmHg 이하, 이완기 혈압이 60mmHg 이하를 저혈압이라고 한다.

정골 치료법 의사인 프랭크 채프먼 같은 사람은 '정상 범위의 혈압이 아니라도 개인에게 맞는 혈압이 있기 때문에 혈압의 절대적 기준은 없다'라고도 한다. 그렇지만 정상 기준을 넘어선 고혈압이나 저혈압은 어떤 식으로든지 교정하는 것이 혈압으로 인한 합병증을 예방하고 건강하게 장수하는 비결임에 이견이 있을 수 없다. 비정상 범위 혈압의 경우 약으로 조절하는 데도 한계는 있다. 갖가지 부작용이 따르는 것이다. 그러나 조금 부작용이 있더라도 약으로 조절하지 않으면 뇌경색 등의 혈압으로 인한 질병 위험이 너무 높아 위험하다.

고혈압

혈압이 조금 높은 정도로는 불편한 느낌이 없으므로 별 조치 없이 지나치기가 쉽다. 그러므로 혈압은 주기적으로 검사하고 정상 수치를 유지하도록 노력해야 한다. 혈압에 관해 흔히 발생하는 문제가 철저한 사전 검사와 충분한 치료를 받지 않음으로 인해서 심장혈관 질환이나 뇌혈관 질환의 위험도를 증가시킨다는 점이다. 미국의 보험 회사들이 가입자들의 건강 검진을 통해서 조사한 바에 의하면 고혈압인 사람들이 정상 혈압인 사람들보다 평균적으로 조기에 사망한다고 알려져 있다.

인체에서 혈압을 조절하는 데에는 위에 적시한 많은 인자들이 관계한다. 이런 혈압 상승 요인을 제거하면 혈압은 대개 정상으로 회복된다. 그러나 대부분의 고혈압은 원인을 정확히 알 수 없어서 문제가 된다. 원인을 알 수 없는 고혈압을 본태성(本態性) 고혈압이라고 한다.

혈압은 어느 한 요인이 아닌, 여러 가지 조절 인자들이 복합적으로 영향을 미쳐서 전체의 상승에 관여한다고 생각되고 있다. 본태성 고

혈압 치료는 원칙적으로 개개인에게 맞는 적절한 혈압강하제를 복용하는 것이지만, AK의학적인 자극 치료, 식사 조절, 유산소 운동, 침이나 뜸 등으로도 정상화 되는 경우가 많다.

1984년 미국의 고혈압의 발견, 평가, 치료에 대한 소위원회에서는 혈압을 상승시키는 특별한 원인이 없을 때, 가능하면 비 약물 요법으로 혈압을 조절할 기회는 있다고 하면서 비 약물 요법을 강조한 바 있다. 만약 혈압이 이렇게 조절될 수만 있다면 약물에 의한 단기간 혹은 장기간의 부작용을 피할 수 있을 것이다.

신경계의 조절

혈압은 주로 자율 신경계를 통해 조절되는데 자율 신경은 교감 신경과 부교감 신경으로 나뉜다. 교감 신경은 심장의 박동 수와 수축력을 증가시키며 혈관을 수축시키는 작용을 하여 혈압을 높인다. 부교감 신경은 그 반대로 혈압을 낮추는 역할을 한다. 이 두 가지 자율 신경은 서로 평형을 이루고 있으며 여기에 불균형이 있을 때는 AK의학적인 치료로 균형을 회복시킬 수 있다.

말초에 있는 자율 신경계는 척추와 머리뼈 그리고 엉치뼈에서 나오며 교감 신경계로 가는 신경들은 척추 사이의 추간공이라는 구멍을 통해 나온다. 척추의 미세한 삐뚤어짐 등의 문제는 바로 이 신경계를 자극하여 자율 신경 불균형의 원인이 될 수 있다. 또 머리뼈와 꼬리뼈 바로 위에 있는 엉치뼈의 기능 이상은 부교감 신경에 영향을 줄 수 있다. 미주 신경과 같은 부교감 신경의 대부분은 머리뼈에서 나오고 그 외에 골반의 뒤편에 있는 엉치뼈의 작은 구멍에서도 나온다. 이런 메커니즘으로 척추의 미세한 삐뚤어짐과 기능 이상 그리고 머리뼈와 엉치뼈의 기능 이상을 교정하면 올라갔던 혈압이 즉시 정상으로 회복되는 경우가 있다.

정서적인 요소도 혈압에 영향을 준다. 가정이나 직장에서 과도한 스트레스를 받으면 대뇌의 중심부에 있는 변연계에 자극이 가서 교감 신경의 활동을 증가시킨다. 이런 스트레스가 장기간 지속되면 혈압을 상승시키는 요인이 될 수 있다. 사람에 따라 일상적인 스트레스에도 과민하게 반응하여 자율 신경의 이상으로 인한 혈압 문제가 생긴다. 때로는 직업을 바꾸거나 환경을 바꾸는 조치 등이 필요할 수도 있다. 정서적인 문제가 있을 때는 이 책의 '정신적인 스트레스를 해소할 수 있는 간단한 방법(111페이지 참조)'이 도움이 될 것이다.

식이와 영양

고혈압이 있을 때는 짜게 먹지 말아야 한다는 것이 상식이다. 소금, 특히 나트륨을 많이 흡수하면 몸속에서 나트륨이 물을 끌어당기기 때문에 혈액의 양이 많아지고 혈관 벽에 미치는 힘이 증가해 혈압이 높아지는 원인이 된다.

체중이 이상적인 기준의 1.15배 이상 된다면 체중을 줄이는 것이 혈압을 낮추는 데 효과적일 수 있다. 이 때 유산소 운동을 하면 더욱 좋다. 또 과도한 알코올 섭취가 혈압을 증가시키고 동맥 경화를 일으키는 중성 지방의 수치를 증가시킨다는 사실도 잊지 말아야 할 것이다.

동맥 경화증과 죽상 동맥 경화증

동맥 경화증과 죽상 동맥 경화증은 혈관이 두꺼워져서 탄성이 감소되고 내경이 좁아진 상태를 말한다. 이런 상태는 오랜 기간에 걸쳐 진행되는데 콜레스테롤과 중성 지방의 혈중 농도가 높은 것이 주요한 원인으로 지적되었다. 최근에는 호모시스테인의 혈중 농도가 높아도 이런 문제가 생기는 것으로 알려졌다.

동맥 경화증과 죽상 동맥 경화증은 혈류에 대한 저항을 증가시켜 고혈압을 야기한다. 몸은 요구되는 만큼 혈류가 원활하지 않으면 압력을 높여서라도 원활해지도록 하기 때문에 그만큼 더 혈압이 올라갈 수밖에 없다. 악순환이 계속되는 것이다.

콜레스테롤이 많은 사람은 식단에서 지방과 당분의 양을 줄이는 것이 좋다. 특히 중성 지방이 높을 경우는 정제된 당과 술을 금하는 것이 중요하다. 호모시스테인의 혈중 농도가 높으면 이것을 낮추는 데 도움을 주는 영양제를 먹도록 한다. 뇌졸중을 예방하기 위하여 종종 약물 투여가 필요하기도 한데, 불행히도 이런 방식으로 혈압을 낮추는 것은 혈액의 순환을 떨어뜨리고 사람의 몸에서 힘이 빠지게 만들기도 한다. 뇌를 포함한 인체 전체의 혈액 순환이 감소되기 때문이다.

죽상 경화와 동맥 경화는 무엇보다 예방이 중요하다. 콜레스테롤과 중성 지방 그리고 호모시스테인의 수치를 정기적으로 검사하고 만약 높으면 낮추기 위한 적절한 치료를 시행하는 것이 가장 좋은 예방법이다. 규칙적인 유산소 운동을 하여 혈관의 탄력을 유지시키고 혈액 순환을 촉진시키는 것도 중요하다.

저혈압

말기 암, 폐혈증과 같은 위중한 상태를 제외하고는 저혈압은 고혈압에 비해 크게 문제가 되지 않는 경우가 많다. 그래도 정상적인 혈압을 유지하도록 하는 것은 중요하다. 대체로 혈압이 낮은 사람은 아침에 일어나기 힘들지만 밤에는 아침보다 좀더 활동적이 되고 덜 피곤하다. 저혈압을 일으키는 기능적인 문제는 다음과 같다.

부신 기능 저하증

앉았다가 갑자기 일어섰을 때 눈앞이 캄캄해지는 현기증을 누구나 한번쯤은 경험해 봤을 것이다. 이런 현상의 정도가 심한 것이 기립성 저혈압이다. 기립성 저혈압은 부신의 기능이 떨어졌을 때 잘 생긴다. 부신 호르몬 중에는 인체 내 미네랄의 균형을 조절해서 수분의 양에 영향을 미치는 것이 있다. 그런데 부신의 기능이 떨어지면 이 호르몬의 활동이 감소하여 인체 내의 총 수분량이 낮아지고 이로 인해 저혈압이 나타나게 되는 것이다.

현기증이 생기는 이유는 앉았다가 일어섰을 때 혈압이 충분히 올라가지 못해 인체 조직, 특히 뇌로 가는 혈액의 양이 모자라기 때문이다. 일어섰을 때는 뇌의 위치가 높으므로 당연히 앉거나 누웠을 때보다 더 높은 혈액의 압력이 필요하게 되고 이를 가능하게 해주는 것이 부신과 교감 신경의 기능이므로 부신이 제 기능을 못할 때 현기증이 나는 것은 당연하다.

뇌로 가는 동맥이 막혔다
— 호모시스테인

혈액의 정상적인 순환이 얼마나 중요한지를 보여 주는 예가 있다. 5개월 전 교통사고를 당한 45세의 한 남자 환자가 사고 후부터 두통과 목의 통증이 시작되더니 낫지를 않는다고 호소해 왔다. 거기에다 어지러움증도 점점 심해져 모 대학병원에서 혈관 촬영을 했더니 오른쪽 경동맥은 완전히 막혔고 왼쪽도 좁아져 있다는 결과가 나왔다는 것이었다. 어지러움증은 차를 몰 때 특히 심해지는데 주변 시야가 좁아지는 느낌을 받게 된다는 것이었다.

머리에서 발끝까지 전체적인 AK검사를 했다. 왼쪽 대뇌의 기능이 떨어져 있었고 턱 관절의 장애와 목뼈의 미세한 삐뚤어짐이 있었다. 턱 관절과 목뼈에서는 교통사고로 인한 외상의 메모리가 중추 신경에 입력됨을 보여 주는 반사가 나타났다.

좌우 경동맥에 청진기를 갖다 대고 들어 보니 오른쪽에서는 소리가 전혀 들리지 않았고 왼쪽에서는 '쉭쉭' 하는 소리가 들렸다. 혈관이 반쯤 막혀 있을 때 나는 소리였다. 목에서 뇌로 가는 혈관은 4개인데 앞쪽은 좌우의 경동맥이고 뒤쪽은 좌우의 추골 동맥이다. 경동맥은 주로 뇌 앞쪽 2/3의 순환을 담당하고 추골 동맥은 연수, 다리뇌,

소뇌를 비롯한 뒤쪽 뇌의 1/3에 혈액을 공급한다. 이들 동맥들은 머리뼈 내에서 서로 만나 하나의 원형(circle)을 형성한다. 그런데 왼쪽 추골 동맥에 청진기를 갖다 대었더니 '쉭쉭'하는 소리가 왼쪽 경동맥보다 더 크게 들렸고 왼쪽보다는 덜하지만 오른쪽 경동맥에서도 약간의 소리가 들렸다. 뇌에 혈액을 공급하는 4개의 동맥 중 한 개는 완전히 막히고 나머지 3개는 점차 막혀 가고 있는 것이었다. 혈관 촬영을 했던 대학병원에서는 혈관의 막힌 부위를 잘라 내고 재 접합하는 것을 심각하게 고려하고 있는데 워낙 위험한 수술이어서 결론을 못 내리고 있었다.

이 환자가 가장 불편을 느끼는 것은 어지러움증이었다. 어지러움은 차를 몰 때 가장 심한데 고속도로로는 아예 탈 생각도 못하고 시내 도로도 웬만해서는 차를 몰기가 어렵다고 하였다. 회사 업무 중에도 수시로 어지러움증이 나타나고 두통과 목 통증도 계속되고 있었다.

일단 턱 관절을 움직이는 근육의 균형을 잡고 목의 미세한 삐뚤어짐을 도수치료로 교정한 뒤 턱 관절과 목의 외상에 대한 메모리도 해결하였다. 이 치료 중에 청진과 AK검사법으로 뇌의 순환을 주기적으로 측정했다. 어지러움, 두통, 목의 통증과 같은 증상은 조금씩 나아졌지만 청진을 해보면 혈관의 잡음은 그치지 않았고 순환 장애도 계속 있었다.

심장이나 뇌의 혈관에 이상이 생기면 콜레스테롤 수치가 높지 않나 의심하는 것이 일반적이다. 그러나 이 환자의 콜레스테롤 수치는 정상이었다. 약간 비만한 체구 치고는 오히려 혈중 콜레스테롤 수치가 낮은 편이었다. 그러면 호모시스테인에 대한 검사를 최근에 한 적이 있는지 물어 봤더니 그렇지 않다고 대답했다. 호모시스테인은 최근 혈관 질환에 중요한 인자로 떠오르고 있다. 호모시스테인의 검사를 위해 AK의학에서는 호모시스테인의 전자기적인 성상이 담긴 작은 물병을 진단용으로 사용한다. 호모시스테인 물병을 배꼽이나 얼굴과 같은 민감한 곳에 두고 근육 검사를 실시하여 강했던 근육이 약해지면 호모시스테인이 높은 것이다. 이 환자는 혈중 호모시스테인이 높다는 반응이 나왔다. 원래 검사를 했던 대학병원에서 정확한 검사를 다시 한 번 하도록 했다. 호모시스테인의 정상 수치는 12mmol/L까지이고 낮을수록 좋은 것인데 이 환자는 15.5mmol/L가 나왔다. 거기에다 호모시스테인을 낮추는 체내 효소인 MTHFR(Methyl TetraHydroFolate Reductase)에 대한 유전자 변이(polymorphism)도 있었다. 유전적으로 혈중 호모시스테인을 낮추는 효소의 기능이 떨어진다는 얘기였다.

호모시스테인은 인체에서 메티오닌(methionine)이라는 아미노산이 대사되는 과정에서 생기며 효소와 조효소의 작용으로 시스테인으로 변환된다. 만일 유전적으로 문제가 있어서 효소의 기능이 떨어지면 혈중 호모시스테인이 높아진다. 혈중 호모시스테인이 높으면 왜 혈관이 두꺼워져 뇌혈관, 심장의 관상 동맥, 말초 혈관 장애가 생길까. 호모시스테인이 혈관을 손상시키기 때문이다. 호모시스테인이 많다는 것은 쉽게 말하면 혈관 내에 미세한 유리 가루를 뿌리는 것과 비슷하다. 이렇게 되면 혈관의 내피(內皮)가 반복적으로 손상되어 흉터 조직이 생기면서 혈관은 두꺼워지고 결국은 막히게 되는 것이다. 호모시스테인은 또 콜라겐의 형성도 방해한다. 만일 콜레스테롤과 혈압이 높고 담배를 많이 피우는 사람이 혈중 호모시스테인도 높을 경우에는 뇌혈관 질환, 심장 질환, 말초 혈관 질환이 발병할 가능성이 매우 높다. 다른 인자들은 정상인데 혈중 호모시스테인만 높아도 혈관 질환이 발생하는 경우까지 있다.

앞의 '색깔을 이용한 AK진단법'에서 언급되었던 것처럼 빨간색에 근육이 약해지는 사람은 혈관 질환이 발병할 가능성이 많다. 이런 사람들 중에는 혈중 호모시스테인 또는 혈중 콜레스테롤이 높거나, 아니면 둘 다 높은 경우가 많다. 필자도 빨간색에 근육이 약해지는 그룹에 속한다. 콜레스테롤은 160mg/dL 이하가 이상적인데 200 전후로 정상치 중에서 높은 편이다. 호모시스테인도 11.5mmol/L로 높다. 필자의 남동생도 콜레스테롤 수치가 필자와 비슷하고 빨간색에 근육이 약해지는 군에 속한다. 필자의 할머니와 아버지께서 뇌졸중으로 고생하셨기 때문에 필자도 혈중 콜레스테롤과 호모시스테인을 계속 관찰하면서 혈중 농도를 낮추려고 노력하고 있다. 이걸 보면 호모시스테인은 유전성이 있는 것으로 생각된다.

호모시스테인의 혈중 농도는 어떤 치료로 낮출 수 있을까. 엽산, 비타민B_6, B_{12}, 비타민C, 베타인(betaine ; 메틸기를 가지고 있는 물질) 등이 호모시스테인을 대사하는 데에 관여하는 효소를 보조하는 조효소로 작용한다. 이것들이 약해진 효소의 기능을 높여 혈중 호모시스테인을 낮추는 것이다. 이 요소들이 모두 들어있는 영양제도 있다. 호모시스테인에 문제가 있는 사람은 이런 영양제를 꾸준히 복용하면서 혈중 수치를 주기적으로 검사해 봐야 한다.

이 환자는 턱 관절과 목뼈의 구조적인 치료와 병행해서 호모시스테인을 낮추는 영양치료를 하였다. 치료 후 한 달이 지나면서 증상이 점차 좋아졌다. 2개월 후부터는 목 뒤와 머리 사이의 추골동맥에서 나는 잡음이 사라졌다. 이 잡음은 주변이 조용하면 쉭쉭하는 소리를 환자도 느낄 수 있을 정도였었다. 3개월 뒤에는 경동맥의 잡음도 좋아졌다. 환자에게 청진상에 혈액순환이 좋아졌기 때문에 원래 다니던 대학병원에 가서 초음파나 혈관촬영을 해보라고 권했다. 내원 후 5개월 째 혈관 초음파상에 뇌로 가는 4개의 모든 혈관이 거의 정상으로 되었다. 더 이상 청진상에 잡음은 들리지 않았다. 간혹 심한 운동을 하거나 스트레스를 받으면 약간 어지러운 증상이 생기곤 하지만,

이제는 거의 정상적인 생활을 하고 있다.

　뇌, 심장, 말초의 혈관질환이 있을 때는 꼭 호모시스테인 검사를 해봐야 한다. AK색깔 검사에서 빨간색에 근육이 약해지는 사람들은 혈관질환에 대한 검사를 하는 것이 좋다. 만일 호모시스테인이 높은 사람은 콜레스테롤, 혈압을 꼭 검사해 봐야 하고, 담배를 피운다면 끊는 것이 좋을 것이다.

림프 순환은
혈액의 순환만큼이나 중요하다

교통사고로 목 디스크가 생긴 55세의 한 남자 환자는 림프에 대한 우리의 경각심을 불러일으키는 예다. 이 환자를 처음 진료한 병원에서는 수술을 해야 할 가능성도 있다는 진단을 내렸다고 한다. MRI상으로 디스크가 의심되었지만 실제 검사해 보니 신경 뿌리의 압박 소견은 없었다. 이에 따라 목뼈를 견인 치료하였다. 이 치료 5일 후 살펴보니 통증은 약간 좋아졌지만 얼굴이 붓기 시작하고 말을 할 때 발음이 분명하지 않았다.

몸의 특정 부위가 부을 때는 림프 순환 장애를 의심해 볼 수 있다. 림프 순환이 막히는 가장 흔한 부위는 어깨 앞쪽인 앞가슴 부위의 굵은 림프관이 대정맥으로 유입되는 곳이다. 이곳의 근육이 지나치게 긴장되면 굵은 림프관인 흉관과 우측 림프관을 압박하여 몸이 붓는다.

이 환자는 앞가슴의 작은가슴근(소흉근)의 과긴장으로 인해 얼굴이 붓고 상악동이나 구강 내에도 림프액이 정체되어 말을 할 때 발음이 부정확하게 되었다. 얼굴을 다리 보다 아래로 내리는 AK검사를 해보았다. 이렇게 하면 림프 순환이 더 악화되므로 강한 근육이 약해졌다. 이때 팔을 위로 올려서 작은가슴근을 스트레치하여 굵은 림프관이 압박된 것을 풀어주었더니 약했던 근육이 다시 강해졌다. 작은가슴근의 과긴장을 치료하고, 물을 많이 마시게 하였다. 치료하고 곧 발음이 분명해졌고 얼굴의 압박감이나 불편했던 증상이 좋아졌다. 아마 교통사고 때 작은가슴근을 다쳤거나 목의 충격으로 인한 자세의 수그러짐이 작은가슴근의 수축 상태를 지속시켜 림프 순환을 방해했던 것으로 추측된다. 치료 후 평소 작은가슴근이 있는 앞가슴과 어깨의 앞쪽을 가볍게 문지르도록 처방했다.

림프의 순환 장애로 인해서 몸이 붓는 사람들은 의외로 많다. 림프의 흐름을 이해하면 림프 순환 장애를 집에서도 간단히 치료할 수 있다. 림프는 사지 말단 그리고 머리에서 심장 쪽으로 흐른다. 팔, 다리, 얼굴의 부종이 림프 순환 장애로 인한 것일 경우, 심장 쪽을 향해서 피부를 약하게 마사지하면 된다. 물을 많이 마시고, 비타민A를 적당량 복용해도 좋다. 또한 가벼운 운동을 통한 근육의 펌프 작용을 강화함으로써 림프관을 압박하여 림프 순환을 촉진시키는 것도 좋은 방법이다.

> 기 억 하 세 요
>
> **몸이 붓는다면 림프 순환의 이상을 의심하라**
> 림프 순환의 흔한 기능적인 문제는 작은가슴근의 과긴장이다.
> 어깨 앞에서 앞쪽 늑골에 걸쳐 있는 작은가슴근을 문지르고 물을 많이 마시면 좋아진다.

림프의 기능

우리 몸의 거의 모든 세포 사이에는 세포의 생명 유지에 필수적인 물질로 세포를 싸고 있는 세포간액(細胞間液), 즉 림프액이 있다. 림프액은 백혈구, 영양분, 단백질 기타 세포 건강에 필요한 현미경적

● **인체 내 림프관의 분포**

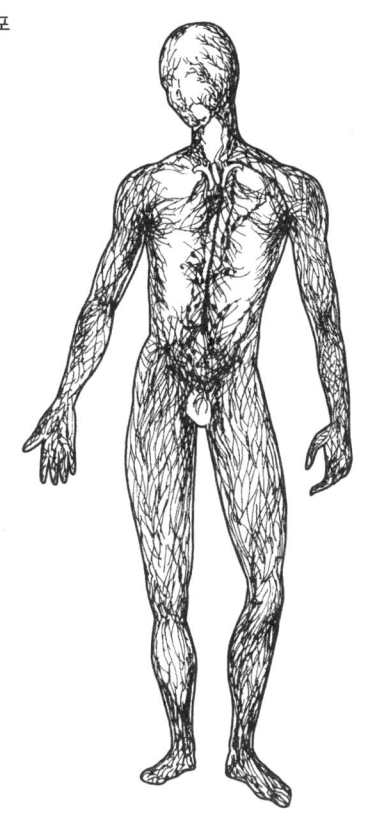

구조의 물질들을 포함하고 있는 맑은 무색의 액체다. 이 림프액은 림프관으로 모이며 림프관은 거미줄처럼 온 몸에 깔려 있다. 림프관은 림프절이라고 부르는 작고 단단한 기관에 연결되어 있다.

목에 염증이 생겨 턱 아래의 동글동글한 림프절이 부풀어 오른 경험을 가진 사람들이 많을 것이다. 림프액은 최종적으로 정맥으로 흘러가는데 이런 몸의 구조를 림프계라고 한다. 림프계의 적절한 기능이 없으면 사람은 24시간 내에 사망하게 될 것이다. 최적의 건강 상태를 유지하기 바란다면 림프계의 기능을 결코 간과해서는 안 된다.

신체의 거의 모든 조직은 림프액에 의한 순환 시스템에 의존하고 있다. 림프액 속에는 혈관에서 빠져 나온 단백질, 박테리아, 바이러스, 항체, 기타의 물질들이 있다. 세포 사이의 간질액(間質液)에 있는 단백질은 림프계를 통해 혈액으로 흐른다. 단백질이 혈류 속으로 돌아가기 위한 유일한 기전이 이 림프 배액 시스템이다. 다행히도 림프계는 신체 전반적인 기능이 저하되어 있을 때에도 생명을 유지하는데 필요한 세포간질의 단백질을 혈액으로 이동시킬 수 있다.

림프계의 또 다른 중요한 기능은 박테리아나 바이러스와 같은 이물질을 붙잡아서 제거하는 것이다. 이물질의 제거는 필터 역할을 하고 있는 림프절에서 일어난다. 림프절은 침입자들을 잡아먹고 파괴하는 백혈구를 만들어낸다. 림프절은 목, 겨드랑이, 팔꿈치, 사타구니, 무릎 뒤, 복강 내 등에 모여 있다. 편도선염이나 감기에 걸려 목 주위의 림프절이 붓는 경우는 흔히 있는 일이다. 또 만약 팔 등에 상처가 생긴 후 겨드랑이의 림프절이 붓는 수도 있다. 세균이 침투하면 세균은 림프액으로 모아져 림프절로 이동된다. 이 림프절에서 세균을 걸러 내는데 감염이 진행되고 있는 동안 목이나 겨드랑이의 림프절이 붓는 것은 이러한 작업을 수행하고 있기 때문이다.

림프계는 소장으로부터 흡수된 지방질을 모아 혈류 내로 전달하는 역할도 한다. 콜레스테롤이 혈액 내로 흡수되는 주요 경로이기도 한 것이다. 분자량이 꽤 큰 호르몬들도 림프계를 통하여 혈류에 도달한다.

림프계는 말초에서부터 그 활동을 시작한다. 림프액은 림프관을 따라 흐른다. 림프관은 하지의 복강 쪽으로 올라와 모여서 가슴 림프관 팽대라는 곳에서 서로 만난다. 여기에서 가장 큰 림프관인 흉관으로 들어간 뒤 최종적으로 흉관을 통해 정맥과 이어진다. 양측 하지 및 머리와 목의 왼쪽, 왼쪽 팔의 림프액은 몸의 좌측에 있는 흉관을 거쳐서 정맥으로 간다. 머리의 오른쪽, 목, 흉부, 오른쪽 팔의 림프액

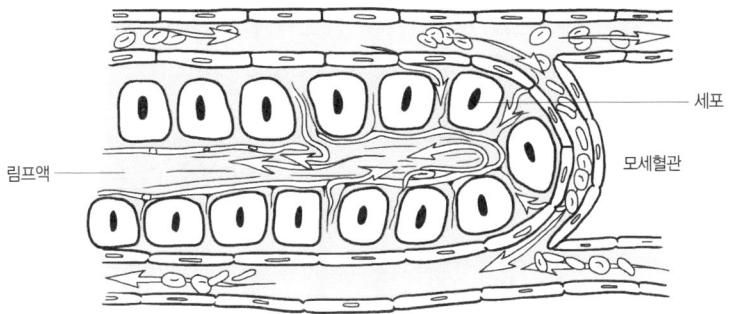

● 소동맥, 모세 혈관, 소정맥을 통해서 영양 물질과 산소를 세포에 공급하고 혈관에서 빠져 나온 물질들은 림프액을 통해서 림프관을 거쳐서 정맥으로 흘러간다.

은 우측 림프관을 통하여 정맥으로 흘러간다.

 혈관과 림프관은 어느 정도의 유사성과 다른 점을 갖고 있다. 이들 모두는 전신으로부터 체액을 수송하는, 닫혀 있는 관이지만 체액을 수송하는 방법에서 명확한 차이가 난다. 혈관계에는 심장이라는 펌프가 있어서 전신의 혈관으로 혈액을 밀어내게 되는데 비해 림프관에는 펌프가 없다. 대신 림프관에는 림프액을 한쪽 방향으로만 흐르게 하는 밸브가 있다. 큰 림프관 벽에는 수축성 근섬유가 존재하기도 하지만 림프액을 순환시키는 주된 힘은 림프관 주위를 싸고 있는 조직들의 간헐적인 압박이다. 큰 근육이나 다른 조직들이 림프관에 압력을 가해 내용물인 림프액을 정맥 혈류 쪽으로 짜듯이 밀어 내는 것이다. 혈관계와는 달리 림프액을 순환시키는 압력은 매우 낮아서 림프관들은 쉽게 짜부라진다.

 림프액은 주위 조직의 압박만으로 일방통행 구조의 림프관을 통해 정맥혈관계까지 전달된다. 운동이나 일상적인 활동 시의 근육 수축이 림프관계에 간헐적인 압력을 가하여 림프액을 순환하게 만드는 것이다. 이런 역할을 하는 근육이 너무 긴장되어 이완되지 못하고 계속 수축 상태로 있으면 림프관에 지속적인 압력이 가해져 림프관이

눌려진 채로 있게 되고 그로 인하여 림프액의 순환은 느려지든지 아예 멈추게 된다. 흉관이나 우측 림프관과 같이 주요 림프관에 저항이 발생될 경우 신체의 많은 부분이 영향을 받게 된다.

림프관계의 압력이 지속적으로 높아지는 주요 원인은 흉부나 경부에 발생한 근육의 불균형이나 자세 이상이다. 이 부위는 흉관이나 우측 림프관이 예각(銳角)으로 꺾이는 매우 좁은 지역을 지나므로 특히 잘 막힌다. 치료는 근육들의 균형을 다시 잡아 주는 것이다. 근육의 만성적인 긴장상태가 있는 곳은 눌러 보면 통증이 있으므로 쉽게 알 수 있다.

등뼈의 움직임이 나빠진 경우에도 림프 순환의 장애를 일으킬 수 있다. 이는 등 뒤 근육의 약화와 이로 인한 2차적인 앞가슴 근육의 과긴장으로 인해서 발생한다. AK의학에 의한 근육 검사법으로 약해진 근육과 아울러 과긴장이 되어 있는 근육도 쉽게 찾을 수 있다. 근육의 과긴장으로 인해 림프 순환을 방해하는 대표적인 근육은 작은 가슴근으로 앞가슴, 어깨의 앞쪽에 있는 근육이다. 림프 순환 장애가 있을 때 이 근육을 누르면 심한 통증을 느끼게 된다.

근육들의 불균형은 갈비뼈로 이루어진 흉곽의 정상적인 움직임에 제한을 주어 호흡에도 나쁜 영향을 미친다. 횡격막의 수축 작용과 함께 호흡에 의한 흉곽의 움직임은 림프액 순환의 주요한 인자로서 작용한다. 특히 횡격막의 움직임은 폐의 림프액 순환에 대단히 중요하다.

탈수와 림프액 순환

수분 섭취가 부족한 경우에는 림프액 순환에 장애가 생긴다. 탈수로 인한 림프의 순환 장애가 있을 때 커피, 차, 과일 주스, 청량음료는 크게 도움이 되지 않는다. 이유는 명확하지 않으나 임상적으로 봤을 때 인체는 이런 종류의 음료수를 순수한 물과는 다른 것으로 인식하는 것으로 생각된다. 일종의 자극제나 음식물로 간주하는 것이다.

인체가 필요로 하는 수분의 양은 활동 형태나 환경 조건에 따라 달라진다. 날씨가 덥고 땀을 많이 흘리는 경우에는 더 많은 수분 섭취가 필요하다는 것은 자명한 일이다. 외국에서는 학교수업시간이나 세미나 때 거의 대부분의 사람들이 물병을 가져 와서 마신다. 거기에 비하면 우리나라 사람들은 식사 때만 물을 마시는 경향이 많다.

신경계와 림프액 순환

큰 림프관에 신경계의 조절을 받는 근섬유가 있다는 사실은 잘 알려져 있다. 림프관의 수축은 림프액이 정맥계로 빠져나가도록 림프액의 순환을 돕는다. 아직 림프액의 순환에 있어서 신경계가 하는 역할 모두가 실험적으로 완전히 밝혀지지는 않았다.

1930년대에 프랭크 채프먼은 림프 순환에 영향을 주는 신경 반사점을 발견했다. AK의학에서는 이 신경 반사점을 '신경 림프 반사'라고 부르며 임상적으로 빈번히 이용하고 있다. 간의 기능이 떨어지면 큰가슴근 복장뼈 분지 근육이 약해지는데, 이때 간의 신경 림프 반사점을 누르면 압통이 있고 이 반사점을 문지르면 간에 대한 림프 순환이 좋아져 일시적일지라도 간 기능을 나타내는 큰가슴근 복장뼈 분지가 강해진다. 또 소장의 기능이 떨어지면 넙다리 네갈래근이 약해질 가능성이 높다. 소장의 림프 반사점은 앞쪽의 늑골 하연이다. 즉 가슴 아래의 늑골이 끝나는 아래쪽 면을 문지르면 압통이 있는데 이것을 3~4분 정도 가볍게 문지르면 소장의 기능을 나타내는 넙다리 네갈래근이 강해진다. AK의학이나 정골요법에서는 이러한 현상을 소장의 림프 순환이 좋아진다는 것으로 받아들인다. 임상 결과를 보면 신경 반사점에 의한 국소적인 림프액의 순환 개선이 연관된 근육,

기관, 분비선들의 기능을 개선시킨다는 사실을 알 수 있다.

림프액 순환 장애로 인한 문제들

의사가 림프액 순환 장애로 생각하고 검사해야 할 증상들은 생각보다 많다.

우선 어떤 형태이든 감염이 그 첫 번째 적응증이다. 상기도 감염, 부비동염(축농증), 중이염(유스타키오관염), 비·후두 질환, 감기와 편도선염, 기관지염, 폐렴과 같은 하부기도 감염 등이 있다. 테니스 엘보(테니스 팔꿈치증), 반복적인 발목 염좌, 요통 등의 구조적인 문제도 종종 림프액 순환의 장애와 관련이 있다. 몹시 피곤하거나 손발이 차거나 사지의 감각이 저하되거나 저리는 등의 혈액 순환 장애의 증상들도 있을 수 있다. 빈뇨나 야뇨, 자는 동안 이를 가는 것 등의 증상도 림프액의 순환 장애에 의해 생길 수 있다. 발목, 발, 손이 붓는 것은 림프계에 대한 검사가 필요한 확실한 증상이다. 정상치의 30% 이상 체액이 정체되지 않으면 임상적으로 명확한 증상이 나타나지 않을 수도 있다. AK의학적인 검사에서 치료가 필요함에도 불구하고 림프액 순환 장애의 증상이 나타나지 않을 수도 있다.

위에서 언급된 증상이나 징후들이 나타날 때는 반드시 림프액 순환에 대한 철저한 검사가 필요하다. 국소적인 문제를 해결할 경우에도 AK의사가 신경 림프 반사점을 찾고 자극을 주는 치료를 할 필요가 있다. 자세 이상이나 근육의 불균형에 의해 주요 림프관의 흐름이 장애를 받을 수도 있다. 림프액 순환을 개선시키기 위해서는 이런 신경학적인 치료 및 구조적인 치료와 동시에 비타민A와 같은 특정 영양제를 복용해야 할 경우도 있다. 잊지 말아야 할 것은 평소 적절한 신체적 활동을 유지하고 충분한 수분을 섭취하는 것이 림프액 순환에 많은 도움이 된다는 사실이다.

Applied Kinesiology

턱 관절 이상이 온몸의 균형을 무너뜨린다

CHAPTER 10

턱 관절 전문 치과 의사들은 턱 관절의 기능 이상이 턱 이외의 여러 곳에 이상을 일으킨다고 말한다. 두통, 이명, 요통, 어깨 통증, 목뼈 통증, 어지러움, 하지 방사통 등이 그 증상들이다. 턱 관절의 이상이 전신적인 증상을 일으킬 때 AK의학적인 접근은 근본적인 원인을 찾는 좋은 길이 될 수 있다.

의외로 많은 사람들이
턱 관절의 이상에 시달리고 있다

귀 바로 앞에 있는 턱 관절에서 소리가 나거나 통증이 있는 경우에는 보통 턱 관절의 이상을 의심한다. 턱 관절 자체에 큰 증상이 없음에도 오래된 두통, 목의 통증, 허리 통증 등의 근본 원인이 턱 관절의 이상일 수도 있다. 심지어 소화 장애와 같은 내장 문제도 턱 관절을 치료하면 좋아지는 경우까지 있다.

턱 관절은 하루 종일 말하고 음식을 씹고 잠 잘 때조차 이빨을 가는 등 장시간 반복된 스트레스를 받고 있는 부위다. 어금니를 꽉 무는 힘은 수 십 킬로그램으로 누르는 힘과 같다고 한다. 이런 압박을 매일 지속적으로 받으면서도 턱 관절이 수십 년간 별 탈 없이 작동하고 있다는 것은 정말 놀라운 인체의 신비가 아닐 수 없다.

의외로 많은 사람들이 턱 관절의 이상으로 고생하고 있다는 사실은 그리 잘 알려져 있지 않다. 더 나쁜 것은 턱 관절에 이상이 생겼을 경우, 어디에서 치료를 받아야 하는지 방황하는 경우도 많다. 일반적으로 거의 모든 관절 이상을 취급하는 정형외과에서조차 턱 관절의 이상에 큰 관심을 갖지 않는다. 치과적인 치료는 덧대(splint)를 비롯해서 너무 복잡할 수 있다.

턱 관절(또는 측두 하악 관절, Temporomandibular joint)은 두 개의 뼈가 만나서 이루는 관절이다. 머리뼈 중의 측면에 있는 관자뼈와 아래턱뼈가 만나서 턱 관절을 형성하는 것이다. 턱 관절을 전문으로 하는 치과 의사들은 오래 전부터 턱 관절의 기능 이상은 단순히 턱 관절 이외의 여러 곳에 증상을 일으킨다고 말하고 있다. 두통, 이명, 요통, 어깨의 통증, 목뼈의 통증, 어지러움, 하지 방사통 등의 증상들이 턱 관절의 기능 이상을 치료하고 좋아지는 것을 흔히 경험한다는 것이다. 나아가서 턱 관절은 몸 전체에 기능적인 문제를 일으킬 수 있다는 것을 보여 준다. 여러 가지 증상을 호소하면서 임상적으로 설명할 수 없는 증상들이 많을 때는 턱관절의 이상을 의심해 본다.

턱 관절은 관절의 분류상 경첩 관절에 속한다. 경첩 관절이란 이름은 문을 열고 닫는 데 이용되는 경첩에서 유래한 것으로 하나의 축을 중심으로 움직이는 작용 때문에 붙은 명칭이다. 그러나 턱 관절은 다른 경첩 관절보다는 좀더 복잡한 작용을 한다. 입을 조금 열고 닫을 때 턱 관절은 물론 경첩과 같은 작용을 한다. 그러나 음식을 씹는 동작이란 이빨을 맷돌처럼 가는 동작까지 포함하므로 경첩보다는 훨씬 복잡한 운동이다. 오른쪽이나 왼쪽의 관절만 단독으로 움직이는 것도 불가능하다. 음식을 분쇄하는 동작을 하는 동안 한쪽 턱 관절은 앞쪽으로, 반대쪽 턱 관절은 뒤로 움직인다. 두 손가락을 아래 그림처럼 턱 관절에 대고 음식 씹는 동작, 즉 턱을 좌우로 움직여 보라.

알아두면 좋은 것

경첩 관절 hinge joint
하나의 축을 중심으로 굽혔다 펴는 운동만 일어나는 관절. 경첩 달린 문이 열리고 닫히는 것과 비슷하여 경첩 관절이라고 한다. 팔꿈치 관절, 손가락뼈 사이 관절 등에서 볼 수 있다.

턱을 움직일 때 턱 관절에서 소리가 나는 경우가 있다. 정상적인 턱 관절은 어떤 경우에도 움직일 때 소리가 나지 않는다. 가끔은 이 소리가 옆에 있는 사람들이 들을 수 있을 정도로 클 수도 있고 자신만이 느낄 수 있는 정도로 약한 경우도 있다. 하여튼 턱 관절에서 나는 '딱딱' 혹은 '찌지직' 하는 소리는 턱 관절이 정상이 아니라는 것을 알려 주는 신호다. 턱 관절의 중간, 즉 관자뼈와 아래턱뼈 사이에는 둥근 원판 모양의 디스크가 놓여 있어서 이 두 뼈 사이에서 완충 역할을 한다. 이 디스크는 관절의 움직임을 따라 부드럽게 작용해야 하는데 이것이 손상되거나 변형되면 인대가 늘어나서 디스크는 정상적인 위치에서 이탈하게 되고, 입을 벌리면 '딱딱' 혹은 '찌지직' 등의 비정상적인 관절 잡음을 내게 되는 것이다.

턱 관절에서 비정상적인 소리가 나면 치료를 서둘러야 한다. 시간이 늦어지면 턱 관절을 완전히 치료해도 잡음이 계속 날 수 있다.

턱 관절에 대한 검사는 턱을 움직이는 동안에 턱 관절과 턱 관절을

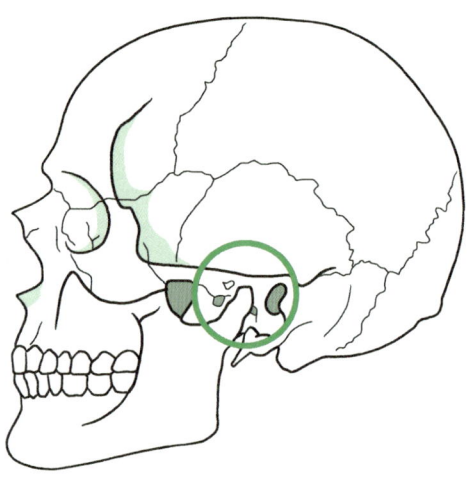

● **턱 관절의 위치**
턱 관절은 위로는 머리뼈 중에서 관자뼈와 아래로는 아래턱뼈가 만나서 이룬 관절이다.

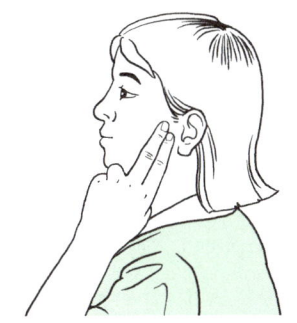
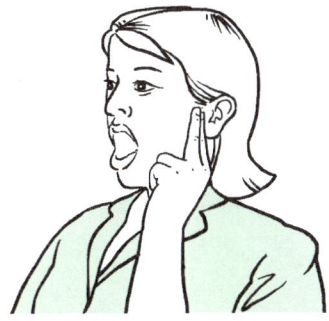

● 턱 관절을 검사하기 위해 턱 관절에 손가락을 대고 턱을 앞뒤 좌우로 움직여 봐서 관절이 부드럽게 움직이는지를 관찰한다. 관절에 소리가 나는 것은 턱 관절이 올바르게 작동하지 않는다는 것을 의미한다.

움직이는 근육들이 균형을 유지하고 있는지를 평가하는 것이다. 턱 관절 기능의 불균형이 있을 때 AK의학적인 방법으로 턱 관절을 움직이는 근육의 기능 이상을 치료함으로써 교정되는 경우가 많다. 가끔 턱 관절 근육과 관절 자체의 균형을 회복하기 위해서 치과에서 덧대를 착용하거나 교정을 통해서 교합에 대한 문제를 해결해야 할 필요도 생긴다.

턱 관절과 머리뼈

턱 관절은 아래로는 아래턱뼈와 위로는 머리뼈 중의 관자뼈가 만나서 이룬 관절이므로 턱 관절에 이상이 생기면 관자뼈에 영향을 준다. 관자뼈에 미세한 구조의 변화가 생기거나 호흡에 따른 움직임의 패턴이 바뀌게 되는 것이다. 관자뼈에는 소리를 감지하는 달팽이관과 평형을 유지하는 세반고리관이 있기 때문에 이곳에 이상이 생기면 두통, 이명, 청력 장애, 어지러움이 생길 수도 있다.

AK에 의한 근육 검사를 해보면 관자뼈의 이상은 위산의 감소와 관련이 있다는 임상 결과가 자주 나타난다. 위장에 문제가 있으면 근육

중에서 큰가슴근 빗장뼈 분지 근육이 약해진다. 이때 베타인(Beteine HCL)이라는 위산 영양제를 입에 넣고 다시 검사를 하면 약했던 큰가슴근 빗장뼈 분지 근육이 강한 것으로 검사되는데 이것은 위산의 감소가 있다는 사실을 알려 주는 증표다.

위산의 감소는 관자뼈 이상과 관련이 있고 역으로 관자뼈 이상이 있을 때는 위산의 감소 유무를 확인해 봐야 한다. 턱 관절을 치료하고 나서 소화가 잘 되고 변비가 좋아지는 경우가 있다. 이는 턱 관절이 교정되면 관자뼈의 기능이 좋아지고 위장에서 위산의 분비가 좋아지기 때문이라고 생각된다. 일차적인 원인이 관자뼈의 기능적인 이상이면 관자뼈를 포함한 머리뼈에 대한 치료를 해야 턱 관절이 좋아지기도 한다.

턱 관절과 목의 통증

턱 관절 장애가 있는 사람들은 대부분 목의 통증을 호소한다. 목의 통증을 여러 가지 방법으로 치료를 해도 호전되지 않을 때 턱 관절을 치료하고 나서 좋아지는 경우도 많다.

턱 관절과 목은 어떤 관계가 있을까. 우리 몸에 있는 모든 관절의 움직임은 그 관절을 중심으로 이루어진다. 손가락을 움직여보자. 손가락을 굽혔다 폈다 하는 움직임의 중심은 손가락 관절인 것이다. 그러나 턱 관절은 다르다. 턱을 움직일 때 움직임의 축은 턱 관절을 지나지 않고 목뼈 1번과 2번 사이를 지난다. 이 때문에 턱 관절의 이상으로 인해 입을 벌리고 닫는 운동의 이상이나 주변 근육의 불균형이 생기면 그것이 상부 목뼈에 영향을 주어 목뼈의 변위, 즉 미세한 비뚤어짐을 유발한다. 턱 관절에 의한 목뼈의 미세한 비뚤어짐은 목뼈 자체를 교정해도 재발되는 경향이 있다. 턱 관절을 치료하면 목뼈의 이상은 저절로 치료되고 통증도 없어진다.

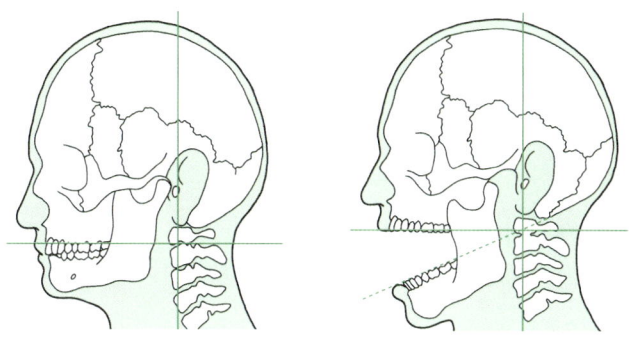

● 아래턱뼈의 회전 운동 중심축은 목뼈 1번과 2번 사이를 지나기 때문에 턱 관절의 기능적인 이상은 목의 통증을 일으킬 수 있다.

턱 관절과 발

턱(악) 관절의 이상이 발의 이상 때문일 수 있다고 하면 턱 관절을 치료하는 치과 의사나 발의 이상을 치료하는 정형외과 의사들은 모두 의아하게 여길 것이다. 필자가 환자들에게 "발의 문제가 턱 관절에 많은 영향을 주었다"고 설명하면 열에 아홉은 "다른 병원에서는 그런 얘기는 들어본 적이 없다"고 대답한다. 충분히 그런 대답이 나올 만하다.

발에 대한 설명에서 다시 언급되겠지만 발의 기능적 이상의 가장 근본적인 문제는 발의 과도한 엎침(excessive pronation), 쉽게 말하면 발바닥의 궁(arch)이 잘 유지되지 않아서 생긴다. 발의 궁이 아래로 내려앉으면 다리가 안쪽으로 회전하면서 골반이 스트레스를 받고 척추 내의 신경을 둘러싸고 있는 질긴 조직인 경막이 긴장을 받게 된다. 경막은 관자뼈에 부착되기 때문에 측두 하악 관절, 즉 턱 관절에 영향을 주는 것이다. 이런 경우는 신발에 교정용 깔창을 깔고 집중적으로 발을 치료하면 턱 관절 이상이 의외로 빨리 좋아지는 결과를 볼 수 있다. 턱 관절과 발은 긴밀하게 영향을 주고받는다.

턱 관절과 요통

허리의 통증으로 오래 고생하던 사람이 좋은 치료법이라고는 이것저것 다 해보다가 턱 관절 전문치과를 찾아 치료를 받고 좋아진 경우가 많다. 턱 관절에 덧대(주로 아래 이빨에 끼운다)를 하고 나서 요통도 좋아지고 경기력도 향상되었다는 운동선수들도 있다. 그럼에도 일반 치과나 정형외과에서는 '턱 관절과 요통은 관계가 없다'라고 말하는 것이 보통이다.

그런데 턱 관절과 요통은 분명히 관계가 있다. 몇 차례 밝힌 대로 턱 관절은 아래쪽의 아래턱뼈와 위쪽의 관자뼈가 만나서 이룬 관절이다. 이 관절에 이상이 있으면 관자뼈의 이상 변위로 인하여 관자뼈에 부착되어 있는 경막에 비정상적인 긴장이 생긴다. 경막은 뇌와 척수를 둘러싸는 질긴 조직으로, 관자뼈에 부착되어 뇌를 둘러싼 다음 아래로는 척수를 둘러싸고 엉치뼈에 부착되어 있다. 바로 이런 이유로 관자뼈에 약간의 변위가 생기면 골반에 비정상적인 긴장이 생겨서 허리의 통증이 발생하는 것이다. 역으로 골반의 변이로 인한 경막의 긴장 때문에 관자뼈의 이상이 생길 수도 있다.

입이 완전히 잘 안 벌어질 때가 있거나 턱 주위의 통증이 있던 사람이 요통이 생겼다면 턱 관절에 의한 요통이 의심이 된다. 이때는 AK의학을 하는 의사의 진료를 받아서 턱 관절과 요통의 상관관계를 파악하고 적절한 치료를 받는 것이 상책이다.

2003년 가을 미국 AK의학 학회는 턱 관절을 주제로 보스턴의 터프트(Tuft) 치과대학에서 이 대학과 공동 학술대회를 개최한 바 있다. 이 대학에서 턱 관절 및 머리, 목 통증과 관련된 치료를 담당하고 있는 스테펜 드리스콜(Stephen Driscoll) 박사는 AK의학에 대한 충분한 이해를 바탕으로 턱 관절과 관련된 다양한 전신 증상에 대한 통합적인 치료를 하는 전문가다. 이 치과대학은 또 머리, 턱 관절, 척추의 통증에 대한 치료를 하기 위해 치과 의사, 카이로프랙틱 의사, AK의학 전공 의사, 물리치료사 등이 팀을 이루어서 진료를 하고 있기도 하다. 드리스콜 박사는 보스톤의 개업의인 데이비드 리프(David Leaf)에게서 AK의학을 배웠다. 데이비드 리프는 몇 년 전 이탈리아의 유명한 프로 축구팀인 AC밀란의 팀 닥터를 지냈다. 그 당시 리프는 AK의학의 예방적인 치료를 통해서 팀원의 운동으로 인한 손상률을 전보다 60% 정도 낮추어 그 팀이 우승을 하는 데 결정적인 역할을 한 바 있다. 그는 지금 미국 AK의학회 회장으로 AK의학의 발전에 많은 기여를 하고 있다.

턱 관절의 이상을 AK의학으로 검사하면 근본적인 원인이 무엇인지 정확하게 알 수 있다. 턱 관절을 전문으로 하는 치과에서도 이러한 개념을 받아들이면 진료의 폭이 넓어질 것이다. 턱 관절의 이상을 경험한 분들은 턱 관절 이상이 단순히 국소적인 문제가 아니라 전신에 영향을 미칠 수 있다는 사실에 유의해야 할 것이다. 그래서 터프트 치과대학과 같이 AK의학을 비롯한 전인적인 치료와 치과적인 치료를 병행하는 것이 바람직할 것이다. 면밀히 살펴보면 턱 관절에 의한 전신 증상을 호소하는 사람들이 우리 주변에 너무 많다.

몸의 균형을 무너뜨리는 턱 관절 이상

턱과 얼굴의 통증, 두통, 목, 어깨, 골반, 다리의 통증 및 어깨의 뒤틀림과 불균형으로 내원한 28세의 남자 환자가 있었다. 그 환자는 한 병원에서 목 디스크로 진단을 받고 수술을 권유받았다. 그러나 그는 주위에서 "턱이 아플 때는 턱 관절을 전문으로 하는 치과로 가야 한다"는 이야기를 듣고 턱 관절 전문치과에서 검사를 받았다. 그 치과는 평소 필자와 협진을 잘 하는 곳이었는데, 이 환자를 치과적으로만 치료하기에는 너무 복잡하여 필자의 클리닉에서 맡는 것이 좋겠다고 판단하여 필자에게 보냈다.

이 환자가 호소하는 정확한 증상은 다음과 같았다.

"골반에서부터 머리까지 불균형으로 인하여 몸 전체가 좌우 또는 앞뒤로 틀어진 것 같다. 특히 앉아 있을 때 몸이 한쪽으로 기울어져 있는 것 같은 느낌이 가장 크다. 어떤 특정한 곳의 통증이 심하거나 하다기 보다는 불편한 느낌을 받는 것이 가장 큰 고통이다. 물론 현재로서는 목 부위의 통증이 일정하고 분명하지만 단순히 목만 치료된다고 해서 다른 부위가 저절로 좋아질 것이라고는 생각은 들지 않는다. 목과 턱이 아플 때는 치아가 매우 시리고 말하기 불편하다."

검사해 보니 오른쪽 어깨관절과 엉덩 관절 모두 왼쪽과 비교하면 운동 범위가 현저히 감소되어 있었다. 일반적으로 몸의 오른쪽이나 왼쪽에 있는 관절 대부분의 움직임이 반대쪽과 비교해 현저하게 장해를 받거나 감소되어 있으면 머리뼈 기능 이상을 의심한다. 그 중에서도 뒤통수뼈(후두골)의 기능 이상이 가장 흔하다. 이 환자는 뒤통수뼈의 기능 이상을 치료하고 나서 관절의 운동 범위는 좌우 모두 같아졌고 전신 증상도 조금 나아졌다.

 그러나 목의 통증은 아직 그대로 남아 있어서 턱 관절을 조절하는 근육들을 치료하였다. 턱 관절에 대한 외상 메모리를 제거하는 치료도 하였다. 이 치료를 하고 나서 목과 턱 관절의 통증이 없어지고 전신 증상도 좋아졌다. 장딴지 근육이 과다 긴장 되어 쪼그리고 앉을 수가 없었으므로 발에 치료용 깔창을 넣어 이 근육의 긴장도도 줄여 주었다. 그 결과 증상이 좋아지고 몸의 균형도 잘 이루어져 집으로 갔다.

 이 같은 치료를 하고 나서 한 달쯤 후, 그 환자는 이번에는 몸 왼쪽이 전체적으로 힘이 없고 대신에 오른쪽으로는 힘이 들어가며 오른쪽 가슴부터 목까지 불편하다고 호소해 왔다. 다시 AK의학으로 몸 전체에 대한 검사를 했다. 그 결과 오른쪽 머리뼈에 기능 이상이 있었고 오른쪽 대뇌의 기능이 떨어져 있었다. 몸 왼쪽에 힘이 빠진 것은 오른쪽 대뇌의 기능 저하로 인한 것이라고 판단되었다. 오른쪽 머리뼈에 대한 치료를 한 후 왼쪽 몸의 힘이 빠지는 증상, 오른쪽 몸에 힘이 들어가는 증상이 모두 좋아졌다. 몸의 균형도 더 잘 잡혔다. 가슴에서 목까지 불편한 것도 좋아졌다. 이 환자의 근본적인 문제는 턱 관절의 이상, 턱 관절의 외상에 대한 메모리, 오른쪽 머리뼈 기능 이상에 의한 우측 대뇌의 기능 저하가 그 원인이었다.

 교합의 문제가 심각하지 않거나 턱 관절의 구조적인 이상이 많이 진행되지 않은 경우에는 대부분 AK의학으로 잘 치료된다. AK의학에서는 턱 관절을 조절하는 근육들에 대한 균형을 잡고, 외상에 대한 메모리를 제거하여 비정상적인 신경의 흐름을 차단한다. 턱 관절은 턱뼈와 머리뼈가 만나서 이루는 관절이므로 먼저 머리뼈의 기능 이상을 검사하여 치료한다. 족부의 이상도 턱 관절에 영향을 줄 수 있기 때문에 족부를 검사하여 이상이 있으면 치료한다. 정신적인 문제나 감정적인 문제도 턱 관절에 영향을 많이 줄 수 있으므로 동시에 이에 대한 치료도 한다.

이런 환자에게 목 디스크 수술을 하자고 하였으니, 만일 이 환자가 목 디스크 수술을 받았다면 원래 문제는 제쳐두고 디스크만 제거하는 불행한 일이 벌어졌을 것이다. 이런 식의 잘못된 치료는 의외로 도처에서 벌어지고 있다.

턱 관절의 이상이 전신적인 증상을 일으키는가. 아니면 턱, 이, 안면에 국한된 통증만 유발하는가. 이 문제는 턱 관절을 전문으로 치료하는 치과계에서조차 논란이 많다. 턱 관절을 전문으로 하는 치과 의사들은 턱 관절이 전신에 영향을 미칠 수 있다고 믿고 있다. 한 발 더 나아가 AK의학을 비롯한 전인적인 치료를 하는 의사들은 턱 관절 이상으로 인해 전신적으로 발생하는 다양한 문제들을 매일 치료하고 있다.

턱 관절의 이상이 전신 증상을 일으킬 수도 있지만 역으로 머리뼈, 목뼈, 골반, 족부의 이상이 턱 관절의 이상을 초래할 수도 있다. 턱 관절의 이상이 전신적인 증상을 일으킬 때 AK의학적인 접근은 근본적인 원인을 찾는 좋은 길이 될 수 있다.

Applied Kinesiology

발은 몸 전체의 건강 상태를 보여 주는 바로미터

CHAPTER 11

"내 발이 아플 때마다, 나는 온 몸이 아프다." 이 말은 발의 이상으로 오랫동안 고통을 받아온 사람들이 흔히 하는 말이다. 이런 사람들은 걷거나 혹은 서있으면 허리가 더 아프기도 하고 무릎이 더 아프기도 한다.

내 발은
땅에게 얻어맞고 다니는 건 아닐까

자신의 건강에 문제가 있으면 먼저 발을 검사해 보는 것이 좋다. 의외로 거기에 해답이 있는 경우가 많기 때문이다. 발의 이상은 몸 어느 부위든지 문제를 일으킬 수 있다. 건강에 있어서 발은 그만큼 중요하다.

"내 발이 아플 때마다, 나는 온 몸이 아프다." 이 말은 발의 이상으로 오랫동안 고통을 받아온 사람들이 흔히 하는 말이다. 이런 사람들은 걷거나 혹은 서 있으면 허리가 더 아프기도 하고 무릎이 더 아프기도 한다. 이제 우리는 AK의학을 통해서 전신의 통증이나 피로감이 발의 이상으로 인해서 생기는 것인지를 더 잘 이해할 수 있게 되었다.

신경 말단 센서의 집합지

발에는 고유 감각 수용체라고 하는 신경 말단인 센서가 분포되어 있다. 발에 있는 이 센서(sensor)의 존재 이유는 발의 위치와 운동을 감지해서 인체가 조화롭게 움직이거나 운동할 수 있게 하는 것이다. 사람이 걸을 때 발목과 발의 신경 센서는 발에서 감지된 정확한 정보를 척수를 통해서 중추 신경계로 보낸다. 그래서 손과 발이 서로 부드럽고 조화롭게 움직이며 인체가 평형을 유지하면서 걸을 수 있다. 만일 발이 손상을 받았거나, 과도한 겹침(병적인 평발), 발가락의 이상 등이 있어서 정상적으로 작동하지 않으면, 신경 센서는 혼란스럽게 감지된 정보를 중추 신경계에 보내기 때문에 인체는 조화로운 동작을 하거나 평형을 유지할 수 없게 된다. 팔과 다리는 더 이상 자연스럽게 움직이지 못하며 이에 따라 관절과 근육에 피로가 오게 된다. 걸을 때 실제로 부담을 느끼게 되고 필요 이상으로 더 많은 일을 해야 하는 것이다.

이런 문제는 불행하게도 단순히 관절에 국한된 염좌(삠)나 피로 정도로 멈추지 않는다. 걸을 때나 빠르게 움직일 때 일어나는 수천 번의 신경 자극이 중추신경계로 제대로 전달되지 못하면 결국 몸 전체에 영향을 주어 많은 증상들을 일으킬 수 있다. 중추 신경의 활동이 저하되면 목의 긴장이 심해지고 피로감이 많아져 목과 맞닿아 있는 머리뼈의 아래쪽에서 나오는 작은 신경들이 자극을 받게 된다. 이에 따라 머리 뒤쪽에 두통이 생기고 머리의 다른 부위까지 통증이 퍼져 나는 방사통이 생길 수도 있다. 또 척추의 긴장은 척추 뼈마디의 이상을 초래해서 뼈마디 사이에서 나오는 신경을 자극할 수도 있다. 이런 문제는 내장의 이상을 비롯한 자율 신경의 불균형으로 인한 여러 가지 문제를 일으킬 수 있다(자율 신경은 인체 내의 위, 간과 같은 장기나 내분비선의 기능을 조절하는 신경을 말한다).

발의 이상을 치료하면서 경험하는 놀라운 사실은 발의 기능이 좋아지면 척추나 골반의 통증이 나을 뿐만 아니라 소화 장애와 같은 내장 이상도 좋아진다는 것이다. 수 년 동안 식사를 하고 나면 속이 더 부룩하거나 변비로 고생하던 사람들이 발을 치료하고 좋아지는 경우도 있다. 발은 구조적으로 무릎, 엉덩 관절, 골반을 거쳐서 척추에 이르기까지 시계의 톱니바퀴와 같이 연결되어 있어 발의 이상은 척추

기능 이상의 원인이 될 수 있고, 여기에다 척추의 교감 신경과 골반의 부교감 신경은 추간공이라는 구멍을 통과해서 장에 분포하므로 척추의 이상은 내장의 기능을 떨어뜨리는 원인이 되는 것이다.

발은 흔히 인체에서 가장 무시되어 온 부위이며 인체의 다른 어떤 부위보다 더 많은 학대를 받아 온 부위이다. 그러나 정상적인 기능을 하고 있는 발이야말로 기계로 친다면 최고의 효율을 가진 놀라운 시스템이다. 발은 걷기나 달리기 등 끊임없이 수행되는 인체의 모든 동작을 통해 지속적인 압박이나 뒤틀리는 힘을 받는다. 잘못된 신발을 신거나, 발목을 삐거나, 기타 발의 외상, 발에 영향을 주는 신경이나 기타 인체의 이상만 없으면 웬만한 스트레스에는 상당히 잘 견디는 기관이다. 그러나 발이 한번 망가지기 시작하면 그 문제는 시간이 감에 따라 눈덩이처럼 불어나 발뿐만 아니라 인체의 여러 곳에 문제를 일으킨다. 발에 이상이 생기면 즉시 AK진료를 하는 의사를 찾아가는 것이 좋다. 시간이 흐를수록 발의 문제는 전신 건강의 문제로 비화되기 때문이다.

발의 이상을 알리는 위험 신호들

지금 발이 아프지 않더라도 다음과 같은 경우에는 발에서 부적절

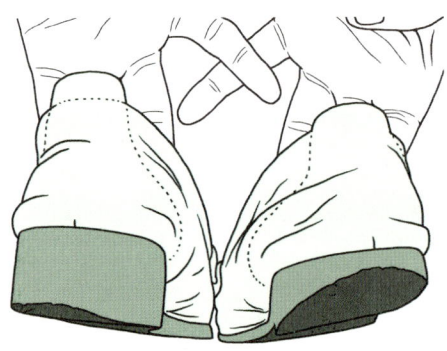

● 신발의 뒤축이 좌우 다르게 닳으면 발을 검사해 봐야 한다.

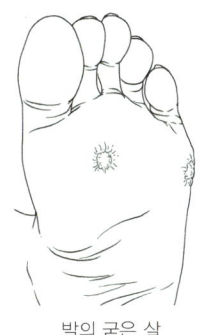 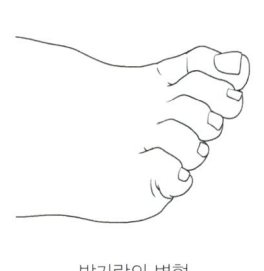 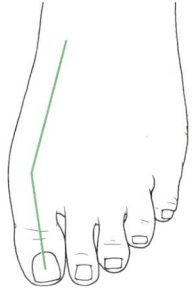

| 발의 굳은 살 | 발가락의 변형 | 엄지 발가락 가쪽 휨증 |

● 발의 이상으로 생기는 증상들

한 신경 자극이 중추 신경계로 전달되어 몸의 조화로운 신경 활동을 방해한다고 판단하는 게 좋다.

신발의 비정상적 마모 신발 뒤축의 닳는 정도는 좌우가 같아야 한다. 신발의 안창도 양측이 비슷하게 닳아야 하고 이를 정확히 알기 위해서는 신발 뒤축을 구겨 신지 말아야 한다.

굳은살 발바닥과 발등에 굳은살이 없어야 정상이다. 발바닥에 굳은살이 있으면 체중 부하가 발바닥에 고르게 걸리지 않는다는 것을 의미한다. 발등에 굳은살이 있으면 발의 기능에 이상이 있다는 증거다.

발가락의 변형 발가락의 변형은 발과 다리의 근육 불균형 때문에 생긴다. 일찍 치료를 하면 정상적으로 치료될 수 있다.

엄지발가락 가쪽 휨증(족무지 외반증) 및 건막류 이 증상들은 엄지발가락이 안쪽으로 휘어지는 것을 말하며 발의 역학적인 이상과 근육 불균형으로 인해서 생긴다. 선천성인 것이 아니면 조기 치료로 좋은 결과를 얻을 수 있다.

알아두면 좋은 것

발에 문제가 있다는 사실을 보여 주는 '신체 언어'들

신발이 좌우가 다르게 닳는다.
신발이 빨리 떨어진다.
발바닥이나 발등에 굳은살이 생긴다.
발가락에 변형이 온다.
발에 주기적이거나 상시적인 통증이 있다.
발이나 다리가 유난히 피곤하다.
서 있거나 걸어 다니면 허리가 아프다.
발의 화끈거림, 둔한 느낌 등의 감각 이상, 다리의 순환 장애가 있다.

모든 발 이상의 근원인
과도한 엎침

발은 경이로운 인체 구조물이다. 이것이 정상적으로 작용을 하면 하루 종일 많은 양의 충격을 견뎌내면서도 별로 피곤을 느끼지 않는다. 그러나 불행히도 많은 사람들이 발에 문제를 가지고 있다. 발에 이상이 생기면 급기야는 전신의 문제로 비화된다.

가장 흔한 발의 이상

가장 흔한 발의 이상은 과도한 엎침(회내)이다. 과도한 엎침이라는 것은 발의 뼈들이 안쪽으로 내려앉아서 발과 발목의 구조적인 형태가 뒤틀어진 상태를 말한다. 정상적인 발을 만져보면 발바닥의 안쪽이 오목하게 들어가서 아치(arch)를 형성하는데, 일어섰을 때 이 아치가 과도하게 내려가거나 양쪽 발 아치의 정도가 서로 다르면 과도한 엎침이 생겼다고 본다. 과도한 엎침은 발목을 내측으로 이동시키며 발바닥에 형성된 아치를 평평하게 만든다. 정상적인 발은 서 있을 때 발바닥 아래의 안쪽으로 손가락을 넣어 보면 공간이 어느 정도 있어야 한다. 그렇지 않은 사람은 오래 서 있거나, 걸으면 허리가 더 아프거나 빨리 피곤해진다.

다음 환자의 경우가 과도한 엎침의 전형적인 예다. 29세 직장 여성인 이 환자는 몇 개월 전부터 허리에 통증이 시작되었고 한쪽 다리 앞쪽으로 방사통이 생겼는데 점차 심해져 갔다. 발의 통증은 없지만 서 있거나 걸어 다니면 심해지고 하이힐을 신으면 허리의 통증이 더해져 낮고 편한 신발을 신을 수밖에 없었다. 검사를 해보니 발의 과도한 엎침이 근본 원인이었다. 이 환자는 발의 아치를 적절하게 올려주는 교정용 깔창과 재활 운동을 통해서 곧 좋아졌다. 발 문제로 비롯된 증상들은 치료 후 몸의 여러 곳이 빠르게 좋아지는 것을 느끼게 된다는 특징이 있다.

많은 환자들이 '발에 통증이 없는데도 발을 치료하느냐' 라고 물어온다. 발의 과도한 엎침과 같은 구조적인 문제는 발 자체에는 통증이 없는 경우가 많다. 오히려 무릎, 허리, 골반, 목, 어깨, 턱 관절 심지어는 두통과 같은 문제로 병원을 찾았다가 발을 교정함으로써 호전되는 것이다. AK의학으로 진료하는 의사들은 발에 문제가 있나 없나를 쉽게 구분한다. 환자를 처음 볼 때 선 채로 근육 검사를 하고, 펄쩍펄쩍 뛰게 한 후 근육 검사를 하며, 마지막으로 앉은 상태로 검사를 한다. 만일 서 있을 때나 혹은 뛰고 나서 근육이 약해진다면 발의 문제다. 약해졌던 근육이 발의 아치를 올려줌으로 해서 강해질 때도 발의 문제다.

발의 과도한 엎침 확인법

정상적인 발은 서 있을 때 발꿈치 힘줄(아킬레스건)과 장딴지의 중앙을 연결하는 선이 일직선이다. 다음 그림과 같이 발꿈치 힘줄과 장딴지를 연결한 선이 발목의 안쪽으로 꺾여 있으면 발의 과도한 엎침이 의심된다.

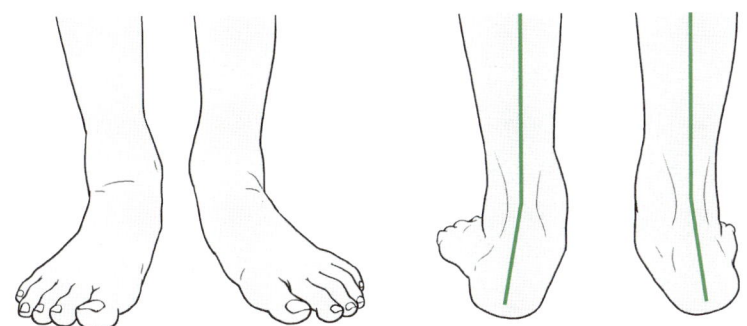

● 발꿈치 힘줄과 장딴지를 연결한 선이 발목의 안쪽으로 꺾여 있으면 발의 과도한 엎침이 의심된다.

신발 뒤축의 닳은 정도도 구별의 기준이다. 한쪽이 과도하게 많이 닳으면 과도한 엎침이 의심된다. 발이 정상이라면 신발 뒤축은 양측이 비슷하게 닳아야 한다.

발의 과도한 엎침은 발목과 발을 지탱하는 근육의 힘이 떨어져도 악화된다. 이것은 단순히 발 근육의 운동 부족 때문만은 아니고 발을 조절하는 여러 메커니즘의 이상 때문이다. 과도한 엎침의 일차적인 원인들은 삔 발목을 부적절하게 치료를 했을 때(단순히 고정만하고 근육에 대한 치료를 소홀히 했을 때), 부적절한 신발을 신었을 때, 발을 다쳤을 때 등이다.

AK의학으로 치료하는 의사들은 발과 관련된 여러 근육들을 검사해서 약한 근육이 있는지를 찾아낸 후 약해진 근육들이 원래의 기능을 할 수 있게 적절히 치료한다. 발바닥과 관련된 근육들은 발의 아치를 유지하는 데 중요하기 때문에 특수한 재활 운동 요법을 필요로 한다. 발의 재활 운동이 완전히 끝날 때까지 발의 교정을 유지하기 위해서는 교정용 깔창을 신발 안에 깔고 다니는 것이 일반적이다. 어떤 경우는 평생 교정용 깔창을 사용해야 하는 경우도 있다. 적절한 신발을 고르는 것도 매우 중요하다. 나쁜 신발을 신으면 발의 기능 이상은 언제든지 재발될 수 있다.

  발의 기능이 정상으로 회복되면 발 증상이 좋아지는 것뿐만 아니라 몸 전체가 조화롭게 움직일 수 있게 되며, 나아가 건강이 전반적으로 좋아지는 것을 느낄 수 있을 것이다.

발이 삔 것을
우습게 여기지 마라

사람들은 발목이 비틀린 것이나 삔 것 정도는 심하게 다쳤다고 생각하지 않고 별 대수롭지 않게 여긴다. 인대가 심하게 파열되지만 않았다면 대부분의 의사들은 발목에 석고 고정을 하거나 발목 보호대나 테이프 정도를 붙여 준다. 상황에 따라 침을 놓거나 물리치료를 처방하고 심한 경우는 목발을 짚어 발을 많이 사용하지 않도록 하기도 한다. 그러나 발목만을 치료하는 이러한 치료는 나중에 심각한 문제가 발생하는 시발점이 될 수도 있다.

발목을 자주 삐는 20대 후반의 여자 환자가 있었다. 이 환자가 이번에는 발목을 삔 후 한 달이 지났는데도 계속 붓고 통증이 있었다. 침도 맞고 물리치료도 하고 발목 보호대를 해도 걸을 때마다 통증이 있어서 잘 걸을 수가 없다며 필자를 찾아왔다.

발목이나 발의 안정에 가장 중요한 구조물이 복사뼈라는 뼈다. 검사해 보니 이것이 바깥으로 약간 비뚤어져 있었다. 이 뼈를 교정하고 얼굴에서 통증을 조절하는 점을 100회 정도 두드리고 난 후 걸어 보라고 했더니 통증이 거의 없이 걸을 수 있게 되었다. 환자는 매우 신기해하였지만 사실 당연한 결과다. 발목을 다치면 발과 발목의 작은 뼈들이 엑스레이 사진에는 보이지 않을 정도로 약간 비뚤어질 수 있다. 이 비뚤어진 뼈들을 교정하지 않고 그대로 방치하면 몸에 많은 문제를 일으킨다.

발 관절과 관련된 근육도 중요하다. 발목을 다치면서 이 근육들 중 한두 개가 동시에 다칠 수도 있다. 이렇게 되면 발목의 안정성이 떨어진다. 지금까지는 발목과 발의 인대가 주로 발과 발목의 관절을 고정시킨다고 믿어왔다. 이것은 우리가 움직이지 않고 있을 때는 맞는 말이다. 그러나 걷거나 달릴 때는 이 역할을 하는 것은 발바닥의 근육과 장딴지의 근육들이다. AK의학에서는 발과 발목을 고정하는 근육들을 쉽게 검사할 수 있다. 이런 근육들이 약해졌을 때 이 근육과 관계되는 반사점과 신경, 그리고 이 근육들 자체를 치료함으로써 빠른 시간 내에 근육들을 정상화하고 발목 관절의 안정성을 되찾을 수 있다.

발목 관절의 안쪽과 바깥쪽을 안정시켜 주는 근육에는 4가지가 있

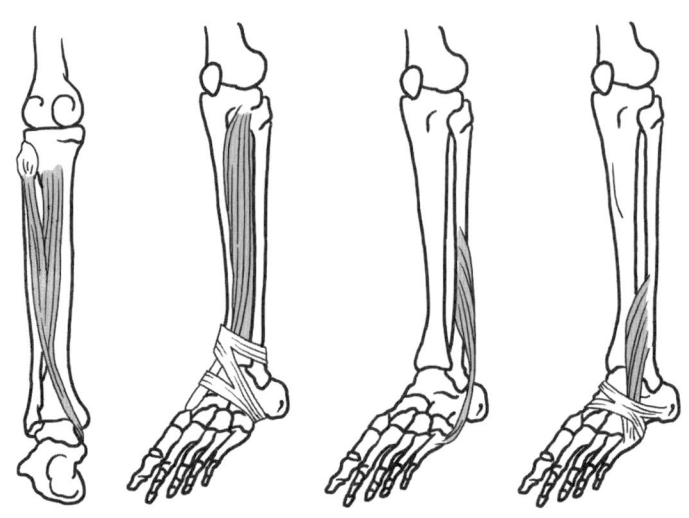

● 발목을 안정시키는 근육들

다. 이 근육들 중 하나라도 약하면 발목은 쉽게 접질리거나 삔다. 발목을 반복해서 삐는 사람들은 발목이나 발을 고정하는 근육들이 더 많이 손상을 받게 되고, 결국은 발의 근육을 조절하는 신경이 압박되어 발 근육들이 더 약해지고 위축되어 자기 기능을 못하게 되는 악순환이 일어난다.

발목 근육들이 균형을 이루고 있는지를 알아보는 것은 쉽다. 정강뼈에 가상의 선을 그어 발쪽으로 연장시켰을 때, 작은 발가락 쪽으로 지나간다면 발목의 바깥쪽을 고정하는 근육들이 약한 것이고, 엄지 발가락 쪽으로 내려간다면 발목의 안쪽을 고정하는 근육이 약해진 것이다. 또 이 연장선이 두 번째 발가락 쪽으로 내려가면 발목이 건강하며 안쪽과 바깥쪽의 근육들이 균형을 이루고 있는 상태다.

옆 그림은 발바닥을 고정시키는 근육들을 보여 주고 있다. 이 근육들은 발의 오목한 아치를 유지하는 작용을 한다. 발목이 뒤틀리거나 삐면 발의 근육을 지배하는 신경의 흐름이 방해를 받게 되어 이 근육

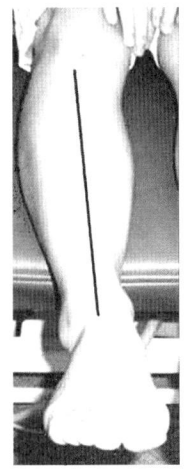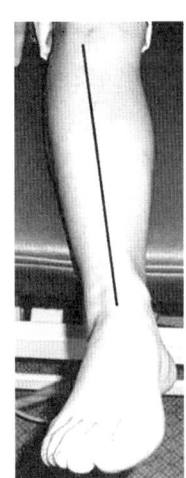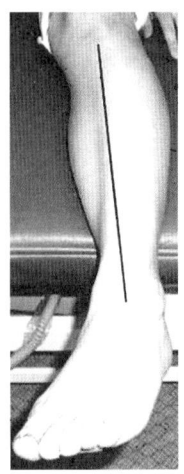

● 정강뼈 위를 그은 선은 두 번째 발가락으로 지나가야 정상이다(왼쪽 사진). 가운데 사진은 발목의 안쪽 근육이 약한 경우, 오른쪽 사진은 발목의 바깥쪽 근육이 약한 경우

이 약해진다. 이런 현상은 사람의 팔을 일주일 정도만 석고고정을 해놓아도 근육이 반 정도로 줄어드는 것과 유사하다. 이 근육들이 약해지면 발과 발목의 고정이 잘 안되므로 더 쉽게 다칠 수 있다.

발과 발목을 고정하는 근육들이 약하다면 오랫동안 재활 운동을 해야 한다. 발이 자주 삐거나, 발과 발목의 안정성이 없거나, 발이 아프면 발의 재활 운동을 할 시점에 온 것이라고 보면 된다.

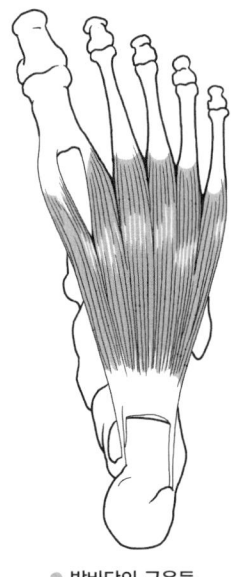

● 발바닥의 근육들

발의 이상이 너무 진행되어 발 이외의 몸 여러 곳에 나쁜 영향을 주기 전에, 발목이나 발의 안정성을 회복시키는 치료를 하는 것이 현명하다. AK의사들은 발과 발목의 근육이나 뼈의 이상을 정확하게 진단하고 발에 의해 영향 받을 수 있는 몸 여러 부분을 검사한 후 빠른 시일 내에 고칠 수 있다. 이들은 근육을 치료하고 뼈의 이상을 교정하며 필요한 경우에는 교정용 깔창을 처방하고 발 근육의 재활 운동을 시키는 복합적인 치료를 한다. 그러나 무엇보다 유의해야 할 점은 조기에 치료해야 한다는 사실이다.

발까지 망가뜨리는
과도한 스트레스

스트레스는 단순히 정신적인 스트레스 외에도 음식이나 공해에 의한 화학적인 스트레스, 짧은 시간에 많은 양의 일을 한꺼번에 할 때 생기는 육체적인 스트레스 등을 들 수 있다. 이 모든 스트레스는 인체가 적응할 수 있는 범위를 넘을 경우 부신에 영향을 주어 부신 스트레스 증후군이 된다. 부신의 기능이 약해지는 것이다. 그런데 부신의 기능과 발의 문제와는 매우 깊은 상관관계가 있다.

부신의 기능이 떨어지면 부신에서 생산되는 알도스테론(aldosterone)이라는 호르몬이 덜 분비되어 뼈와 뼈를 연결시키는 인대가 약해진다. 이렇게 되면 역학적으로 인대에 힘을 많이 받는 부위, 즉 발과 허리를 포함한 척추에 문제가 생긴다. 또 부신의 기능이 떨어지면 부신과 연관된 근육인 뒤정강근(후경골근), 장딴지 근육들이 약해진다. 뒤정강근은 특히 발바닥의 아치를 유지시키는 중요한 근육이어서 이 근육이 약해지면 발바닥의 아치가 낮아져, 발에서 생기는 가장 근본적인 기능 이상인 과도한 겹침의 원인이 되는 것이다.

이런 이유로 과다한 스트레스로 인한 부신 스트레스 증후군이 있으면 발의 이상 유무를 점검해야 한다. 발의 이상이 부신 스트레스 증후군과 관련이 되면 교정용 깔창을 장기간 착용해야 하고, 부신 기능을 정상화해야 함은 물론이거니와 발의 재활 운동을 완벽하게 해야 건강을 회복할 수 있다.

  턱 관절의 장애로 두통, 턱 관절 통증, 목뼈 통증, 요통, 골반통, 하지 방사통, 장딴지 통증, 발 통증 등의 증상을 가진 60대 초반의 남자 환자가 바로 이런 경우다. 이 환자는 치과 치료도 하고 한의원에서 덧대를 만들어 치아에 끼우기도 했다. 덧대를 하면 일시적으로 좋아졌다가 다시 원래의 증상이 도지는 것이 일반적이다. 환자는 머리끝에서 발끝까지 안 아픈 곳이 없었다. 특히 걸을 때 장딴지와 발이 쑤셔 와 여러 병원을 다니면서 검사와 치료를 해도 통증은 나아지지 않았다고 한다. 이런 증상은 약 6년 전부터 시작됐는데 통증뿐만 아니라 불면증으로 잠을 거의 잘 수가 없고 우울증까지 겹쳤다. 자연히 사업에 대한 의욕도 떨어져 잘 되던 사업이 이제는 현상 유지만 하는 정도까지 이르고 말았다. 몸이 성해야 외국으로 다니면서 바이어와 접촉을 할 텐데 비즈니스를 위한 골프는 고사하고 비행기 타고 외국을 나가기조차 힘들다는 것이다. 가장 기본적인 움직임인 걷기만 해도 증상이 더욱 심해지기 때문이었다.

  이 환자는 부신 스트레스 증후군으로 인한 발의 이상이 몸 전체의 이상을 비롯해 불면증, 우울증과 같은 정신적인 문제까지로 확대된 전형적인 케이스다. 턱 관절의 이상은 발의 이상과 깊은 상관관계가 있다는 사실은 AK의학을 하는 의사들이라면 매일 경험하는 상식이다. 이 환자의 발을 검사해 보니 발의 과도한 엎침뿐만 아니라 부신과 관련된 뒤정강근이 심하게 위축되어 있었고 그곳(장딴지 깊숙한 곳)을 누르면 악 소리를 낼 만큼 날카로운 통증을 느꼈다. 발의 과도한 엎침이 골반과 척추를 비틀어 요통과 다리의 통증을 일으켰고, 턱 관절과 목뼈의 이상이 목의 통증을 일으키고 있었으며, 마지막으로 머리뼈의 기능 이상이 두통과 불면증의 원인이 되고 있었다.

불면증의 원인은 인체의 시계라 할 수 있는 솔방울샘의 기능 이상이 문제인 경우가 많다. 솔방울샘의 기능 이상은 머리뼈의 기능 이상으로 생기는데, 머리뼈 중에서 나비뼈를 양쪽으로 누를 때 강한 근육이 약해지면 솔방울샘의 기능 이상이다. 이때는 나비뼈를 양쪽으로 벌려 주는 치료를 하면 솔방울샘의 기능이 좋아지고 불면증도 호전된다. 부신의 기능 이상으로 인해 부신 피질 호르몬 중에서 코르티솔이 밤에 많이 분비되어도 불면증이 생길 수 있다. 불면증 때문에 충분한 잠을 자지 못하면 이것이 육체적인 스트레스가 되어 부신 기능을 떨어뜨린다. 악순환이 반복되는 것이다.

이 환자는 스트레스를 줄이는 치료 및 불면증에 대한 머리뼈 치료, 발 치료를 통해 증상이 많이 호전되었다. 환자를 괴롭히던 대부분의 통증이 사라지고 불면증에 대한 걱정도 없어져 다시 적극적으로 사업에 임할 수 있게 되었다. 턱 관절과 관련된 덧대 치료는 더 이상 하지 않아도 되었다. 근본적인 문제는 스트레스와 발의 문제였기 때문이다.

어릴 때의 발 건강이
평생 건강

발의 이상은 어릴 때 잘 생긴다. 부적절한 신발을 장기간 신었거나, 발목을 다치고 난 후 제대로 치료하지 않아 문제가 생기는 것이다.

아픈 발을 가진 사람보다는 건강한 발을 가진 사람이 건강하다는 것은 당연하다. 발에 퍼져 있는 수많은 신경 말단들이 지속적으로 우리 몸 전체에 정보를 보내 인체가 조화롭게 움직일 수 있게 하기 때문이다. 발의 기능에 이상이 있으면 신경 전달이 잘못되어 신경계의

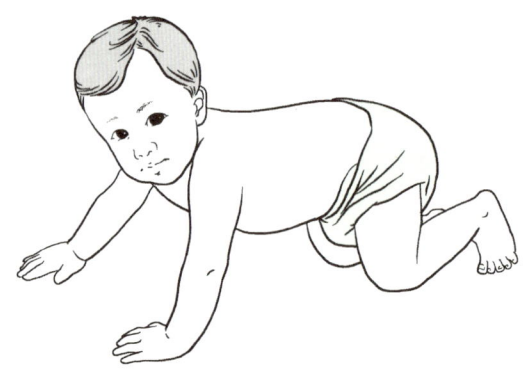

● 엎드려 기는 것은 신경계의 발달에 중요하다.

조화롭고 통합적인 활동을 방해한다. 이렇게 되면 몸 전체의 근골격계에 스트레스가 가해져 기능 이상이 생기며 많은 내분비선이나 내장에 이상을 초래할 수도 있다. 단순한 발의 기능 이상이 아이들의 평생 건강에 나쁜 영향을 미치는 요인이 될 수 있는 것이다.

태어난 아이들이 맨발로 기거나 걸어 다니는 것은 정상적인 발 성장의 시작이다. 아이들은 맨발로 기거나 놀 때 제한을 받지 않고 자연스럽게 발 운동을 하게 된다. 그런데 정작 신발을 신고 나서부터는 발 근육들이 그 움직임에 제한을 받는다. 이때 특히 발바닥을 받쳐 주는 근육들이 약해지는 경우가 흔하다.

아이들은 성장하면서 스스로 걸을 준비가 되어야 걷기 시작한다. 일찍 걷기 시작하는 아이가 총명하다는 생각은 잘못된 것이다. 실제로 기는 동작은 아이들의 신경계 활동을 훈련시키고 발육시키는 데 매우 중요하다. 기는 것은 좌우 뇌 양측 모두에 적절하고 공평한 자극을 주며 특히 중뇌의 발달에 영향을 미친다. 발생학적으로 중뇌는 대뇌의 발육에 기초가 되며, 이런 이유로 아이들이 팔과 다리를 충분히 이용해서 기도록 하는 것이 신경계의 발달에 좋다.

아기를 총명하게 키우려면 많이 기게 하라. 이 개념은 뇌에 문제가

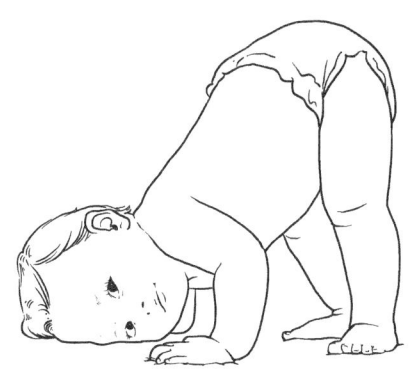

● 아이들은 성장하면서 스스로 걸을 준비가 되어야 걷기 시작한다.

생겼을 때 역으로 이용할 수 있는 원리도 된다. 바로 양측의 팔 다리를 교차하는 운동 요법으로 중뇌와 소뇌를 자극해 대뇌의 활동이나 기능을 회복시킬 수 있는 기초를 확보하는 것이다.

아이의 손을 잡고 조기에 걷게 하는 것은 신경 발달에 나쁜 영향을 준다. 아이의 신경계가 아직 걷는데 필요한 신경 활동을 하도록 발달되어 있지 않기 때문이다. 이렇게 하면 신경 발달 외에도 척추, 다리, 발에 비정상적인 스트레스가 가해진다. 걷기는 스스로 일어서서 시작할 수 있을 때까지 기다려야 한다. 또 숟가락이나 젖병 같은 것을 너무 일찍부터 한 쪽 손으로 잡게 하는 것도 신경계의 불균형을 일으키는 원인이 되기도 한다. 신경계가 충분히 성숙하지 못한 상태에서 한 쪽 대뇌를 주로 사용하게 되기 때문이다.

아이들의 신발을 고를 때는 두 가지 중 하나를 염두에 두어야 한다. 발 운동이 가능한 완전히 부드러운 신발이거나, 단단한 신발일

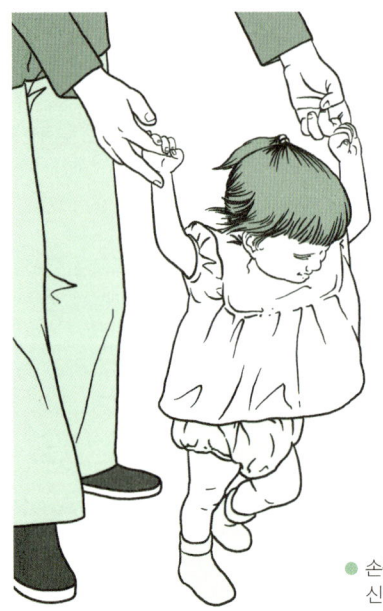

● 손을 잡고 조기에 걷게 하는 것은 아이의 신경 발달에 나쁜 영향을 준다.

경우는 발바닥의 오목한 아치를 받쳐 줄 수 있는 것이어야 한다. 샌들이나 양피 신발과 같이 부드러운 신발은 발을 자유자재로 움직일 수 있게 하므로 발바닥을 받쳐 주는 근육을 지속적으로 움직이게 하여 발의 안정에 도움이 된다. 이런 측면에서 봤을 때 잘못 만들어진 신발들이 의외로 많다. 이런 저질의 신발들을 성장기의 아이들에게 신게 하는 것은 현명하지 못한 일이다. 그 신발이 다 닳을 때까지 오랫동안 그 아이의 근육, 골격, 신경계에 나쁜 영향을 주기 때문이다.

아이들이 성장하는 동안에는 아이들의 신발을 자주 검사해 그 신발이 발에 비해서 작지는 않은지도 살펴야 한다. 발가락이 움직일 수 있는 충분한 공간이 있어야 하고 특히 엄지발가락과 발 몸체를 잇는 부위가 충분히 뒤로 젖혀질 수 있어야 한다.

발의 손상

활발하게 뛰노는 아이들은 발이 뒤틀리거나 삐는 경우가 많다. 이런 손상을 입으면 초기부터 제대로 된 검사와 치료를 받아야 한다. 보통은 골절이 없으면 발목 보호대를 대거나, 테이프를 감거나, 침을 맞거나, 물리치료를 한다. AK의학에서는 발과 발목뼈의 조그만 비틀림 혹은 변화까지 찾아내어 치료를 한다. 사진 촬영에도 보이지 않는 작은 변화지만 바로 이것이 발과 발목 관절을 고정하는 근육들을 약화시킬 수 있기 때문이다. 이 약화된 근육을 AK의학적인 치료법으로 강화시키지 않으면 발목이 쉽게 자주 반복해서 삐게 되는 경향이 생긴다.

안짱다리, 팔자 다리

정상적으로 서 있으면 아이들의 발끝은 약간 바깥으로 향한다. 두 발이 이루는 각도는 약 30도 정도가 정상이다. 안짱다리란 이 정상

각도보다 좁은 상태의 다리를 말한다. 이것은 다리를 안쪽이나 바깥쪽으로 돌리는 근육의 불균형, 또는 안으로 돌리는 안쪽돌림(내회전 內回轉) 근육이 더 강해서 생긴다. 근육의 불균형은 조기에 교정되어야 한다. 팔자 다리는 안짱다리와 반대의 경우로 이것도 교정될 수 있다.

발의 자세 검사

서 있는 상태에서 뒤에서 봤을 때 발은 균형이 잡혀 있어야 한다. 균형의 기준은 장딴지에서 그은 가상선이 발꿈치 힘줄을 거쳐 일직선으로 발뒤꿈치의 중간으로 내려 와 있는 상태다. 이 선이 어느 한쪽으로 구부러져 있다면 발의 이상 즉 과도한 엎침이나 뒤침의 변형이 생긴 것이다.

발바닥에는 굳은살이나 변형이 없어야 한다. 만일 이런 것들이 있다면 발이 비정상이거나 발에 맞지 않는 신발을 신고 있는 것이다.

좋은 신발은
수백만 원짜리 보약보다 낫다

20세 이상의 성인 중 약 절반이 넘는 사람들의 발에 이상이 생긴다. 40세가 되면 더 많은 사람들의 발에 문제가 생긴다. 그 원인의 많은 부분은 부적절한 신발에 있다. 그만큼 신발을 만드는 회사들이 발의 건강보다는 고객이 선호하는 디자인이나 스타일에 더 많은 노력을 기울이고 있다는 증거다. 신발은 발의 건강을 고려해서 만든 기능성 제품이 좋다. 사람들은 흔히 외모, 특히 얼굴을 가꾸는 데는 돈을 많이 쓰지만 발에는 그다지 관심을 가지지 않는데 이는 어리석은 일이다.

신발로 알 수 있는 발 건강

발에 생기는 문제를 예방하기 위해서는 신발이 닳는 형태에 관심을 가져야 한다. 발에 생긴 문제 — 족부의 과도한 엎침, 발의 변형, 발목굴(족근관) 증후군, 발바닥의 돌기 및 굳은 살, 엄지발가락의 엄지 발가락 가쪽 휨증 등의 이상이 생기면 기능적인 신발을 선택하는 이외에 다른 대안은 없다. 특히 발의 건강을 회복하기 위해서 재활훈련을 하는 동안에는 기능성 신발 혹은 치료용 신발을 신는 것이 꼭

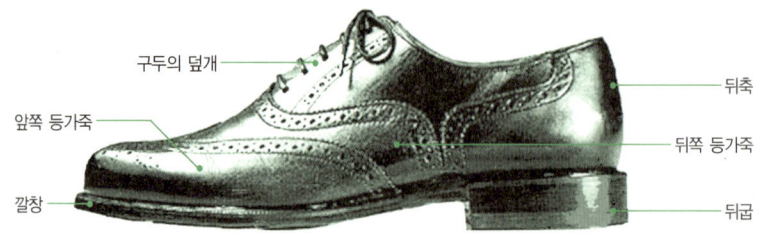

● 신발의 해부학

필요하다.

　발의 기능적인 문제가 심각한데도 환자가 '직업상 정장을 입어야 하기 때문에 하이힐을 신고 하루 종일 서 있어야만 한다'고 말할 때는 의사로서 어떻게 해야 할지 난감하다. 발을 치료하고 하이힐에 맞는 치료용 깔창을 넣어 신도록 처방하기는 하지만 치료용 신발을 꼭 신어야만 치료가 되는 심한 경우도 있다.

　신발을 고를 때 가장 먼저 봐야 할 것은 신발 깔창의 오목한 면을 받쳐 주는 부위다. 이 부분을 '생크(shank)'라고 부르는데 눌렀을 때 아래로 꺼지지 않을 정도로 단단해야 한다. 체중이 많이 나가는 사람일수록 이 부위가 단단한 신발을 신어야 한다. 신발을 고를 때 이 부위가 아래로 꺼지면 다른 것은 볼 필요도 없다. 이 부위가 아래로 꺼지면 발에서 가장 중요한 부위인 아치가 스트레스를 받게 되고 목말뼈 아래 관절이 불안정해져 즉시 발의 이상이 생기게 된다.

　다음으로 주목해야 할 부분은 발의 뒤꿈치를 감싸는 신발 뒤축이다. 이 부위는 단단하고 구겨지지 않아야 하며 뒤꿈치를 충분히 감쌀 수 있을 정도의 높이여야 한다. 뒤축은 보행 동작 중 중요한 단계인 발의 엎침을 적절하게 유지하는 데 매우 중요하기 때문이다.

　세 번째로는 신발 등 부분에 묶는 끈이나 벨크로테이프(Velcro tape ; 일명 찍찍이)가 있느냐 하는 것이다. 신발에는 이런 장치가 있

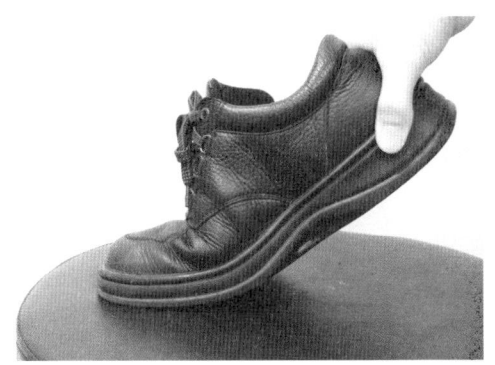

● 좋은 신발은 꺾일 때도 이 사진처럼 발의 아치를 받쳐 주는 생크가 아래로 꺼지지 않는다. 이 부분이 꺼지는 신발이 가장 나쁜 신발이다.

어서 발의 형태에 따라 견고하게 발을 감쌀 수 있어야 한다. 이것은 발의 재활 훈련을 하는 경우에 특히 중요하다.

네 번째로는 신발의 굽(힐)이 적절한 높이인가 하는 점이다. 특히 하이힐을 많이 신는 여성들의 경우, 이런 신발을 신은 채 온종일 서서 일을 하는 사람들의 발은 대부분 변형이 생기거나 발바닥에 굳은 살이 생겨 있다. 더구나 체중이 앞으로 이동되어 있기 때문에 허리에 임신한 상태와 비슷할 정도의 과도한 부담을 주어 허리 통증이 잘 생긴다. 반대로 굽이 밑창에 비해 지나치게 낮은 것도 발이나 척추에 부담을 주므로 피해야 한다.

발이 건강한 사람은 가끔 평평하고 부드러운 신발을 신어도 좋다. 발이 건강하기 위한 전제 조건은 발바닥 근육들이 충분히 강해야 한다는 것이다. 이를 알아보려면 신발을 신은 상태에서 물건을 줍듯이 발바닥 쪽으로 발가락을 구부려 보면 된다. 이 동작은 발바닥의 근육들을 수축시키는 활동이다. 대부분의 사람들은 오랫동안 단단한 신발로 발바닥을 받쳐왔기 때문에 발바닥의 근육들이 많이 약화되어 있어 이 동작이 쉽지 않다. 발이 충분히 건강한 상태가 아니라면 평평하고 부드러운 신발은 추천할 만하지 않다.

신발이 인체에 미치는 영향을 검사

신발이 좋고 나쁨은 신발을 신었을 때 인체의 기능이 어떤가 하는 데 달려 있다. AK의사들은 어떤 신발을 신었을 때 그 신발 주인의 몸에 좋은지 나쁜지를 근육 검사를 통해서 알아낸다. 자신의 신발이 괜찮은지 여부가 궁금하면 AK의사에게 검사를 받아볼 필요가 있다. 좋은 신발을 신는 것이 값 비싼 보약을 먹는 것보다 낫다.

맞춤형 교정용 깔창은 발의 아치 전체를 접촉하여 받쳐 준다. 원래 치료용 구두 속의 깔창도 부드럽게 발의 아치를 받쳐 주므로 재활 훈련을 충분히 하고 난 뒤 교정용 깔창을 빼내더라도 구두 내의 깔창이 도움이 된다. 생체역학적으로 잘 만들어진 전족부의 신발창은 걸을 때 발가락이 자연스럽게 구부러지도록 탄력이 있어 엄지발가락에 기능 이상(Hallux limitus ; 엄지발가락 굽음증hallux rigidus 등의 증세)이 있는 환자들도 편하게 신을 수 있고 교정 효과도 있다. 또한 넓고 적절한 쿠션이 있는 가벼운 폴리우레탄 발포제(polyurethane foam)로 되어 있다면 안정성을 주며 충격 흡수도 잘 한다.

발포제(foam)로 패드를 댄 부드러운 가죽은 특정 부위에 압박을 주지 않기 때문에 편안하며 이상이 있는 발 부위를 보호한다. 또 실밥이 발에 직접 닿지 않고 환기가 잘 되기 때문에 발에 자극을 주지 않고 발을 습기가 없도록 건조하고 편안하게 해준다.

> **알아두면 좋은 것**
>
> **치료용 구두의 조건**
>
> 뒤축(counter)이 충분하고 단단해야 한다.
> 부드러운 가죽에 발포제의 패드가 있어야 한다.
> 자기 발에 맞춘 교정용 깔창을 넣을 공간이 있어야 한다.
> 후족부를 안정시키는 판이 들어 있어야 한다.
> 족부의 중간부터 발가락 부위까지 충분한 여유가 있어서 부은 발, 무지 건막류(bunion), 갈퀴발 등의 이상이 있는 발에 압박을 주지 않아야 한다.

발바닥이 아프거나 저리다
— 발목굴 증후군

한 50대의 남자 환자가 허리가 아프고 발바닥이 저려서 병원에 가서 진찰한 뒤 MRI를 찍었다. 결과는 허리 디스크였다. 허리 디스크의 수핵이 뒤로 밀려 나와 신경 뿌리를 압박해서 허리에 통증이 생기고 발바닥이 저린다는 것이 진찰한 병원의 설명이었다. 진단 뒤 수개월을 치료해도 허리의 통증은 좋아졌다 재발했다를 반복했고 발바닥의 저림 증상은 오히려 더 심해졌다. 거기에다 엄지발가락이 휘는 엄지 발가락 가쪽 휨증까지 생기기 시작하였다.

이 환자가 필자의 클리닉에서 검사한 결과로는 전형적 과도한 엎침에 의한 발목굴 증후군(Tarsal tunnel syndrome)이었다. 발의 근육들 중 약해진 것을 치료하고 재활 운동을 하였다. 교정용 깔창과 치료용 구두를 신게 하고 약 3주가 지나면서부터 허리의 통증이 좋아지고 발바닥의 저린 증상도 점차 없어지기 시작하였다. 발바닥이 저린 증상은 밤에 더 심한데, 특히 많이 걷고 난 날 밤에는 통증과 저림 증상으로 자다가도 깰 정도다. 이 환자의 발은 과도한 엎침 때문에 발바닥 아래의 근막이 긴장되어 발바닥 근막염이 생겼고 이로 인해 발바닥 뒤쪽이 아픈 것이었다. 이 증상도 곧 소실되었다. 이 환자의 병은 단순한 허리 디스크가 아니라 발의 역학적인 이상이 원인이 되어 생긴 발목굴 증후군 때문에 신경의 압박도 생기고 허리에 영향을 주어 요통도 발생한 것이었다.

그러면 MRI에서 나타난 디스크의 팽윤은 어떻게 설명할 수 있을까. 정상인의 허리를 MRI 촬영해도 심각한 디스크 이상이 나타나는 경우가 있다는 논문이 발표된 바 있다. 이런 이유로 촬영 결과에 이상이 나타나도 신경학적인 이상이나 증상도 없고, 환자가 일상생활에 불편해 하지 않으면 치료하지 않는다. MRI나 CT 그리고 방사선 사진에 이상이 있다고 해서 무조건 치료를 하는 것은 아니라는 말이다. 촬영 결과만 무조건 믿어서는 곤란하다. 허리 디스크에서는 의사가 환자를 직접 손으로 만지거나 두드려 검사하는 신경학적 검사나 이학적 검사가 더 중요한 자료가 될 수 있다는 점을 환자나 의사들이 간과하는 경우가 흔히 있다.

발목굴이란 발목의 안쪽에서 약간 뒤쪽으로 오목한 부위에 신경과 혈관이 통과하는 터널을 말한다. 발과 발목의 기능이 균형이 잡혀 있는 한 이 터널과 그 속에 들어 있는 신경과 혈관은 별 문제가 없다. 그러나 만일 특별한 이유로 발과 발목에 불균형이 초래되면 이 터널을 덮고 있는 섬유성 밴드가 늘어나면서 이 터널을 통과하는 신경과 혈액 흐름이 방해를 받아 신경 증상이나 순환 장애가 생긴다. 이 터널을 좁아지게 만드는 가장 흔한 원인은 발의 과도한 엎침이다. 과도한 엎침이란 앞서 말한 대로 발의 내측 아치가 내려앉은 상태인데, 이런 문제가 생겨도 처음에는 별로 증상이 없는 것이 문제다. 한참 진행되어 발의 통증이나 저림이 나타나야 문제가 생겼다는 것을 인식하고 치료 방법을 강구한다.

발목굴 문제는 서서히 진행된다. 신경의 흐름이 방해를 받음으로 해서 발바닥의 근육들은 지속적으로 약해지거나 좀더 악화된다. 왜

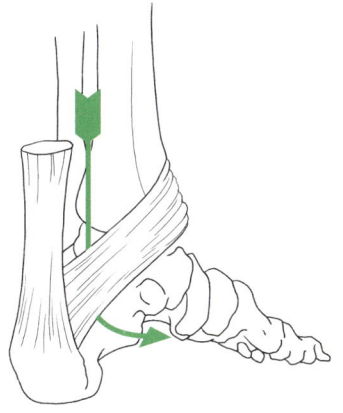

● 발목굴을 통과하는 신경과 혈관

나하면 발바닥의 근육들은 발의 아치를 유지하여 발목굴이라고 불리는 터널을 계속 정상 상태로 유지하는데, 이 근육이 약해지면 발목굴은 더 좁아지기 때문이다.

발바닥의 근육들은 발목굴에서 나오는 신경의 지배를 받는다. 만일 이 터널에서 신경이 장애를 받는다면 이 근육들은 정상적인 기능을 하지 못할 것이다. 발바닥의 근육들은 발의 궁을 유지하고 걷는 동안 발에 가해지는 스트레스를 막아준다.

엄지 건막류

엄지 건막류란 엄지발가락 마디가 튀어나오는 증상이다. 이것은 발목굴 증후군 때문에 생길 수 있다. 또는 발의 내측 아치가 무너져 생기기도 하고 근육 불균형의 산물일 수도 있다. 이 증상은 발의 과도한 엎침을 교정(발의 내측 아치를 받쳐 주는 치료)하거나 발목굴 증후군을 치료하고 발의 재활 훈련을 하면 만족할 만큼의 효과를 보이기도 한다. 변형이 심해지기 전에 조기에 치료하는 것이 무엇보다도 중요하다. 간혹 선천적으로 근육이 원래 위치의 발가락에 붙지 않아서

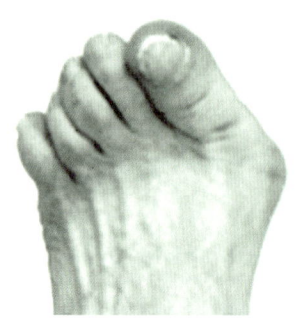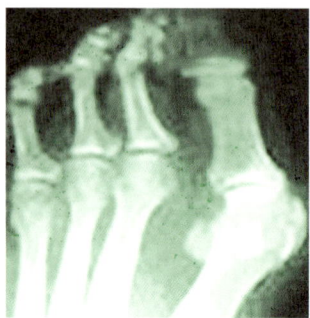

● 엄지 발가락 가쪽 휨증(엄지발가락의 튀어나오는 증세다.)

변형이 발생한 경우도 있다. 이때는 수술 치료가 필요하다. AK검사를 하면 엄지 건막류의 선천성 여부를 구별해 어떤 치료를 선택해야 하는지를 결정할 수 있다.

발뒤꿈치 뼈 돌기와 발바닥 근막염

발뒤꿈치 돌기는 뒤꿈치 뼈의 아래의 발바닥 근막이 붙는 부위에 잘 발생하는데, 발의 과도한 엎침과 발목굴 증후군의 결과로 생긴다. 평발이나 발의 아치가 낮아져 있으면서 발이 안쪽으로 과도하게 엎쳐지고 뒤꿈치 뼈가 뒤로 밀리면 발 아래의 근막(발바닥 근막)이 당겨지게 된다. 이때 이 부위에 통증이 생기는 것을 발바닥 근막염이라고 한다.

이러한 당김이 계속되면 우리 몸에서 약해진 발바닥 근막을 강화하려는 보상 작용이 생겨 근막이 뒤꿈치 뼈에 이어진 부위에 칼슘이 침착하게 된다. 이 결과로 뒤꿈치 뼈 아래에 못처럼 앞으로 튀어 나오는 뼈 돌기가 형성된다. 발의 과도한 엎침과 발목굴 증후군을 치료하면 발뒤꿈치 뼈 돌기로 인한 통증은 대부분 좋아진다.

AK의사는 발의 과도한 안쪽 엎침과 발목굴 증후군을 쉽게 교정할 수 있다. 그러나 교정이 치료의 모든 것은 아니다. 개개인에 맞는 특

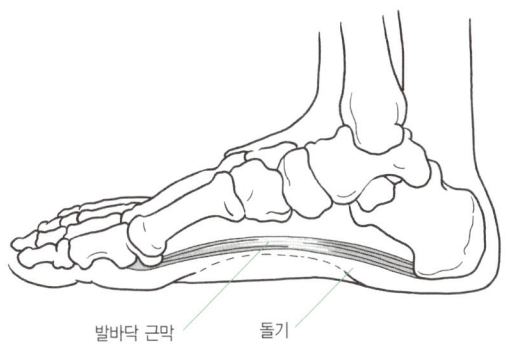

● 발뒤꿈치 뼈의 돌기는 발바닥 근막이 긴장이 되어 생긴다.

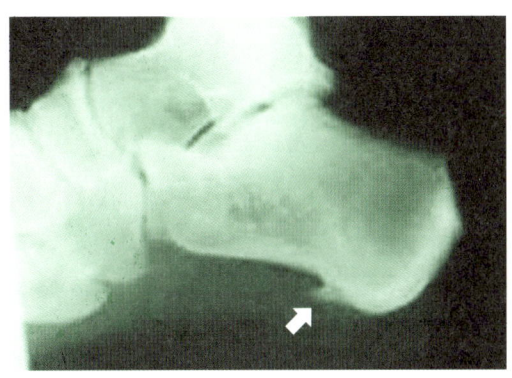

● 발뒤꿈치 뼈에 생긴 돌기

별한 재활 운동, 교정용 깔창, 기능성 구두 등을 필요로 할 수도 있다.

건강이라는 관점에서 볼 때 발도 여느 부위와 다름없이 건강상의 문제가 생기기 전에 예방을 하는 것이 가장 현명하다. 예방을 할 수 없었다면, 다음에 취할 단계는 문제점을 조기에 발견하여 발과 발목의 기능이 떨어져 병적인 상태로 진행되는 것을 막는 일이다. 발이나 발목이 접질리거나 삐면 AK치료를 받는 것이 병적인 상태로 더 진행되는 것을 막을 수 있는 최선의 길이다.

반복되는 발의 이상은
재활 운동과 교정용 깔창으로

발의 문제는 대부분 AK치료법으로 발과 발목의 근육 및 뼈들을 치료하는 것만으로도 빨리 회복된다. 더구나 발의 이상이 오래된 것이 아니라면 다시 손상을 받지 않는 한 만족스럽게 교정되고 잘 유지된다. 그러나 발 문제로 의사들에게 진료를 받으러 올 정도면 이미 상당히 진행된 경우가 대부분이다. 이렇게 시간의 경과로 인해 발과 발목이 구조적인 안정성을 잃게 되면 그 부위의 미세한 비뚤어짐과 근육 약화들을 교정해도 증상이 잘 재발한다. 이때는 장기간의 재활 운동과 더불어 교정용 깔창이나 기능성 구두를 착용하는 것이 필수적이다.

AK의학은 어떤 교정용 깔창이 자신의 발에 적합한지를 빠르고 정확하게 알려 준다. 오랫동안 발의 문제가 있었거나, 발의 문제로 인해 요통이나 그 밖의 신체에 기능 이상이 진행된 경우에는 교정용 깔창뿐만 아니라 신발도 매우 중요하다. 발의 이상이 있는 사람에게는 모양이 좋은 신발보다는 기능성 구두나 운동화 같은 것이 좋다. 이런 신발은 교정용 깔창을 넣을 수 있는 공간이 충분하기 때문에 발의 이상을 교정하기에 이상적이기 때문이다.

재활 운동

발의 재활 운동은 일상생활에 방해를 주지 않는 특별한 시간을 선택하는 것이 좋다. 예를 들면 TV를 시청하는 동안 하거나, 음식을 먹을 때, 자기 직전이나 아침에 일어나기 전 등이 그런 시간이다.

발과 발목의 재활 운동에 쏟는 노력은 자신의 미래 건강에 매우 가치 있는 일이다. 사람의 몸은 지금 잘 작동해야 할 뿐만 아니라 5년, 10년, 20년 지나서까지 잘 유지되는 것도 중요하다. 이런 점에서 잘못되면 인체의 여러 곳의 기능을 떨어뜨리는 발과 발목의 건강은 매우 중요하다. 발은 바로 건강을 유지하는 토대가 되는 것이다.

발가락 운동 작은 구슬이나 주사위 같은 것들을 바닥에 둔다. 발가락을 구부려 구슬을 줍고 발을 좌우로 최대한 회전을 시킨 후 구슬을 놓는다. 그 다음 발가락과 발목을 최대한 위로 젖힌다. 이 동작이 모두 끝난 후 다른 구슬을 줍는다. 이 운동은 모든 발가락을 각각 다 이용해서 한다. 발가락의 끝 관절만 사용하지 않도록 조심하며, 발의 모든 근육이 쓰이도록 최대한 회전하고 최대한 폈다 구부렸다를 반복한다.

발바닥 근육의 재활 발바닥으로 가는 신경의 흐름이 장기간 원활하지 않으면 발바닥 근육들이 약해진다. 이 신경의 흐름을 막는 것은 발목

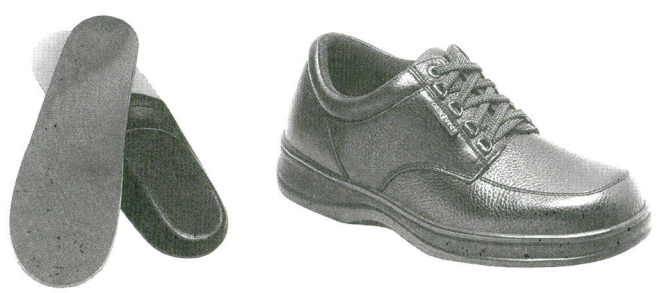

● 교정용 깔창 및 기능성 구두

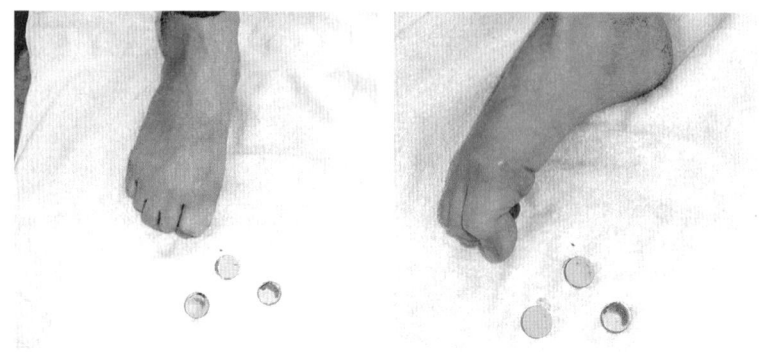

● 발가락으로 구슬을 움켜쥔다.

굴 증후군 때문이다. 발목굴은 발목의 안쪽에 있는 터널과 같은 구조물로 이곳으로 신경과 혈관이 지나간다.

발과 발목에 기능적인 이상이 생기면 발목굴이 좁아져 이 터널 사이로 지나가는 신경의 흐름이 방해를 받는데 이렇게 되면 발바닥의 통증이나 이상 감각 그리고 근육의 위축 등이 생기게 된다. 이것이 발목굴 증후군이다. 이에 대한 치료는 발목굴을 넓히는 것인데, 발목굴을 좁게 만드는 뼈의 비뚤어짐을 교정하거나 발의 변형을 교정하기 위한 교정용 깔창을 신발 안에 넣거나 발 근육의 재활 운동을 하면 된다.

발바닥 근육의 운동은 아래 그림처럼 수건을 바닥에 놓고 발가락을 움직여 수건을 움켜쥐는 동작을 반복하는 것이다. 이때 발가락 끝만 사용하는 것이 아니고 그림에 표시된 화살표 부위가 충분히 움직여야 발바닥 근육을 수축시키는 재활 운동이 된다. 발가락 끝만 움직이면 장딴지의 근육만 수축시키기 때문에 재활 효과를 얻을 수 없다. 장딴지 근육을 손으로 만져 이 근육들이 수축되지 않은 채 발바닥 근육들이 수축되도록 확인하면서 수건을 움켜쥐는 동작을 반복하는 것이 중요하다.

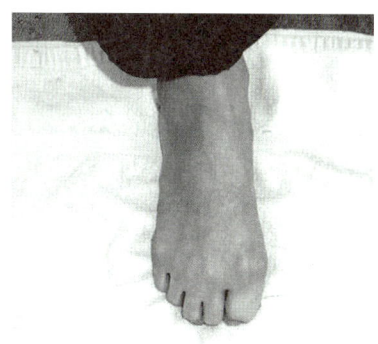
● 발가락으로 수건을 움켜쥔다.

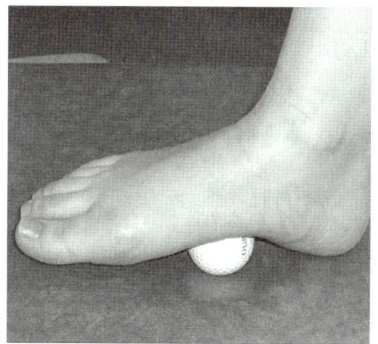
● 발바닥을 골프공으로 자극한다.

발의 운동성의 회복

발은 유연하고 아픈 부위가 없어야 정상적인 상태다. 발이 오랫동안 비정상적인 상태로 움직여 왔다면 긴장되어 있고 통증이 있는 부위가 많다. 이런 부위들을 정상적인 상태로 되돌리기 위한 가장 좋은 방법은 발바닥 아래에 골프공을 놓고 굴리는 것이다. 심하게 아픈 부위일수록 이 동작을 더 많이 해야 한다. 만일 골프공을 굴릴 수 없을 정도로 통증이 심하다면 먼저 테니스공을 사용해도 된다.

골프공을 발바닥 아래에 두고 발을 앞뒤로, 좌우로, 시계 방향과 시계 반대 방향으로 회전하는 등 모든 부위에 골고루 자극이 가도록 한다. 통증이 있는 부위에 신경을 써서 더 많이 하도록 한다. 긴장된 부위가 이완되면 운동성이 회복되므로 통증이 점차 감소되는 데에 따라 더 많은 압력이 발바닥에 가해질 정도로 골프공을 압박한다.

발꿈치 힘줄의 스트레치

재래식 변기에 쪼그리고 앉을 수 없는 사람은 발꿈치 힘줄을 스트레치 할 필요가 있다. 이 힘줄과 근육이 짧아진 원인 중 하나는 오랫동안 하이힐을 신었기 때문이다. 다음 페이지 아래 그림과 같이 벨트

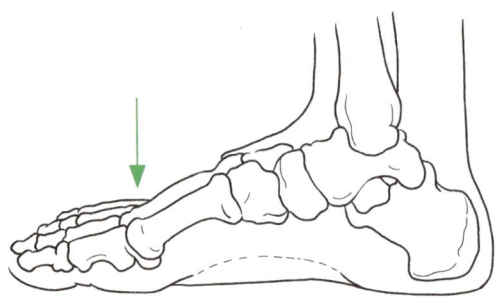

● 화살표 부위를 충분히 굽혀(굴곡) 주어야 한다.

를 발바닥에 걸어서 잡아당긴다. 다리 뒤쪽, 특히 무릎 뒤가 많이 당겨지는 느낌이 들게 당긴다. 이때 무릎은 반드시 펴야 한다. 이 위치로 약 1~2분 동안 잡아당긴다.

　스트레치는 일어서서 하는 것이 가장 좋은 방법이다. 발을 어깨 넓이로 벌리고 벽을 향해 서서 발끝을 약간 안쪽으로 향하게 한다. 발은 바닥에 붙이고 손을 벽에 대고 앞으로 기댄다. 몸을 일직선으로 하여 무릎이나 골반이 구부러지지 않도록 한다. 몸을 벽으로 기울이면 기울일수록 장딴지는 더 많이 늘어난다. 더 이상 스트레치가 안 되면 몸을 벽에서 더 많이 떨어뜨린 상태에서 벽으로 기댄다.

　발을 지면에 고정하고 몸을 벽으로 향하게 한 자세에서 스트레치를 하고 나서, 발가락과 발바닥에 힘을 가해서 지면을 누르도록 한

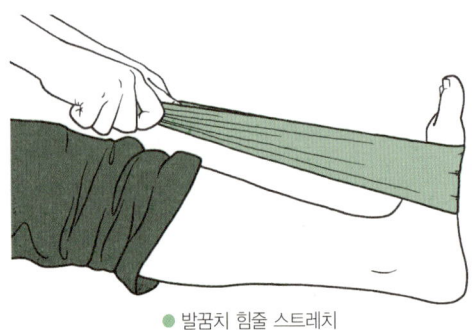

● 발꿈치 힘줄 스트레치

다. 이것은 등장성 운동이라고 하는데 근육의 길이를 일정하게 유지한 상태에서 근육을 긴장시키는 방법으로 비정상적으로 짧아진 근육을 늘이는 가장 효과적인 운동법이다. 이 등장성 운동을 7초간 하고 나서 2~5초간 이완한 다음 다시 스트레치를 하면서 등장성 운동을 한다. 이 동작을 약 10회 정도 매일 반복한다.

이 운동은 골프, 테니스, 달리기와 같은 운동을 하고 난 후 마무리 스트레칭으로도 좋다. 발의 이상이 있는 사람들에게는 발의 재활 운동이 매우 중요하다. 재활 운동을 장기간 해야 재발을 방지할 수 있고 교정용 깔창의 도움 없이 지낼 수 있다. 발에 이상이 없는 사람이라도 신발을 신음으로 해서 발바닥 근육이나 발목을 고정하는 근육이 어느 정도 약해져 있다. 이때 발 운동을 하면 건강하고 활기찬 생활을 하는데 도움이 된다. 특히 운동 전후에 이런 재활 운동을 하면 운동으로 인한 외상을 예방할 수 있고 운동의 피로도 쉽게 풀 수 있어 일석이조의 효과를 거둘 수 있다.

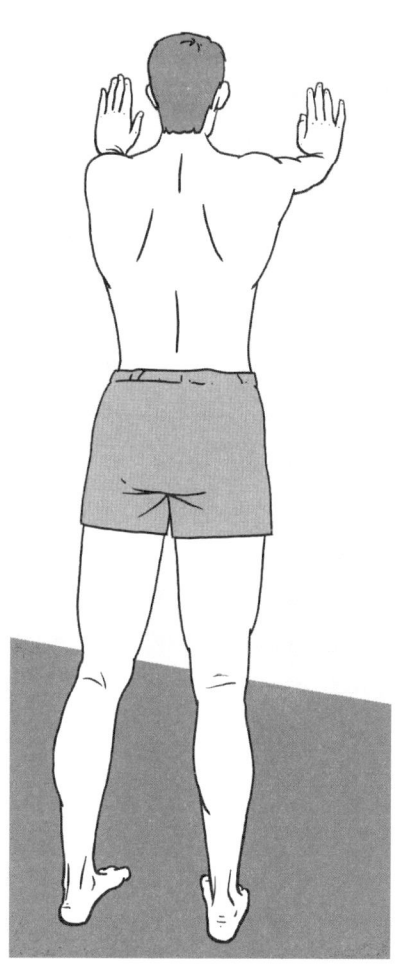

● 발꿈치 힘줄 스트레치 방법

걷는 것도 제대로 해야
좋은 운동이 된다

필자는 모 TV방송사의 건강 프로에 출연한 적이 있다. 프로그램 진행자가 "어떻게 걷는 것이 건강에 도움이 되느냐"라고 물어 시범을 보였더니 '의사가 점잖지 못하게 그렇게 걷느냐'고 하는 것이었다. 과연 어떻게 걷는 것이 건강에 좋은가. 굿하트 박사는 걸음걸이의 중요성을 설명하며 걸음은 다음과 같이 걷는 것이 좋다고 말한 바 있다.

'발끝을 약 15도 정도 바깥으로 벌린 상태로 양쪽 발 사이는 손바닥보다 약간 좁게 간격을 둔다. 허리와 가슴을 펴고 머리를 들고 눈은 정면을 향하게 한다. 팔은 흔들고 어깨를 앞뒤로 회전시키며 보폭을 크게 하고 용수철이 튀듯이 활기차게 걷는다.'

이대로 걸으면 아마 패션쇼의 모델들이 음악에 맞춰서 걷는 것과 비슷하게 보일 것이다. 그러나 이렇게 하는 데에는 이유가 있다. 걸을 때 오른발과 왼발 사이의 간격이 너무 벌어지면 다리를 들어올리기 위해서 허리 근육을 지나치게 사용하게 되어 허리 근육이 쉬 피로해지고 약해진다. 걸을 때 양쪽 발 사이의 간격이 넓은 사람들을 AK방법으로 검사해 보면 대부분 허리 근육이 약해져 있다. 이런 사람들은 허리의 통증이 잘 생긴다.

허리와 가슴을 펴고 머리를 들고 걸으면 척추가 바로 선 상태로 걷는 것이다. 목뼈와 요추의 전만(척추전만 ; lordosis)을 적절하게 유지하면 척추를 통한 신경 전달이 원활해지고 가슴이 펴져 폐활량이 증가되므로 뇌로 가는 산소 공급이 좋아진다.

어깨를 앞뒤로 회전시키면서 걸으면 척추가 꼬였다가 풀리는 운동을 반복하게 되므로 척추의 관절과 근육에서 뇌로 전달되는 자극이 많아져 뇌의 활동이 증가된다. 동시에 척추 관절, 근육, 그리고 디스크의 탄력을 유지되어 요통이나 디스크가 예방되고 문제가 있는 경우라면 치료 효과도 기대할 수 있다. 오른팔이 앞으로 가면 왼팔은 뒤로 가고 왼발이 앞으로 가고 오른 발은 뒤로 간다 — 이렇게 반복하는 조화로운 운동을 통해 신경계의 활동은 증가된다. 양팔을 크게 흔들고 보폭을 크게 하면서 용수철이 튀듯이 활기차게 걷는 것도 이런 신경계의 활동을 증가시키는 것에 도움을 주며 더불어 근육의 펌프 작용을 도와 혈액 순환을 촉진시킨다. '발은 제2의 심장' 이라는 말은 이런 의미에서 내린 정의다.

이런 걷기 원칙에 조금 더 더한다면 다음과 같은 것들을 들 수 있다.

허리 통증이 있거나 병이 있는 사람들은 천천히 걷는 것이 좋다. 헬스클럽 등 실내의 러닝머신을 하는 것보다 실외에서 걷는 것이 더 좋다. 기계적으로 하는 반복 운동은 소뇌에서 신경 자극을 억제시키기 때문이다. 숲 속에 있는 포장 안 된 흙 길이면 더욱 좋다. 신경에 좋은 자극이 가고 산소가 충분히 공급되며 관절과 근육의 순환도 좋아지기 때문이다.

몸이 건강한 사람은 빠르게 걷거나 가벼운 달리기를 하면 심혈관계나 호흡기계의 기능을 증가시킬 수 있다. 이때 심장 박동수는 180

에서 자신의 나이를 뺀 수치가 넘지 않도록 조절해야 한다. 피로감이나 통증을 느끼지 않는 범위까지가 이 정도의 강도라고 보면 된다.

걷는 것은 매우 좋은 운동이지만 신경계나 신체에 구조적인 문제가 있다면 다른 운동을 선택하거나 그 문제를 해결하고 난 후 걷는 운동을 해야 한다. 일어서거나 걸을 때 피곤하고 허리, 골반, 발에 통증이 오면 발 문제를 점검해 보고 필요하면 교정용 깔창을 처방 받는 것이 좋다.

최근 몇몇 잘못 만들어진 깔창이 언론에 보도되어 모든 깔창이 효과가 없는 듯이 보도되기도 했으나 이는 일방적이고 독단적인 견해다. 교정용 깔창이 필요한 발의 이상으로 진단되면 반드시 깔창의 처방을 받고 신고 다녀야 한다. 미국이나 유럽에서는 족부 의학(Podiatry)이라는 치료 학문이 있고 교육 과정도 의과대학과 독립된 교육 체계로 구성되어 있다. 족부 의학에서는 수술적인 치료도 하지만 보존적인 치료의 기본을 교정용 깔창의 처방으로 삼고 있다. 필자는 깔창을 하고 난 뒤 발의 통증, 무릎의 통증, 허리의 통증 심지어는 턱 관절의 이상이나 두통이 좋아지는 환자를 수없이 경험하고 있다. 깔창에 대한 오해는 수입 후 다단계 판매 과정, 비 의료인에 의한 무분별한 처방 등으로 정상인에게도 깔창이 만병통치약처럼 선전됨으로써 비롯된 것일 뿐이다.

발만 독립적으로 연구하는 학문이 있고 교육 제도가 있을 정도로, 발은 건강을 유지하는데 중요하다. 적어도 하루에 30분 이상 걷는 것은 건강하게 오래 사는 최고의 비법이다.

신경계의 조화가 깨져 오는
보행 기전 이상

걷는 것은 훌륭한 운동이다. 이 운동은 신경계뿐만 아니라 심장, 혈관, 호흡기계의 기능을 증가시켜 준다.

간혹 걷거나 달린 후에 아프거나 피곤하다고 하는 사람들이 있는데, 이런 경우는 발에 문제가 있거나 신경계의 조화가 깨진 상태라고 보면 된다. 인체의 활동은 매우 복잡하고 신비한 신경계의 활동에 의해서 조절된다. 예를 들면 걸을 때 오른 발을 앞으로 내딛으면 오른 다리의 앞쪽 근육은 수축되고 뒤쪽 근육은 이완된다. 오른 팔은 오른 다리와는 반대로 뒤로 움직이며 뒤쪽 근육이 수축되고 앞쪽 근육은 이완된다. 왼쪽 다리와 왼쪽 팔은 각각 오른쪽 팔다리와 완전히 반대로 움직인다. 이것을 교차 운동이라고 한다.

교차 운동이 원활히 이루어지기 위해서는 중추 신경의 기능도 정상이어야 할 뿐만 아니라 근육 내에 있는 신경 기관인 근방추(근육방추 ; muscle spindle)의 기능도 정상적으로 작용해야 한다. 신체 어느 부위든지 근육의 기능적인 이상으로 인하여 근육 내의 신경인 근방추가 정상적으로 작용하지 못하면 걷는 운동, 즉 교차 운동 후에 피로해지거나 통증이 심해진다. 예를 들어 머리와 목의 통증으로 치료를 받는 환자의 경우 목을 교정하여 정상적인 신경 기능을 회복하게 되면 목의 통증과 두통은 소실된다. 그렇지만 이 환자가 집에 도착해 재발된다면 보행 기전의 이상, 즉 교차 운동의 이상을 의심해야 하는 것이다.

보행 기전의 이상을 검사하기 위해서는 팔과 다리를 교차로 검사해야 한다. 즉 오른쪽 팔의 앞쪽 근육과 왼쪽 다리의 앞쪽 근육을 동시에 검사를 하는 식이다. 팔과 다리를 각각 검사했을 때 강했던 근육이 팔과 다리를 교차해서 동시에 검사를 했을 때 약해진다면 보행 기전의 이상이다. 보행 기전에 이상이 있으면 걷거나 달리기를 하고 나서 증상이 더 악화되거나 피곤해지기도 하지만 수영 중에서 자유형(cross crawl)처럼 두 손을 교차로 움직이는 운동을 해도 같은 현상이 생긴다. 이런 현상이 생기는 원인은 머리뼈 기능 이상, 턱 관절 이상, 정서적인 장애, 신체 내 독소의 축적, 발의 이상, 근육 내의 근방추 이상 등을 들 수 있다.

다시 강조하지만 걷기나 달리기, 수영(자유형)을 하고 나서 증상이 더 심해지거나 피곤해지면 반드시 AK의학적인 검사를 해서 그 원인을 찾아야 한다. 원인을 알면 치료는 쉽다.

Applied Kinesiology

손재주가 좋은 사람은 머리도 좋다

CHAPTER 12

사람은 나이가 들수록 손을 많이 쓰고 가족을 비롯한 가까운 사람들과 많은 대화를 나누어야 한다. 손과 입이 대뇌에서 차지하는 영역이 크기 때문이다. 특히 손을 많이 사용할수록 소뇌의 외측부에 더 많은 자극이 전해져 뇌의 활동이 원활해지는 것을 돕는다.

손을 쓰면
소뇌의 외측부가 자극받는다

우리 민족은 예로부터 젓가락을 사용해 왔다. 전통적으로 매우 미세한 손동작을 어릴 때부터 익히는 문화인 것이다. 미용 성형 수술, 미세 수술, 척추 수술 등에서도 한국 의사들의 기술은 탁월하다. 미세한 손동작을 많이 해온 우리 민족은 손재주뿐만 아니라 우수한 두뇌를 가지고 있기도 하다. 대체로 손을 많이 사용해 온 민족은 머리가 좋다. 그 이유를 알아보자.

동물들은 네 발로 기거나 달리기 때문에 안정감이 있다. 사람은 주로 두 발로 서서 활동한다. 두 발의 좁은 면적으로 서 있으려면 평형을 유지해야 한다. 두 발로 평형을 유지하기 위해서는 보다 많은 감각 수용체의 자극이 척추나 다리로부터 머리로 지속적으로 전달되어야 한다. 두발로 서있기 때문에 네 발로 서는 동물들보다 더 많은 자극이 전달되어야 평형을 유지할 수 있는 것이다. 신경 자극이 많이 전달되면 될수록 그만큼 소뇌나 대뇌의 활동이 많아진다.

진화학적으로 볼 때 손은 두 발로 평형을 유지하면서 더 많이 사용하게 되었다. 손을 사용하면 소뇌의 외측부에 더 많은 자극이 전해진다. 소뇌의 외측부에 있는 신피질은 대뇌 전두엽의 신피질과 계통발생학적으로 같은 조상에서 나온 것이라고 한다. 신경의 전달 과정에서도 소뇌 외측에 있는 신피질에서 대뇌로 전달되는 경로가 있다. 그래서 손을 많이 사용하여 소뇌 외측부의 신피질을 자극하게 되면 대뇌의 활동이 증가되고 결과적으로 뇌의 기능이 좋아지게 된다.

대뇌에는 호몬쿨루스(homonculus)라는 부분이 있는데 이는 우리 몸의 각 부분을 담당하는 뇌의 영역을 말한다. 이러한 뇌의 운동 및 감각의 영역에서 손이 차지하는 영역은 몸통과 다리를 합한 것보다도 더 크다(그 중에서도 엄지손가락의 영역이 가장 크다). 그 영역이 커지게 된 것은 손을 많이 사용해서지만, 역으로 미세한 동작을 많이 한 결과 뇌의 활동도 증가하고 그에 따라 기능도 좋아지게 된 것으로 볼 수도 있다. 양자는 서로 상승 작용을 하는 것이다. 입이나 턱이 차지하는 영역도 크다. 턱 관절의 기능이 중요한 것도 바로 이 때문이다.

사람은 나이가 들수록 손을 많이 써야 한다. 나이가 들수록 가족을 비롯한 가까운 사람들과 많은 대화를 나누어야 한다. 손과 입이 대뇌에서 차지하는 영역이 크기 때문이다. 이제부터라도 손을 부지런히 놀리고 대화를 많이 해 머리가 녹슬지 않게 하자.

손이 붓고 손끝이 저리다
— 손목굴 증후군

칠순이 지난 지금도 농사일을 하시는 할머니 환자가 있었다. 이 환자의 증상은 손이 붓고 손끝이 저린데 밤에 더 심하다고 하셨다. 손이 불편하신 것 외에는 몸이 아주 건강하신 것으로 보였다. 구체적 증상은 양쪽 엄지, 집게손가락(시지 ; index finger), 가운데 손가락(중지 ; middle finger)이 저리고 감각이 둔한 느낌이라고 하셨고 외형상으로도 그 손가락들이 좀 부은 것으로 보였다. 손목을 굽히면 증상이 더 심해지는 것으로 보아 손목 정중 신경(正中神經 ; 팔의 한 가운데를 지나가는 큰 신경)의 압박으로 인한 손목굴 증후군(Carpal tunnel syndrome)으로 판단되었다. 손목의 앞쪽 정 중앙의, 정중 신경이 있는 부위를 고무망치로 두드리면 찌릿찌릿한 신경 증상이 손끝으로 전달되었다. 힘든 일을 한꺼번에 많이 해서 생긴 증상으로 추측되었다. 손목을 약간 뒤로 젖혀 부목을 대고 밤에만 착용하도록 했다. 동시에 비타민 B_6를 하루에 100mg, 한 달 동안 드시도록 하였다. 증상이 점차 좋아져 한 달 뒤에는 거의 정상적인 활동이 가능하게 되었다.

손목굴 증후군은 손의 근력 약화, 저리고 덤덤한 증상, 통증 등을 일으키는 비교적 흔한 질환으로, 정중 신경이 손목에 있는 터널을 지나는 동안 압박을 받아서 생긴다. 이 터널은 손목에 있는 몇 개의 작은 뼈에 의해 이루어지는 고랑(groove)과 이 위를 덮고 있는 섬유성의 인대 조직으로 이루어져 있다. 정중 신경과 손가락을 움직이는 힘줄들이 여기를 지나는데, 일을 많이 하거나 다쳐서 힘줄 주위 조직이 부으면 신경을 압박한다. 이런 상태가 되면 신경이 자극을 받을 때 손에는 근력 약화, 저리고 덤덤함, 통증 등의 증상이 나타나게 된다.

치료는 신경이 압박되는 원인을 찾아 해결하면 된다. 정중 신경은 넘어질 때 손을 짚다가 다칠 수 있다. 때로는 정상적인 작업 환경에서 일어나기도 하는데 목수가 망치질을 심하게 한다든지, 기계 수리공이 렌치를 돌릴 때, 가정주부가 한 손을 바닥에 짚고 걸레질을 할 때와 같은 상황에서도 자주 발생한다. 손목 관절의 불안정성이 원인일 수도 있다.

AK치료법으로 검사와 치료를 하면 수술을 하지 않고도 손목굴 증후군을 치료할 수 있다. 조기에 진단과 치료를 하면 더 효과적인 치료도 가능하다. 외상이 있을 때는 반달뼈(월상골 ; lunate)라고 하는, 손목에 있는 작은 뼈가 앞으로 밀려 나와 정중 신경을 누르기도 한다. 미세하게 삐뚤어진 경우는 엑스레이 사진으로도 구분할 수가 없다. AK검사법으로는 이 경우도 정확하게 삐뚤어진 방향을 알 수 있고, 치료하고 난 후 잘 되었는지 평가할 수도 있다.

치료는 대개의 경우 손목을 중립 위치에 두고 부목 고정을 한다. 밤에는 특히 증상이 심하기 때문에 꼭 부목으로 고정시키고 자도록 한다. 비타민B6는 특징적으로 정중 신경의 압박에 의한 손목굴 증후군에 효과가 있다. 너무 많이 복용하면 신경손상이 올 수 있기 때문에 하루에 100mg을 넘지 않도록 하는 것이 중요하다.

어깨 관절,
운동 범위가 커 문제도 많다

우리 몸에서 가장 운동 범위가 큰 관절은 어깨 관절이다. 이 관절을 중심으로 팔은 거의 360도까지 돌아간다. 운동 범위가 넓은 만큼 탈도 잘 나는 관절이다. 정상적으로 움직이는 어깨 관절은 근육들의 조화롭고 통합적인 운동으로 이루어진다. 어깨 관절은 흔히 위팔뼈(상완골)가 어깨뼈의 소켓에 결합된 비교적 단순한 관절로 생각된다. 그러나 그 구조는 생각보다 복잡하다.

어깨 관절의 소켓은 어깨뼈의 일부분이다. 앞에서 보면 어깨 관절은 빗장뼈에 의해 복장뼈에 부착되어 있다. 뒤에서 보면 어깨뼈는 근육에 의해 몸통 뒷면에 매달려 있고 직접적인 관절 연결은 없다. 팔을 움직일 때 살펴보면 여러 근육들이 서로 협조를 하면서 조화롭게 움직인다. 특정 근육이 팔을 들어올리기 위해 수축할 때, 다른 근육은 적절하고 정확한 시간에 이완되어 자유롭고 부드러운 운동이 일어날 수 있도록 한다. 어깨 관절의 운동에는 20개가 넘는 근육이 직간접으로 관여되어 있으므로 이들의 통합적인 조화 운동이 필수적이다. 어깨 관절의 소켓은 매우 얕으므로 어깨가 잘 움직이기 위해서는 이들 근육의 탁월한 조합이 필수적이다.

거의 모든 어깨 관절의 문제는 어깨를 움직이는 근육들의 부적절한 운동 때문에 비롯된다. 문제가 발생하면 먼저 근육에 대한 검사가 필수적이다. 근육 상호간의 통합적인 운동과 더불어 근육의 강도에 대한 검사도 필요하다. 어깨를 다치면 이와 관련된 근육들은 보통 약해지거나 과도한 긴장 상태에 놓이게 된다. 외상으로 인한 인대, 근육, 관절의 손상은 쉽게 발견되지만 이차적인 문제로서 나타나는 근육 불균형은 간과되는 경우가 많다. 근육의 불균형을 치료하지 않으면 손상이 나은 후에도 상당 기간 동안 통증이 지속된다. 이 근육의 불균형은 AK검사로 쉽게 알 수 있고 치료된다.

오십견

어깨 관절을 움직일 때 통증이 생기는 경우가 있다. 시간이 갈수록 더 아프고 관절의 운동 범위도 현저히 줄어든다. 이 증상은 40대 후반부터 50대에 잘 생긴다고 해서 일명 '오십견'이라고도 부른다. 원래의 정식 병명은 유착성 관절낭염이다. 어깨가 약간 아프다가 며칠 지난 후 꼼짝할 수 없을 정도로 어깨 관절을 못 움직이는 경우도 있다.

이것이 생기는 정확한 원인은 아직 제대로 밝혀지지 않았다. 초기의 오십견을 AK검사해 보면 어깨를 움직이는 근육의 이상이 원인으로 나타난다. 어깨에 통증이 있을 때는 초기에 치료를 받는 것이 중요하다. 어깨 관절이 잘 움직이지 않을 정도로 방치하면 치료가 쉽지 않다. 심한 경우는 1~2년 정도 지나야 좋아지는 경우도 있다.

어깨 관절의 통증으로 거의 못 움직이던 사람도 AK치료를 통해 어깨 근육의 기능을 정상으로 회복시키면 곧 바로 정상 운동 범위를 회복하고 통증이 좋아질 수도 있다.

어깨의 통증과 팔 저림 자가 치료법

어깨나 목의 통증이 있을 때 가장 먼저 확인해 보는 근육이 있다. 갈비뼈에서 어깨뼈(견갑골)로 이어지는 근육인 앞톱니근과 빗장뼈(쇄골)바로 아래에 있는 빗장밑근(subclavius)이다. 이 근육들은 어깨와 목의 움직임이 원활하게 이루어지도록 어깨와 목의 골격을 고정해 주는 역할을 한다. 이 근육들이 약해지면 2차적으로 어깨나 목을 움직이는 근육들 중의 일부가 약해지고 통증이 생긴다.

팔이 저리면 많은 사람들은 목 디스크를 의심한다. 이 때 앞톱니근과 빗장밑근을 문질러서 저리는 증상이 나아지는지 살펴본다. 증상이 나아진다면 목 디스크가 아니다. 이 근육들이 약해져서 목에서 팔로 내려가는 신경 다발이 자극을 받아 팔이 저린 것이다. 진짜 목 디스크라면 머리를 뒤로 젖히거나 혹은 옆으로 젖힐 때 목에서 나오는 신경 뿌리가 압박되어 어깨에서 팔로 내려가는 방사통이 생긴다.

어깨 통증이 있으면 앞톱니근과 빗장밑근을 하루에 몇 차례 손으로 원형을 그리면서 부드럽게 문지르면 좋다. 그러면 거의 대부분의 어깨 통증은 좋아질 것이다. AK치료법의 창시자 굿하트 박사가 1964년 AK치료를 처음 하였던 것도 앞톱니근이 약해서 생긴 날개어깨뼈(winged scapula)를 치료한 것이었다.

날개어깨뼈란 앞톱니근이 약해져서 어깨뼈의 안쪽 부위가

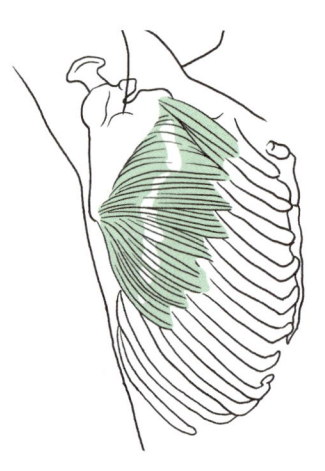

● **앞톱니근** 갈비뼈에서 어깨뼈의 안쪽에 걸쳐 있다. 팔을 들어서 손바닥을 머리 뒤에 대고 겨드랑이와 갈비뼈를 원형으로 문지르면 이 근육의 이상이 좋아진다.

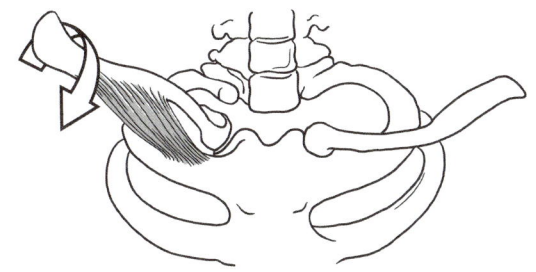

● **빗장밑근** 빗장뼈와 제1번 갈비뼈에 걸쳐있는 근육이다. 빗장뼈와 어깨뼈를 갈비뼈에 고정시키는 역할을 한다.

등 뒤로 튀어 나오게 보이는 것이다. 굿하트 박사는 앞톱니근을 갈비뼈에서 어깨뼈를 향해 원형을 그리면서 문질러 압통이 있는 부위를 좋아지게 하였다. 그리고 나서 근육을 검사해 보니 약했던 앞톱니근이 강해졌다.

앞톱니근과 빗장밑근을 모두 문질러 보면 많은 사람들이 이 부위에 압통을 느낀다. 압통을 느낀다면 어느 정도 근육의 기능이 떨어진 것을 의미한다. 어깨나 목의 문제가 있는 사람들은 이곳을 먼저 문질러서 어깨나 목 주위의 골격을 안정시키는 것이 중요하다.

목과 어깨·팔·손목 통증의 관계

척수에서 나온 신경은 목에서부터 어깨를 거쳐서 팔로 내려간다. 목이나 어깨의 이상이 팔 저림이나 통증을 유발할 수도 있다. 팔의 저림이나 통증이 있다면 먼저 목의 디스크를 검사하고, 그 다음 어깨 부위의 신경 얼기(신경총)의 압박(가슴문 증후군, 흉곽출구 증후군)을 의심할 수 있다. 그 다음 팔이나 손목에서 신경이 압박되는가를 살펴본다.

어깨의 관절염과 주머니염

어깨의 관절염이나 주머니염(점액낭염)은 어깨 근육들의 조화롭고 통합적인 움직임에 이상이 있거나 근육의 불균형이 근본적인 원인인 경우가 많다. 관절염이나 주머니염의 일반적인 치료는 소염진통제를 복용하거나 스테로이드 호르몬을 국소에 주사하는 것이다. 이런 치료에 물리치료를 더하면 대부분의 증상은 좋아진다.

AK에서는 근본적인 근육의 이상을 찾아서 치료한다. 근육의 약한 부분은 강하게 하고, 신경의 압박이 있으면 풀어주며, 통합적인 운동에 문제가 있으면 그것을 해결하려고 노력한다.

어깨나 팔에 영향을 주는 내장의 원인들

심장에 문제가 있으면 왼쪽의 어깨, 등 혹은 팔에 통증이 생길 수 있다. 간이나 쓸개의 문제는 오른쪽 어깨나 등의 증상으로 나타난다.

어깨나 팔의 통증이 있을 때는 국소적인 문제를 검사해야 하고 어깨나 팔에 신경을 보내는 목에 이상이 있는지 살펴야 한다. 여기에 더해 내장의 문제도 고려하는 것이 좋다. 어깨 관절에 상관없는 문제라 할지라도 통증이나 운동의 제한과 같은 어깨 관절의 증상으로 나타날 수 있다. 다른 신체 부위와 마찬가지로 어깨나 팔의 기능적인 이상도 인체 전체적으로 보는 관점이 필요하다.

얼마 전 어떤 목회자 단체에서 AK의 전인적 치료에 대한 강의를 한 적이 있다. 그때 어깨의 통증을 여러 곳에서 치료를 해도 잘 낫지 않는다는 목사님을 검사하였다. 오른쪽 팔이 90도 이상 올라가지 않고 움직일 때 통증이 심했다. AK검사를 해보니 왼쪽 큰가슴 근육의 복장뼈 분지가 약했다. 이 근육은 간의 기능과 관련이 있다. 간의 림프 반사점인 오른쪽 앞 가슴의 4번 갈비뼈와 5번 갈비뼈 사이를 문지르고 4~5번 등뼈의 오른쪽을 문지르고 나니 왼쪽 큰가슴 근육의 복장뼈 분지는 강해졌다. 오른쪽 어깨의 통증도 줄고 팔도 90도 이상 위로 움직일 수 있었다. 통증은 어깨이만 근본적인 문제는 간의 이상이었다. 간이나 쓸개의 이상은 오른쪽 어깨의 이상을 초래할 수 있다는 사실은 잘 알려져 있다.

그 목사님은 한의원에서 검사해 보면 간이 약하다고 하는데, 실제로 병원에서 간 기능 검사를 해보면 정상이었다고 한다. 간 기능 검사가 간의 모든 기능을 대변하지는 못한다. 미미한 기능적인 이상은 AK 근육 검사가 더 민감하다. 우리 몸이 이상이 있다고 말을 하고 있는 것을 진단 장비나 의사들이 알아내야 한다. '우리 몸은 거짓말하지 않는다.' 필자는 우리 몸이 말하는 것을 가장 민감하게 찾아내는 방법이 AK의 근육 검사라고 확신한다.

Applied Kinesiology

오래 살려면 만성 질환을 근본적으로 치료해야 한다

CHAPTER 13

AK의학을 가장 유용하게 사용할 수 있는 장점 중 하나는 특정한 음식, 음료, 영양제, 약, 한약 등이 개개인에게 맞는가를 쉽게 알아낼 수 있다는 것이다. 만성 질환으로 고생하는 사람들에게 장기적으로 먹는 영양제나 약이 몸에 맞는가를 확인하는 것은 대단히 중요하다.

만성질환 치료의
9가지 접근 방법

약 5년간 종합적인 전신 이상을 보여 온 43세의 한 여자 환자는 만성 질환이 사람을 얼마나 괴롭히는지 보여 주는 예다. 이 환자의 상태는 한마디로 '질환의 백화점'이었다.

두통·목·허리·팔·다리의 통증, 만성 피로, 왼쪽 귀의 이명, 머리가 세 부분으로 분리된 느낌, 머릿속에 안개가 낀 느낌, 기억력 감퇴, 우울증, 음식 알레르기, 반복되는 설사와 변비, 추위를 잘 못 견딤, 불면증, 코 막힘, 배가 아프고 가스가 참, 생리통이 심하고 생리가 불규칙함, 잦은 피부 발진, 화학 물질에 민감함…….

이 환자의 만성 질환은 전신에 걸쳐 증상을 나타내고 있었으며 더구나 척추 등에 관련된 구조적 문제, 음식 알레르기와 같은 생화학적 문제, 불면증이나 우울증과 같은 정서적인 이상 등 건강의 3요소 모두에 이상을 일으키고 있는 드문 경우다.

필자는 이런 만성 질환을 전문적으로 치료하는 미국의 레보위츠(Lebowitz)와 영국의 애스틸스미스(Astill-Smith)의 방법을 이용해서 좋은 결과를 보고 있다.

장내 세균총의 이상

독성 장내세균 과다(dysbiosis)는 의학사전이나 영한사전을 찾아도 없는 어휘다. 이 단어는 '공생(Symbiosis)'이라는 말과 어근(-biosis)을 같이하고 있고, 공생(共生)의 뜻이 두 개체의 생물이 서로 협동하여 살아가는 것을 말하니 어원을 따져 유추해 보자면 독성 장내세균 과다는 그 반대라고 생각하면 될 듯싶다. 사람의 장 내에 있는 균의 집단(세균총)은 유산균처럼 인체에 이로운 균의 집단, 우리 몸에 해로운 균의 집단, 대장균(Escherichia coli)처럼 해롭지도 않고 이롭지도 않은 균의 집단 등 3가지 군으로 나눌 수 있다.

건강이 유지되기 위해서는 적어도 인체에 도움이 되는 균 집단과 인체에 해가 되는 균 집단이 서로 균형을 이루거나 인체에 도움이 되는 균들의 수가 더 많아야 한다. 만일 인체에 해로운 균 집단이 더 많으면, 그 균에서 만들어지는 독소는 장에서 흡수되어 간문맥이라는 혈관을 따라 간으로 가게 된다.

잘 알려진 대로 간은 인체 내에서 생긴 독소와 외부에서 들어온 독소, 인체에서 쓰다 남은 물질들(호르몬 등)을 해독시키는 기관이다. 그런데 간의 해독 능력을 넘어서는 양의 독소가 장에서 간으로 흘러가게 되면, 해독되지 못한 독소들이 전신에 퍼지면서 여러 가지 증상들을 일으킬 수 있다. 우선 간 기능이 떨어지므로 만성 피로가 생기고 독소로 인한 두통을 비롯해 신체의 여러 곳에 통증이 생긴다. 감기 같은 증상은 수시로 반복되고, 화학적인 스트레스로 인해 부신이나 갑상선 등의 중요한 호르몬을 생산하는 내분비 기관의 기능이 떨어지기도 한다. 나아가 장의 기능이 떨어지므로 설사나 변비가 반복되고, 몸이 잘 붓는 등의 증상도 몸 안의 독소로 인해 생기는 증상들이다.

독성 장내세균 과다는 어떻게 진단하는가. AK의학에서는 장에 기생활 수 있는 세균, 바이러스, 곰팡이, 기생충에 대한 항원의 전자기적인 성상이 담겨져 있는 작은 물병을 몸의 특정 부위에 올려놓고 근육 검사를 해서 원인균을 진단한다. 만일 몸에 해로운 세균이 많다면 그 특정 세균의 항원이 들어있는 작은 물병을 배꼽 위에 놓았을 때 강한 근육이 약해진다. 원인균은 크게 세균, 바이러스, 곰팡이, 칸디다, 기생충으로 나뉜다. 이 환자의 경우 몸 안에 곰팡이와 기생충이 있는 것으로 나타났다.

구체적인 원인균들을 찾아내면 그 원인균들에 맞는 영양제나 약을 선택하여 근육 검사로 확인한 다음 투여한다. 이 환자의 곰팡이 균에는 아주까리열매 기름(Caster bean oil)이, 기생충에는 쑥(Chinese Wormwood)으로 만든 영양제가 적합한 것으로 나와 2주일 정도 투여하였다. 독성 장내세균 과다에 대한 치료를 하고 나서 독소로 인한 여러 증상들이 호전되었고 전체적으로 통증도 줄었다. 특히 설사와 변비가 번갈아 반복되는 증상이 줄고 머리에 늘 안개가 낀 것 같은 증상(brain fog)도 호전돼 머리가 맑아졌다. 그 외에 부신이나 갑상선 등의 내분비선의 기능도 회복되기 시작하였다.

음식 알레르기의 치료

사람들은 어떤 음식을 먹고 나서 피부에 발진이나, 천식, 비염, 아토피 등의 알레르기 증상이 일어나면 자연스럽게 그 뒤로는 그 음식을 먹지 않는다. 이것은 알레르기 치료법 중의 하나인 회피 요법이다. 이런 음식 알레르기에는 AK의학적인 탈감작 요법이 효과적이다. 약을 쓰지 않고 단순히 인체에 자극을 준 뒤 3개월 후에 다시 검사해 보면 거의 대부분의 알레르기를 일으키는 물질들에 대한 반응이 좋아진다.

피부의 발진이나, 천식, 비염, 아토피 등의 명백한 알레르기 증상을 직접적으로 일으키지는 않지만 우리 몸에 맞지 않는 음식들이 있다. 이것을 숨어 있는 알레르기라고 한다. 음식 항원이나 음식을 입에 넣거나 배꼽에 놓고 근육 검사를 해보면 감추어진 알레르기와 관련된 음식들이 많이 발견된다. 이런 음식을 장기간 먹으면 몸에 염증 반응이 증가되고 독소가 많아지며 간의 기능이 떨어진다.

이 환자는 우유, 조미료, 커피, 쌀에 숨어있는 알레르기가 나타나서 회피요법 및 탈감작 치료를 하였다.

복용중인 영양제와 약에 대한 검사

의사로서 AK의학을 가장 유용하게 사용할 수 있는 장점 중 하나는 특정한 음식, 음료, 영양제, 약, 한약 등이 개개인에게 맞는가를 쉽게 알아낼 수 있다는 것이다. 만성 질환으로 고생하는 사람들에게 장기적으로 먹는 영양제나 약이 몸에 맞는가를 확인하는 것은 대단히 중요하다.

우리 몸은 거짓말하지 않는다. 자기 몸에 맞지 않는 음식, 영양제, 약이 체내로 들어오면 몸은 어떤 식으로든지 표현을 한다. 그것은 통증이 될 수도 있고 설사나 변비가 될 수도 있다. 우리 몸이 말하는 것을 정확히 알아내어 몸에 맞지 않는 음식, 영양제, 약을 먹지 않도록 하고 몸에 도움이 되는 것들을 먹도록 하는 것이 의사가 할 일이다. 우리 몸이 말하는 것을 가장 정확하게 순간순간 알려 주는 것이 근육의 반응이다. 근육은 신경과 직접 연결되어 있기 때문에 원칙적으로 말하면 근육의 반응이라기보다는 신경의 반응이고 뇌의 반응이라고 할 수 있다.

많은 사람들이 보약을 먹는다. 대부분의 보약은 그 사람의 체질과 증상에 따라 잘 지어졌겠지만, 간혹 그것이 맞지 않는 경우도 분명히 있다. 생활형편이 나아짐에 따라 영양제에 대한 인식이 좋아져서 영양제를 먹는 사람들도 늘고 있다. 외국에 다녀오면서 영양제를 선물로 들고 오는 사람들도 많아졌다. 그러나 아무리 질이 좋은 영양제라도 개개인에게 맞는 것이 있고 맞지 않는 것이 있다.

보약이 되었건 영양제가 되었건 복용 전에 자신에게 맞는지의 여부를 근육 검사를 통해 정확히 알아보면 금상첨화가 될 것이다.

중금속에 대한 치료

만성 피로나 통증을 호소하는 사람들 가운데 중금속의 문제로 인한 경우가 의외로 많다. 이 환자는 실험실에서 수은이나 납에 노출된 적이 많았다고 한다. 중금속의 만성 중독은 머리카락 검사를 통해 인체 조직 내에 축적된 정도를 알 수 있다. AK의학에서는 중금속의 전자기적인 정보가 담겨 있는 작은 물병을 가지고 쉽게 검사를 할 수 있고 치료 후의 결과를 판정할 수 있다. 이 환자는 머리카락 검사와 AK의학적인 검사가 서로 일치하여 중금속을 제거하는 치료를 하였다. 중금속이 간의 해독 기능에 영향을 주면 머리뼈 기능 이상을 일으킨다. 이 환자도 반복해서 머리뼈 기능 이상이 생겼는데 중금속에 대한 치료를 하고 나서 좋아졌다.

장기의 기능 이상에 대한 치료

굿하트 박사는 1960년대 AK의학의 발전 초기에 장기와 근육과의 상관관계를 밝혀냈다. 예를 들면 간의 기능이 떨어지면 큰가슴근 복장뼈 가지 근육의 기능이 떨어지고, 당 조절 기능이 떨어지면 넓은 등근이 약해지는 현상 등이 그것이다. 장기의 기능이 떨어지면 그 원인을 찾아서 치료해 주면 된다.

이 환자는 간과 관련이 있는 큰가슴근 복장뼈 가지 근육이 약하고 대장과 관련된 넙다리근막 긴장근이 약했다. 간은 해독 기능 저하와 중금속 중독 때문이었고 대장은 독성 장내세균 과다, 즉 곰팡이 균 때문이었다. 중금속의 제거와 간의 해독 기능을 증가시키는 치료를 하고 대장의 곰팡이 균과 기생충 치료를 병행하여 장기의 기능 이상은 호전되었다.

전자기장 과민증

만성 질환을 가진 대부분의 환자들은 전자기장에 대해 민감해서 스트레스를 잘 받는다. 이 환자도 마찬가지여서 가능하면 전열기구나 컴퓨터 사용 시 몸에서 멀리한 채 사용하도록 처방하고 전자기장을 막을 수 있는 것들을 착용하도록 하였다.

척추의 미세한 비뚤어짐의 치료

척추의 미세한 비뚤어짐은 외상이나 나쁜 자세와 같은 구조적인 문제가 원인이 될 수도 있지만 내장의 문제나 독소에 의해서도 생길 수 있다. 원인이야 무엇이건 이런 현상이 생기면 척추에서 소뇌를 포함한 중추 신경계로 전달되는 들신경 기능이 저하되므로 신경계 전체의 기능이 떨어진다.

이 환자는 척추의 미세한 뼈뚤어짐 증상이 여러 곳에 있어서, 다양한 검사를 통하여 위치를 확인한 다음 치료하여 교정했다.

머리뼈 기능 이상의 치료

머리뼈 기능 이상의 원인은 매우 다양하다. 구조적인 원인으로는 외상에 의한 것을 비롯해서 턱 관절의 장애나 치아의 부정 교합, 그리고 족부의 기능 이상 등을 들 수 있다. 독소가 많아서 간에서 충분히 해독되지 않으면 해독 과정에서 아연이 너무 많이 소모된다. 뇌 척수액을 만드는데 필수적인 아연이 결핍이 되면 머리뼈-엉치뼈(골반의 뒤쪽 뼈)에 기능 이상이 생긴다.

이 환자는 좌측에 머리뼈 기능 이상이 반복적으로 생기면서 왼쪽 귀의 이명 현상이 지속되고 청력까지 약간 떨어졌다. 중금속을 해독하고 나서 머리뼈 기능 이상의 기능이 좋아지고 청력은 호전되었다. 이명은 정도는 덜하지만 아직도 남아있다.

족부 이상의 치료

발, 허리, 골반의 이상이 반복되면 발을 검사해야 한다.

이 환자의 경우에 족부의 이상이 진단되어 발 뼈의 미세한 비뚤어짐을 교정하고 신발에 교정용 깔창을 깔았다. 그러나 이러한 치료에도 불구하고 발의 이상은 반복적으로 나타났다. 문진(問診)을 통해 3회에 걸친 제왕절개로 아기를 낳았다는 사실이 확인되었다. 검사 결과 제왕절개 수술 자국에 대한 외상의 메모리가 중추 신경계에 입력되어 있는 소견이 나타났다(II-1참고). 제왕절개 자국에 대한 외상의 메모리를 없애고 나니 족부의 이상이 좋아졌다. 더 이상 교정용 깔창도 할 필요가 없었다.

복부 수술 중에 제왕절개가 특징적으로 외상의 메모리를 많이 남기는 것을 경험적으로 알고는 있었으나 그 이유는 알 수 없다. 다른 부위의 외상 기억은 한두 번으로 치료가 끝나지만 복부, 특히 제왕절개 후의 외상의 메모리는 여러 번의 치료를 요한다.

오래 사는 것도
건강해야 즐거운 일

 노화의 원리와 방지

성인의 노화 과정 30세를 정점으로 신체의 거의 모든 기관들의 기능은 점차 감소하기 시작한다. 각 개체에 있어서의 기능 저하 속도나 그 결과는 유전적 특성이나 생활 방식과 같은 복잡한 상호작용에 의

18~50세	50~70세	70세 이후
• 골격의 밀도는 성인기 초기에 최고조에 도달한다. • 25세 이후 근육의 크기나 강도는 감소하기 시작한다.	• 골격이 점차 약해진다. 폐경기 이후의 여성에서 더욱 현저하다. • 근육의 강도나 크기가 계속 감소한다.	• 관절의 마모와 손상으로 관절의 경직도와 통증이 증가한다. • 85세의 근육 강도는 25세의 절반 정도다.
• 30세 이후의 에너지 필요량은 매 10년마다 5%씩 감소한다. • 적절한 식사 조절이 이루어지지 않을 경우 에너지 필요량의 감소로 인하여 많은 사람들이 중년기에 살이 찐다.	• 소화액의 양이 감소하고 소화기의 효율성이 저하되어 대변은 점차 더 굳어져서 배변 시 더욱 힘이 든다.	• 혀에서 맛을 느끼는 감각 세포의 기능이 절반 이하로 줄어서 미각이 떨어진다. • 치아의 손실과 치주 질환으로 인하여 씹거나 삼키기가 점차 힘들어진다.
• 학습 능력은 점차 떨어지지만 삶의 경험이 축적되고 지적능력은 계속 발달된다.	• 단기기억력과 집중력이 저하된다. • 신체 반응 속도가 느려진다.	• 90세경에는 뇌 조직이 10% 정도 감소하고 이로 인하여 지적 능력과 신체 조화 운동이 부분적으로 떨어진다.

- 40세경 수정체의 탄성이 감소해 근접한 물체에 초점을 맞추기가 힘들어진다.
- 청력의 감퇴는 30대에 시작된다.
- 50세 이후에는 어두운 조명 하에서나 움직이는 물체를 보기가 힘들어진다.
- 70세경에는 희미한 소리나 고음역의 소리를 듣기가 힘들어진다.
- 작은 물체를 분간하는 시각적 능력이 점차 감소한다.
- 청력의 감소로 인하여 보청기가 필요해진다.

- 40세 이후에는 동맥벽의 탄력성이 감소되어 혈압이 증가하기 시작한다. 고혈압은 심장질환을 초래할 수 있는 원인 중 하나다.
- 심근의 탄성이 저하되고 심근의 작업량은 많아지나 심박출량 증가 요구에 부응하는 능력은 감소한다.
- 85세경 심장은 장시간의 힘든 활동을 견뎌낼 수 없어진다.
- 스태미나가 감소하여 노인들은 쉽게 피로를 느낀다.

- 20~30세경 폐 기능은 최대에 도달한다.
- 45세경이면 일부 폐포의 손실과 늑골근의 약화로 인하여 폐가 충분히 확장되지 않을 수 있다.
- 65세경부터 폐 기능의 효율성이 이상치의 약 60%까지 감소한다.
- 80세경에 폐 기능은 젊은 성인의 절반 정도로 감소하고 중등도의 활동에 의해서도 숨이 가빠진다.

- 여성에 있어서는 45~55세경 폐경기를 맞게 되고 이후로는 불임기에 접어든다.
- 남성에서는 남성 호르몬의 수치가 40~50세경부터 감소하기 시작한다.
- 남성에서 50세 이후부터 전립선의 비대가 나타나기 시작하고 방광의 출구를 막아 배뇨 장애를 겪게 된다.
- 남성에 있어서 남성 호르몬 수치의 감소로 인하여 성욕이 감퇴하게 된다. 활동성을 가진 정자의 생산도 줄어들게 된다.

- 출산력이 있는 여성에서는 골반 근육의 강도나 긴장도가 떨어지게 되고 이로 인하여 배뇨 시에 문제점들이 생긴다.
- 여성에서는 여성 호르몬 수치의 감소가 골반 근육의 강도와 긴장성을 저하시키는 또 다른 원인이 된다. 이로 인하여 배뇨 조절의 장애가 더욱 진행 된다.
- 75~80세 이후에는 신장 기능의 효율성이 저하되어 혈액으로부터 독성 물질을 제거하는데 걸리는 시간이 길어진다.

- 40세 후반 경에는 피부의 탄력성이 줄어들고 주름이 생긴다.
- 40세 이후에 절반 이상이 흰 머리가 생긴다. 일부 남성들은 대머리가 되어간다.
- 피부표면은 건조해진다. 특히 남성의 경우 모발이 더욱 가늘어지게 된다.
- 치아의 손실이 나타나기 시작한다.
- 피부가 열을 보존하거나 발산하는 체온 조절 기능이 저하되어 노인들은 추위나 더위를 많이 타게 된다.

해 결정된다. 469페이지의 도표에서는 이러한 특징적 변화들을 기술하고 있다.

노화가 장기에 미치는 영향 노화는 신체의 여러 장기에도 고루 영향을 미친다. 노화 과정이 시작된 사람은 아래 표에 나와 있는 내용을 염두에 두고 운동이나 섭생을 하는 것이 좋다.

장기나 조직	정상적인 노화의 영향	촉진 인자
피부	• 탄력 조직의 감소로 피부가 처지고 주름진다. • 모세혈관이 약해져 멍이 잘 든다.	• 일사광선에 노출, 흡연
뇌와 신경계	• 신경 세포의 감소로 기억력과 새로운 기술의 학습능력이 감소한다. • 신경의 반응 시간이 길어져서 반응 속도가 늦어진다.	• 음주와 기타 약물의 과도한 복용, 반복적인 두부 외상(예: 권투)
감각	• 모든 감각의 예민함이 조금씩 무뎌진다. 이는 주로 신경 세포의 감소 때문이다.	• 큰 소음(청각), 흡연(후각, 미각)
폐	• 나이가 들면서 탄성도가 감소하여 호흡의 효율성이 저하된다.	• 대기오염, 흡연, 운동 결핍
심장	• 심박출 기능의 효율성 저하로 운동 내성이 감소한다.	• 과도한 음주, 흡연, 지방 식이
순환	• 동맥이 경화되어 혈액 순환이 나빠지고 혈압이 상승한다.	• 운동 결핍, 흡연, 나쁜 식습관
관절	• 추간판(척추 디스크)에 가해지는 압력이 증가되어 추간판의 높이가 감소된다. 엉덩 관절과 무릎 관절이 마모되어 운동성이 저하된다.	• 스포츠 손상, 과체중
근육	• 근육 크기와 강도가 저하된다	• 운동 결핍, 기아
간	• 독성 물질 대사 작용의 효율이 떨어진다.	• 음주와 간염 바이러스 감염으로 인한 손상

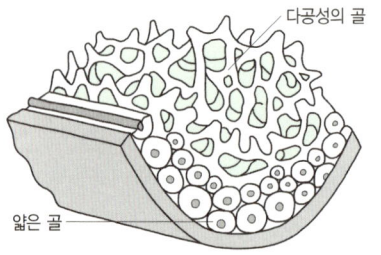
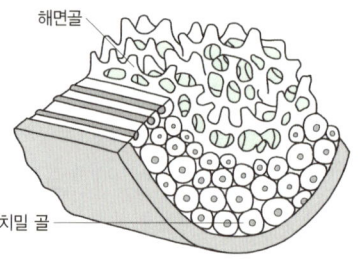

● **노인골** 노인의 뼈는 바깥층이 더욱 얇아져서 강도가 감소된다. 내층의 해면골은 더욱 구멍이 많아지고 혈관과 칼슘이 감소된다.

● **청년골** 청년의 뼈는 바깥층의 치밀골이 두껍고 강하며, 내층의 해면골에는 혈관이 풍부하다.

늙지 않고 건강하게 사는 법

우리나라는 최근 출산율 감소와 수명 연장으로 인해 급격하게 고령화 사회로 진입하고 있다. 노인 인구가 증가함으로 해서 사회 전반적으로 건강에 대한 관심이 점차 높아지고 의료보험에서도 노인의 의료비 지출 비중이 높아지고 있다고 한다.

노년에도 건강을 유지하면서 활력 넘치는 인생을 즐기려면 어떻게 해야 할까. 노화와 항(抗)노화에 대하여 영국의 AK의사인 스미스(Smith)는 노화의 4가지 인자 즉 정신 건강, 운동, 영양, 독소에 대해서 다음과 같이 설명하고 있다.

정신 건강 노화를 촉진시키는 부정적인 인자들은 우울함, 불규칙한 하루 생활, 불규칙한 직장 업무, 직업에 대한 불만족(심장병의 위험이 높다), 감정 표출 능력의 부족 등이다. 반면에 노화를 억제하는 긍정적인 인자들은 오랫동안 유지되는 행복한 결혼생활, 직업에 대한 만족(심장병의 위험이 낮다), 개인적인 행복감, 규칙적인 일상생활, 규칙적인 업무 등을 들 수 있다.

래리 셔위츠(Larry Scherwitz)는 600명의 인터뷰 대상자들과 대화를 하면서 그 녹음을 분석했다. 이들 중 1/3은 심장병을 가지고 있는 사람들이고 나머지는 건강한 사람들이었다. 그 결과 '나는, 나에게,

나를, 나의'라고 하는 단어를 많이 쓰는 사람들이 심장병 발병률이 높다는 것을 발견하였다.

그런가 하면 프랜더 던바(Flanders Dunbar)가 1957년에 조사한, 노년에도 건강을 유지하는 사람들이 가지고 있는 의식에 대한 연구 결과는 다음과 같다.

- 변화에 능동적으로 대처한다(가장 중요한 항목이다).
- 불안으로부터 자유롭다.
- 지속적인 창조성을 유지한다.
- 높은 적응력이 있다.
- 새로운 일들을 현실에 적용하는 능력이 뛰어나다.
- 건강하게 살고 싶은 마음을 가지고 있다.

조지 베일런트(George Vaillant)는 1944년부터 185명의 젊은이를 40년 동안 추적 관찰하고 다음과 같은 결론을 얻었다. 젊었을 때 아주 건강하게 보이던 사람도 스트레스에 적절하게 대처를 못하거나, 우울증에 빠지거나, 정신적으로 불안정하면 일찍 사망하였다. 정신적으로 건강한 사람은 단지 2명만이 만성 질환으로 50대에 사망하였는데 반해서 정신 건강이 나빴던 48명 중 18명이 만성 질환으로 사망하였다. 그는 조기 노화는 정신 건강을 잘 유지하면 방지될 수 있다는 결론을 내렸다. 21세부터 46세까지 정신적으로 건강한 생활을 유지하면서 인생을 성공적으로 영위하는가, 아니면 자아를 정립하지 못 해 스트레스에 대처하지 못하는가에 따라서 노화의 정도가 달라진다는 것이다. 이 시기에 정신 건강에 이상이 생기면 50대에 조기 심장 질환, 고혈압, 여러 종류의 암 등이 생길 수 있는 가능성이 높아진다.

베일런트는 노화 과정을 설명하면서 다음과 같이 언급했다. '건강한 사람은 자신의 육체가 건강한 상태에서 노화 과정을 거치도록 하지만, 우울하고 정서적으로 불안정하며 불행한 사람들은 자신의 육체가 나쁜 노화 과정에 직면하도록 한다. 스트레스는 사람들을 아프게 하지는 않지만 스트레스에 적응하려는 인체의 적응력을 떨어뜨린다.'

베르니체 노이가르텐(Bernice Neugarten)은 1973년 80~100세 사이의 고령자들에 대한 만족스런 인생을 살고 있는 방법에 대한 연구를 한 뒤 다음과 같은 결론을 내렸다.

- 매일 매일의 일상을 즐긴다.
- 인생을 의미 있는 것으로 생각한다.
- 자기 인생의 주요한 목적을 성취했다고 여긴다.
- 자신들의 이미지에 대한 긍정적인 생각을 가지고 있다.
- 항상 낙천적이다.

월터 보리츠(Walter Boritz)는 '사용하지 않음으로 인한 증후군(disuse syndrome)'이라는 용어를 만들었다. 이 개념에 따르면 육체적인 활동을 포기하기 시작하면 누구든지 인체의 전체적인 생리가 위축되고 여러 가지 문제가 생긴다. 심혈관계의 문제나 중풍의 발생 가능성이 높아지고 근육과 골격이 약해지며 살이 찌고 우울증이 시작되는데다가 조기에 노화가 시작된다. 정년퇴직을 하고 나서 만성 질환이나 암이 잘 발생하는 것도 이런 것과 관계가 있는 것으로 보인다.

잘 알려진 조기 노화를 일으키는 요인들은 다음과 같은 것들이다. 영양의 불균형(특히 비타민B_{12}), 약의 부작용, 흡연, 과도한 음주, 탈수, 우울증, 활동의 저하, 갑상선 기능 저하….

운동과 노화 2030년이 되면 우리나라 인구의 약 20%는 70세 이상의 노인들이 차지하게 된다. 노화의 생물학적인 과정과 심리적인 과정들 중에 많은 부분은 몸을 움직이지 않는 것과 관련이 있다. 운동은 노화 과정을 늦출 수 있다. 주의할 것은 운동은 즐거워야 하고 규칙적으로 할 수 있어야 하며 생리적으로 무리가 가지 않아야 한다는 점이다.

규칙적인 운동은 산소의 이용을 극대화하여 심장을 강화시키고 심장 순환을 촉진시킨다. 그런가하면 운동은 근육 모세 혈관의 탄력을 증가시키고 운동 시의 대사 능력을 향상시키며 뇌의 활동을 증가시키는 등 여러 가지 좋은 점들이 있다. 그 외에도 운동을 하면 좋은 콜레스테롤(HDL)의 양이 증가하고 근육이 강해지며 엔도르핀이 잘 분비되어 혈당이 잘 조절되고 인대, 힘줄, 관절이 강화된다. 운동은 심장 박동 수를 느리게 하여 혈압을 낮추고 젖산과 같은 노폐물 발생을 줄이며 혈소판이 엉키는 것을 방지하여 혈액을 맑게 한다.

이상적인 운동으로는 단전호흡(국선도), 요가, 태극권, 빨리 걷기, 수영 등을 들 수 있다. 조깅은 관절이나 척추에 무리가 올 수 있으므로 조심스럽게 해야 한다. 이런 운동을 하루에 50분씩 일주일에 5일 정도 하는 것이 좋다.

영양과 노화 쥐를 가지고 실험을 한 결과 칼로리를 50% 감소시키면 더 오래 산다는 사실이 증명되었다. 체중을 감소시키는 것이 건강에 도움이 된다는 것은 이제 상식이다. 그러나 이상적인 체중보다 약간 많이 나가는 것이 좀더 오래 산다는 통계학적인 연구도 있다. 나이가 들어감에 따라 약간씩 살이 찌는 것은 건강한 사람들에게는 별 문제가 없다고 한다. 당뇨, 고혈압, 중풍이 있는 사람은 체중을 철저하게 관리해야 한다. 미국 볼티모어의 항노화 연구소에서는 칼로리를 줄인 식사를 한 사람들이 그렇지 않은 사람들보다는 오래 산다는 것을 밝혀냈다.

칼로리를 제한하면 왜 오래 살까. 활성 산소와 무효소(無酵素) 당화(糖化, glycation) 반응이 감소하고 중추 신경, 생식기, 호르몬계의 노화가 방지되기 때문이다. 과식을 하면 활성 산소가 많이 생기는데,

활성 산소는 세포핵의 DNA나 RNA를 비롯하여 인체의 여러 곳에 나쁜 영향을 준다. 칼로리가 남게 되면 혈당이 높아져서 장기적으로 무효소 당화가 진행되어 혈관을 두껍게 만든다.

> **알아두면 좋은 것**
>
> **무효소 당화**
>
> 당뇨병이나 당 대사의 이상으로 인해 단백질 분자에 포도당 분자가 붙어서 기능하지 못하는 손상된 구조를 이룬 상태를 말한다. 단백질 구조의 변경으로 인해 생물학적 활동이 떨어지며 인체에 독성을 줄 수 있다. 또한 노화를 촉진하는 주요한 과정이며 동맥경화, 백내장, 퇴행성 신경 질환 등이 이것으로 인해 생길 수 있다.

식사와 노화 영양소의 일일 권장(RDA ; Recommended Daily Allowances)이란 무엇일까. 일일 권장량의 기준은 시대에 따라 달라져 왔다. 1941년 괴혈병, 각기병 등의 영양 결핍으로 인한 질병을 감소시킬 목적으로 처음 일일 권장량(RDA)이 만들어졌다. 이것은 영양 결핍을 예방하기 위한 기준이었는데 개인에 대한 영양 상태를 기준으로 한 것이 아니고 인구 집단을 대상으로 한 영양 공급의 기준이었다. 그로부터 10년 후인 1951년에는 일일 권장량으로는 질병이 없이 건강하게 생을 영위하기 불충분하다는 연구가 나왔다. 이는 단순히 영양 결핍을 예방하는 최소한의 양이라고 생각되었다. 1989년에 발간된 일일 권장량을 기술한 책에서는 흡연자, 과도한 음주를 하는 사람, 체중 조절을 하는 사람들에게는 일일 권장량을 높이도록 권장하고 있다.

여기에 대해 체라스킨(Cheraskin)과 링스돌프(Ringsdorf)는 적정 권장량(Recommended Optimal Nutrient Intakes)의 기준을 만들었다. 이것은 1만 3500명의 사람들을 대상으로 195항목의 건강 관련 설문 조사, 신체검사, 치아 검사, 눈 검사, 심장 검사, 당 부하 검사, 50종류의 혈액 검사, 개개인의 식단에 대한 연구를 통하여 만들어진 것으로 다음과 같은 결론을 얻었다. 증상이 없고 병이 없는 사람은 임상 증상이나 징후를 가지고 있는 사람들보다 더 건강하며 그 차이는 식사를 통한 영양소의 섭취 정도, 영양제의 섭취에 따른 차이였다는 것이다. 그들은 이것으로 적정 권장량을 만들었다. 적정 권장량은 대체적으로 일일 권장량보다 영양소의 양이 많았으며 나이가 들수록 더 많은 양의 영양소를 먹도록 권장하고 있다.

영양제와 노화 그러면 어떤 영양제를 섭취해야 질병 없이 건강하게 살 수 있을까. 오메가-3, 오메가-6와 같은 필수 지방산을 매일 먹는다. 필수 지방산은 뇌의 구성 성분이어서 중요하며, 에너지 대사에 관계하고 통증을 억제하며 피를 맑게 하고 피부를 촉촉하게 한다. 현대의 식사에는 포화 지방산이나 경화유(트랜스 지방)가 많기 때문에 필수 지방산을 매일 먹는 것이 중요하다. 필수 지방산에 덧붙여 꼭 먹어야 하는 것은 종합 영양제인데 모든 필수 영양소들이 인체에 들어가서 바로 사용될 수 있는 활동적인 형태(active form)로 되어 있는 것이 좋다.

우리나라에 허가된 영양제 중에는 인체에 가장 적합한 활동적인 형태로 되어 있지 않은 것이 많다. 예를 들어 비타민B6의 활동적인 형태는 5가 인산 피리독살(Pyridoxal-5- phosphate)인데 식약청에서 허가된 것은 염산 피리독신(Pyridoxine hydrochloride)이라는 식이다. 이것은 인체에서 몇 단계를 거친 다음에야 활동적인 형태(active form)로서 조효소로 작용한다. 우리나라도 하루 빨리 선진국과 같이 질 좋은 영양제, 인체에 적합한 영양제를 충분히 복용할 수 있는 길이 열리기를 기대한다.

기능 의학이나 AK의학에서는 영양제나 음식도 약과 같은 개념으로 받아들이고 있다. 우리가 어떤 것을 먹느냐에 따라 우리 몸의 건강이 좌우된다. 나쁜 음식을 많이 먹으면 당연히 몸이 나빠진다. 좋은 것이라도 너무 많이 먹으면 좋지 않다. 개개인에게 적합한 영양제나 음식을 적절하게 먹는 것이 좋다. 어떤 영양제를 먹어야 할지를 정확하게 검사하는 방법은 AK의학의 근육 검사다. 인체가 원하는 것을 근육의 반응을 통해서 알려 주기 때문이다.

독소와 노화 노화를 촉진시키는 가장 중요한 인자는 활성 산소다. 활성 산소는 인체에서 영양소를 섭취해 에너지를 만드는 정상적인 과정에서도 소량 발생한다. 여기에다 감염, 공해, 저산소증, 스트레스, 운동 부족 등으로 인해 더 많이 생긴다. 필요 이상으로 열량을 많이 섭취하거나 당 조절이 안 되는 경우에도 활성 산소의 발생량은 늘어난다.

활성 산소를 억제하는 것은 항산화제인데 그 종류로는 비타민A, 카로티노이드(Carotenoids), 리포산(alpha-lipoic acid), 비타민C, 비타민E, 코엔자임Q_{10}, 셀레늄 등을 들 수 있다. 이런 항산화제를 적절하게 먹는 것도 항노화의 한 가지 방법이다.

알아두면 좋은 것

활성 산소란?

산소는 인체에서 에너지를 만들어 내기 위해 영양 물질을 산화시키는데 필요한 존재다. 활성 산소는 에너지를 만들어내는 대사 과정 중에서 발생한 쌍을 이루지 못한 전자를 가지고 있는 불안정한 산소를 말한다. 전자를 하나 더 얻어야 안정되므로 주위에서 전자를 빼앗아오려고 하는 과정에서 주위의 세포를 공격한다. 정상적인 활성 산소는 세균, 바이러스, 곰팡이, 기생충 등을 없애는 작용을 하는 중요한 물질이지만, 산업화로 인한 오염, 과열량 음식 섭취, 운동량 감소 등으로 적정량 이상의 활성 산소가 생겨서 여러 가지 질병을 일으키며, 노화를 진행시키는 중요한 인자가 된다.

장내에 해로운 세균이 많거나, 공해에 노출되거나, 과음이나 흡연

을 하는 것 등도 노화를 촉진 시키는 주요 인자들이다. 유산균이 많은 발효 음식을 먹거나, 유산균 영양제를 먹거나 공기 좋은 곳에서 운동을 하고, 술을 절제하며, 금연을 하는 것이 인체에 해를 끼치는 독성을 줄이고 건강하게 오래 사는 길이다.

건강을 해치고 난 뒤에는 원래대로 돌아가기가 어렵다. 건강은 건강할 때 지켜야 한다. 평소에 긍정적이고 적극적인 사고를 가지며 개개인에게 맞는 적절한 운동을 규칙적으로 하고 야채, 생선, 발효 음식을 충분히 섭취하되 적게 먹으며, 활성 산소나 독소를 예방할 수 있는 식품이나 생활환경을 유지하면 건강한 노년을 보낼 수 있다.

가장 중요한 것은 이상이 생기기 시작했을 때, 즉 우리 몸이 '이상이 있다는 신호'를 보낼 때 이를 무시하지 말고 즉시 살펴보는 일이다. 우리 몸은 결코 거짓말을 하지 않는다.